JN297437

Patrick Palacci, Ingvar Ericsson
インプラント審美歯科
軟組織と硬組識のマネージメント

訳　村上　斎

Esthetic Implant Dentistry　Soft and Hard Tissue Management

インプラント審美歯科
軟組織と硬組識のマネージメント

編　**Patrick Palacci, DDS**

共編　**Ingvar Ericsson, LDS, Odont Dr**

訳　村上 斎

クインテッセンス出版株式会社

Tokyo, Berlin, Chicago,
London, Paris, Barcelona, São Paulo, New Delhi, Moscow, Prague, Warsaw, and Istanbul

Title of the English Edition
Esthetic Implant Dentistry   Soft and Hard Tissue Management
© 2001 Quintessence Publishing Co, Inc

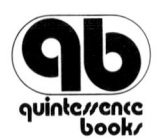

quintessence
books

Some of the product names, patents, and registered designs referred to in this book are registered treademarks or proprietary names even though specific reference to this fact is not always made in text. Therefore, the appearance of a name without designation as proprietary is not to be construed as a representation by the publisher that the product is in the public domain.

All rights reserved. This book or any part thereof may not be reproduced, stored in a retrieval system, or transmitted in any form or by any means, electronic, mechanical, photocopying, or otherwise, without prior written permission of the publisher.

Layout and design by Jean Veltcheff, Marseille, France, and Fredrik Persson, Göteborg, Sweden

目　次

序　　　　　　　7
Per-Ingvar Brånemark

訳者の序　　　　8
村上　斎

緒　言　　　　　9

執筆協力者　　　11

イントロダクション　　13
Ingvar Ericsson

第1章　オッセオインテグレーションとインプラントの固定　　15
　　　　Lars Sennerby

第2章　インプラント周囲軟組織の生物学と病理学　　33
　　　　Ingvar Ericsson

第3章　生体力学的原理に基づいた臨床上のガイドライン　　47
　　　　Bo Rangert, Franck Renouard

第4章　インプラント埋入の基本的考え方　　69
　　　　Patrick Palacci, Ingvar Ericsson

第5章　上顎前歯部の分類法　　89
　　　　Patrick Palacci, Ingvar Ericsson

第 6 章　最適な位置へのインプラント埋入　　　101
　　　　　Patrick Palacci

第 7 章　マイナーボーンオーグメンテーション　　　137
　　　　　Peter Moy, Patrick Palacci

第 8 章　インプラント周囲軟組織のオーグメンテーション　　　159
　　　　　Patrick Palacci

第 9 章　さまざまな補綴コンポーネントの使用方法　　　203
　　　　　Hans Nilson, Ingvar Ericsson, Patrick Palacci

第10章　1 回法と早期機能荷重　　　219
　　　　　Ingvar Ericsson

序

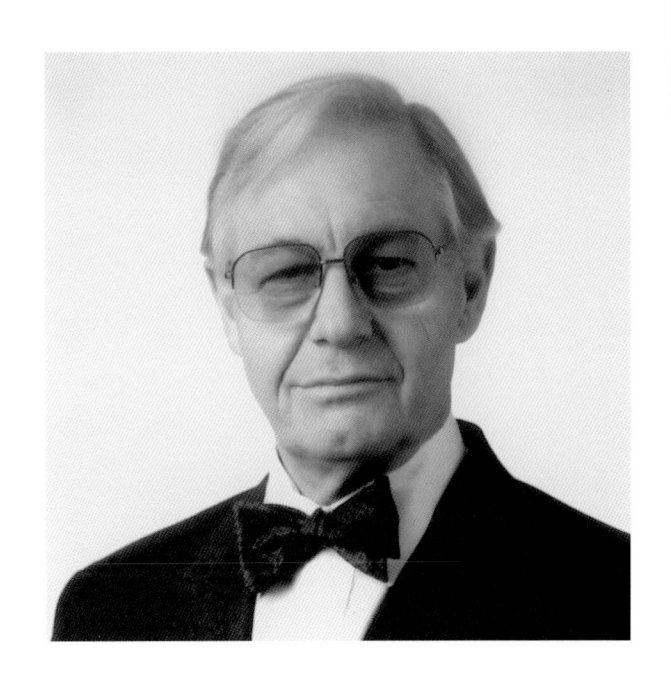

　オッセオインテグレーションの原理に則って、歯を修復するための精巧なコンポーネント類や高度な術式の開発が進んでいくことは、最終的な治療結果の過剰な最適化をもたらす危険性をはらんでいる。

　術式に厳密にしたがって治療を行えば、歯の人工的代替物の固定源が高い予知性をもって得られるということの確固たる根拠が存在する。また、世界中で実施された十分にコントロールされた多施設共同研究によって、臨床的な予知性が実証されている。さらに最近では、外科、ならびに補綴術式が簡素化されたことでコスト削減が可能となり、その結果、インプラントを用いたオーラルリハビリテーションがより多くの患者にとって身近なものとなった。

　固定源としての歯の機能、ならびに咀嚼機能が修復できるようになった今、歯牙欠損治療の他の側面について考慮しなければならない。患者をもとの天然歯の状態に戻すために、われわれはどこまで行けばよいのだろうか。達成可能な"restitutio ad integrum"には、限界があるのだろうか。

　哲学的には、この問題には2つの側面がある。第一に、もしも技術的に可能だとしても、治療を行うことが患者にとって有益なのであろうか。第二に、第三の歯列のために耐久性の高い機械的維持を得ることを最終目標とする、十分に安全な術式が存在するのだろうか。

　ヘルスケアの分野では、1本の、もしくは数本の、あるいはすべての歯を失うことによって、しばしば著しく損なわれるクオリティ・オブ・ライフを適正に回復させたいとする患者の欲求を、常に考慮しなければならない。臨床経験から、なかには固定源だけではなく、硬組織と軟組織の形態、ならびに機能をもとの状態に修復したいと強く願っている患者もいることがわかっている。

　本書では、患者が異物感を覚えることなく、補綴物を自らの体と心に受け入れることができるようにするための方法について述べ、そして考証している。また、本書が、このような歯科的障害者に予知性の高い治療法を提供するために、長期にわたる臨床的探求、治療法の開発、ならびに科学的な記録に基づいて書かれていることは、意義深いことである。

Per-Ingvar Brånemark, MD, PhD

訳者の序

　ニューヨーク大学歯学部に留学中の1983年に、ブローネマルクインプラントを用いた治療が同大にて開始された。最初の症例は下顎無歯顎患者で、両側オトガイ孔間に6本のフィクスチャーを埋入し、高床式の上部構造による術者可撤式ブリッジを装着した。今となっては、もっとも古典的な補綴様式だといえるわけだが、この画期的な治療法に対して当時受けた驚きは、現在でも鮮明に記憶している。

　約20年の歳月が流れ、インプラント治療の現場では、患者のさらなる期待に応えるべく、機能の再建のみならず、より高度な審美性を追求する必要性が高まっている。この傾向は、近年、天然歯の治療において"審美歯科"と呼ばれている分野が発展してきていることと無関係ではないように思われる。実際、本書のメインタイトルである"インプラント審美歯科"という用語は、既存の"インプラント"と"審美歯科"を結合させたものであるが、このように一語として取り扱われた前例はわが国では見当たらない。しかし、英語圏においては、最近、esthetic implant dentistry という言葉がすでに定着しつつあり、その訳語として"インプラント審美歯科"を用いることに無理はないと、訳者が判断した。したがって、本書の刊行により、歯科治療における新たなコンセプトがわが国に導入されたといえよう。

　本書ではまず、インプラント治療の原点であるインプラントの固定についての基礎医学的背景を紹介し、次に、インプラント周囲軟組織の特徴を歯周組織と比較しながら解説している。

　その後、機能の確立と維持に関しては生体力学的観点から論じ、審美性については硬組織と軟組織に対するインプラントの三次元的位置という観点から述べている。そして、硬組織・軟組織が不足している症例への対応方法を具体的に示している。

　さらに、異なった補綴コンポーネントを用いて審美性を追求する方法を紹介し、最後に、近年大きな話題となっている1回法、早期荷重、そして即時荷重について考察を加えている。

　本書は、オッセオインテグレーテッド・インプラントを用いた治療をこれから始める歯科医師にとって最適なテキストブックであるとともに、すでにインプラント治療に携わっている歯科医師にとっては、知識を整理したり補強することのできる座右の書となりうるものと考える。本書で得た知識を活用し、より多くの臨床家がより良い治療結果を得られることが、訳者としての望みである。

　本書の翻訳に際してさまざまな面で協力を得た、ソフィアインプラントセンターのスタッフ全員に感謝する。また、本書の上梓にあたり多大なご支援をいただいた、クインテッセンス出版株式会社の佐々木一高社長に、深甚なる謝意を表したい。

ソフィアインプラントセンター
所長　村上　斎

緒言

　1990年代の初頭に、何名かの著名な臨床家や研究者に執筆協力の要請があり、Dr Palacci の最初の本である"Optimal Implant Positioning & Soft Tissue Management for the Brånemark System（日本語版「審美修復のためのインプラント植立とティッシュ・マネージメント」、1996年クインテッセンス出版より刊行）"が、1995年に出版された。この本はたちまち成功を収め、とくに臨床家に愛読された。

　数年前、われわれはこの本を改訂するとともに、内容をふくらませる作業に着手した。そして、ヨーロッパとアメリカから、この分野の著名な専門家、研究者、そして臨床家が集まり、改訂版となる本書 "Esthetic Implant Dentistry: Soft and Hard Tissue Management" の分担執筆を行った。

　本書では、"第三の歯列"の機能と審美性を最適なものとするための最新のガイドラインを提示している。たとえば、マイナーボーンオーグメンテーションについては、特有の適応症を掲げ、インプラントの位置を最適なものとすると同時に、適切な軟組織支持を生みだすための術式を紹介している。また、歯間乳頭再生術については、単独歯欠損症例と前歯部のリッジオーグメンテーションに関わる独特の変法を提示している。

　さらに、ブローネマルクインプラントシステムを用いて、正確で審美的な補綴を行うために開発された最新の術式やコンポーネント類を紹介している。最後に、最新の研究と臨床経験に基づいた早期機能荷重の概念について論じている。

　執筆者各位の努力と協力に大いに感謝するとともに、クインテッセンス社の卓越した協力体制に対し、哀心からの謝意を表したい。

Patrick Palacci, DDS

Ingvar Ericsson, LDS, Odont Dr

執筆協力者

Ingvar Ericsson, LDS, Odont Dr
Department of Prosthetic Dentistry
Malmö University
Malmö, Sweden

Private practice
Göteborg, Sweden

Peter Moy, DMD
Visiting Professor and Codirector, Dental
 Implant Center
University of California at Los Angeles
Los Angeles, California

Private practice
Los Angeles, California

Hans Nilson, LDS
Associate Professor of Prosthetic Dentistry
Umeå University,
Umeå, Sweden

Patrick Palacci, DDS
Visiting Professor
Boston University
Boston, Massachusetts

Private practice
Marseille, France

Bo Rangert, Mech Eng, PhD
Chief Scientist, Implants
Nobel Biocare AB
Göteborg, Sweden

Associate Professor of Biomechanical
 Engineering
Rensselaer Polytechnic Institute
Troy, New York

Franck Renouard, DDS
Private practice
Paris, France

Lars Sennerby, LDS, PhD
Professor
Department of Biomaterials/Handicap
 Research
Göteborg University
Göteborg, Sweden

Jean Veltcheff
Architect and Illustrator
Marseille, France

Fredrik Persson
Illustrator
Göteborg, Sweden

イントロダクション

Ingvar Ericsson, LDS, Odont Dr

　チタンインプラントは、無歯顎患者ならびに部分欠損患者のリハビリテーションに長年にわたって用いられており、良好な長期成績をもたらしている（たとえば、Adellら 1981, 1990、Albrektssonら 1986、Ericssonら 1986, 1990、Jemtら 1989、van Steenbergheら 1990、Arvidsonら 1992、Albrektsson 1993、JemtとLekholm 1993, 1995、Lekholmら 1994、Makkonenら 1997、Palmerら 1997 を参照）。30～35年前に、ブローネマルクインプラントシステムが導入され（Brånemarkら 1969）、オッセオインテグレーションの原理、すなわち"骨-インプラント界面において、線維性組織が介在することなく、インプラント周囲に骨組織が形成されることによるインプラントの直接的な固定"（Dorland's 1994）が、力説された（Albrektssonら 1986、Albrektsson 1993）。このインプラント治療法によって、インプラントの固定に対する科学的根拠が得られただけでなく、高い予知性をもって長期的な臨床的成功がもたらされるようになった（たとえば、Adellら 1981, 1990、Ericssonら 1986, 1990、Jemtら 1989、van Steenbergheら 1990、JemtとLekholm 1993, 1995、Lekholmら 1994を参照）。

　この治療を行った結果得られる審美性については、軽視されていた時期もあるが、この10年の間に主として患者（とくに部分欠損患者）の要求に応えるために、審美性の問題に多くの関心が寄せられるようになった。そして、外科医ならびに歯周病専門医は、可能な限りもっとも審美的な結果を生みだすために、位置と傾斜の両方が最適となるようインプラントを埋入するようになった。最適な埋入を行うためには、軟組織と硬組織のどちらか、あるいは両方のオーグメンテーションが必要となることがある。さらに、インプラント周囲粘膜の解剖学的形態、組成、ならびに挙動に関する知識が深まったことにより、インプラント周囲軟組織の最終的な形態を、最適なものにすることができるようになった。たとえば、今では臨床家は、インプラントの周囲に歯間乳頭状の軟組織形態を形成することができる。したがって、治療に当たるチームは、もとの歯の解剖学的形態に似せるだけでなく、もとの状態に可能な限り近づけた軟組織の外形をもつくりだすことができる。

　歯科インプラント治療のもう1つの重要な側面は、生体力学である。治療の長期成績は、補綴物に加わる荷重の条件や、とくに個々のインプラントに加わる応力の大きさに影響される。過重負担が起こると、生物学的、あるいは力学的な合併症が生じることがある（Rangertら 1995）。部分欠損症例の修復では、インプラントの配列がより直線的となりやすいため、フルアーチの修復を行うときよりも、曲げの力を過大に受けやすい（RangertとSullivan 1993）。部分欠損症例の治療を行う頻度が以前よりも増しているため、これにつれて生体力学的配慮の重要性も増している。

　このようなことから、曲げの力による負担荷重のリスクを最小限にするとともに、最終的な審美性を最適なものとするために、ブローネマルクシステムでは、現在、3つの異なった直径（ナロー、レギュラー、ならびにワイドプラットフォーム）をもつインプラントが入手可能となっている（HerrmanとRangert 1997）。しかしながら、前述のように、最適な治療結果を得るための生体力学的な要求と、審美的ならびに生物学的な要求が対立することはない。本書では、関与する組織ならびに生体力学の最新の知識に基づいて、インプラント埋入と軟組織のマネージメントをより精緻に行うことにより、"第三の歯列"の機能と審美性を最適なものとするためのガイドラインを提示する。

参考文献

Adell R, Eriksson B, Lekholm U, Brånemark P-I, Jemt T. A long-term follow-up study of osseointegrated implants in the treatment of totally edentulous jaws. Int J Oral Maxillofac Implants 1990;5:347–359.

Adell R, Lekholm U, Rockler B, Brånemark P-I. A 15-year study of osseointegrated implants in the treatment of the edentulous jaw. Int J Oral Surg 1981;6:387–416.

Albrektsson T. On long-term maintenance of the osseointegrated response. Aust Prosthodont J 1993;7:15–24.

Albrektsson T, Zarb G, Worthington P, Eriksson RA. The long-term efficacy of currently used dental implants: A review and proposed criteria of success. Int J Oral Maxillofac Implants 1986;1:11–25.

Arvidson K, Bystedt H, Frykholm A, von Konow L, Lothigius E. A 3-year clinical study of Astra dental implants in the treatment of edentulous mandibles. Int J Oral Maxillofac Implants 1992;7:321–329.

Brånemark P-I, Breine U, Adell R, Hansson B-O, Ohlsson Å. Intra-osseous anchorage of dental prostheses, I. Experimental studies. Scand J Plast Reconstr Surg 1969;3:81–100.

Dorland's Illustrated Medical Dictionary, ed 28. Philadelphia: Saunders, 1994:1198.

Ericsson I, Glantz P-O, Brånemark P-I. Tissue integrated implants ad modum Brånemark in the rehabilitation of partially edentulous jaws. In: Laney WR, Tolman DE (eds). Tissue Integration in Oral, Orthopedic and Maxillofacial Reconstruction. Chicago: Quintessence, 1990:174–187.

Ericsson I, Lekholm U, Brånemark P-I, Lindhe J, Glantz P-O, Nyman S. A clinical evaluation of fixed-bridge restorations supported by the combination of teeth and osseointegrated titanium implants. J Clin Periodontol 1986;13:307–312.

Herrman I, Rangert B. Dependable documentation sustains clinical performance: Only clinical follow-up can ensure predictable treatment results. Global Forum 1997;11:4–5.

Jemt T, Lekholm U. Oral implant treatment in posterior partially edentulous jaws: A 5-year follow-up report. Int J Oral Maxillofac Implants 1993;8:635–640.

Jemt T, Lekholm U. Implant treatment in edentulous maxillae: A 5-year follow-up report on patients with different degrees of jaw resorption. Int J Oral Maxillofac Implants 1995;10:303–311.

Jemt T, Lekholm U, Adell R. Osseointegrated implants in the treatment of partially edentulous patients: A preliminary study on 876 consecutively placed fixtures. Int J Oral Maxillofac Implants 1989;4:211–217.

Lekholm U, van Steenberghe D, Herrman I, Bolender C, Folmer T, Gunne J, et al. Osseointegrated implants in the treatment of partially edentulous jaws: A prospective 5-year multicenter study. Int J Oral Maxillofac Implants 1994;9:627–635.

Makkonen TA, Holmberg S, Niemi L, Olsson C, Tammisalo T, Peltola JA. A 5-year prospective clinical study of Astra Tech dental implants supporting fixed bridges or overdentures in the edentulous mandible. Clin Oral Implants Res 1997;8:469–475.

Palmer RM, Smith BJ, Palmer PJ, Floyd PD. A prospective study of Astra single tooth implants. Clin Oral Implants Res 1997;8:173–179.

Rangert B, Krogh PHJ, Langer B, van Roeckel N. Bending overload and fixture fracture: A retrospective clinical analysis. Int J Oral Maxillofac Implants 1995;10:326–334.

Rangert B, Sullivan R. Biomechanical principles preventing prosthetic overload induced by bending. Nobelpharma News 1993;7:4–5.

van Steenberghe D, Lekholm U, Bolender C, Folmer T, Henry P, Herrman I, et al. The applicability of osseointegrated oral implants in the rehabilitation of partial edentulism: A prospective multicenter study on 558 fixtures. Int J Oral Maxillofac Implants 1990;5:272–281.

第1章

オッセオインテグレーションとインプラントの固定

Lars Sennerby, LDS, PhD

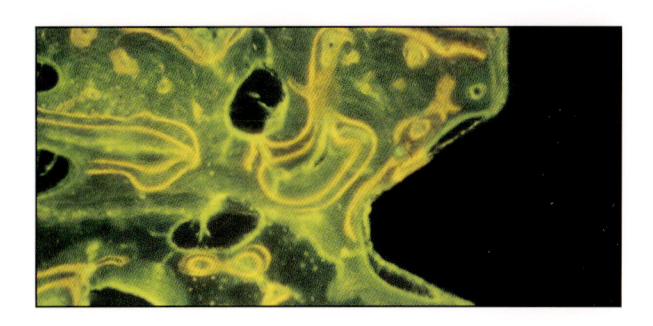

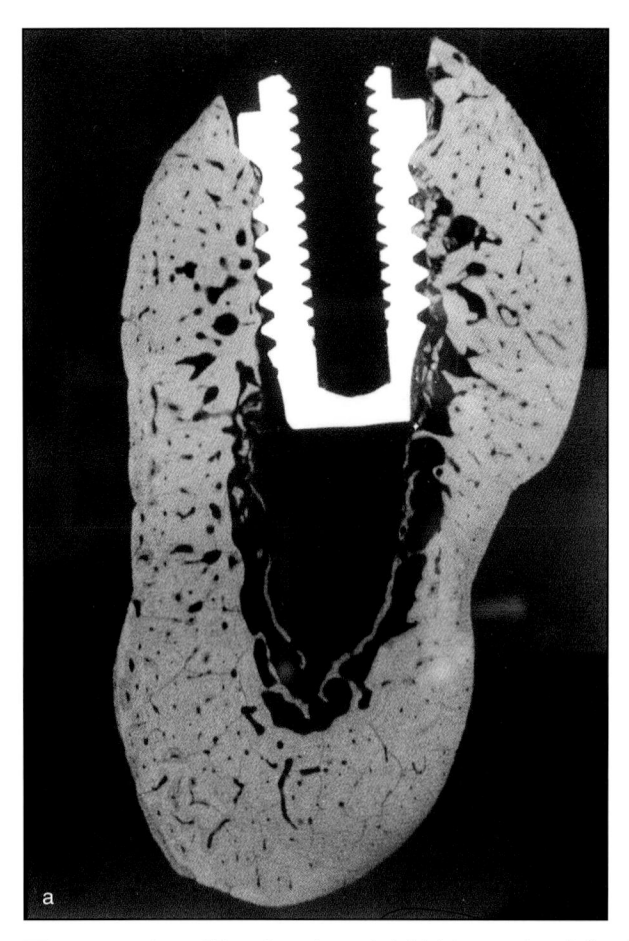

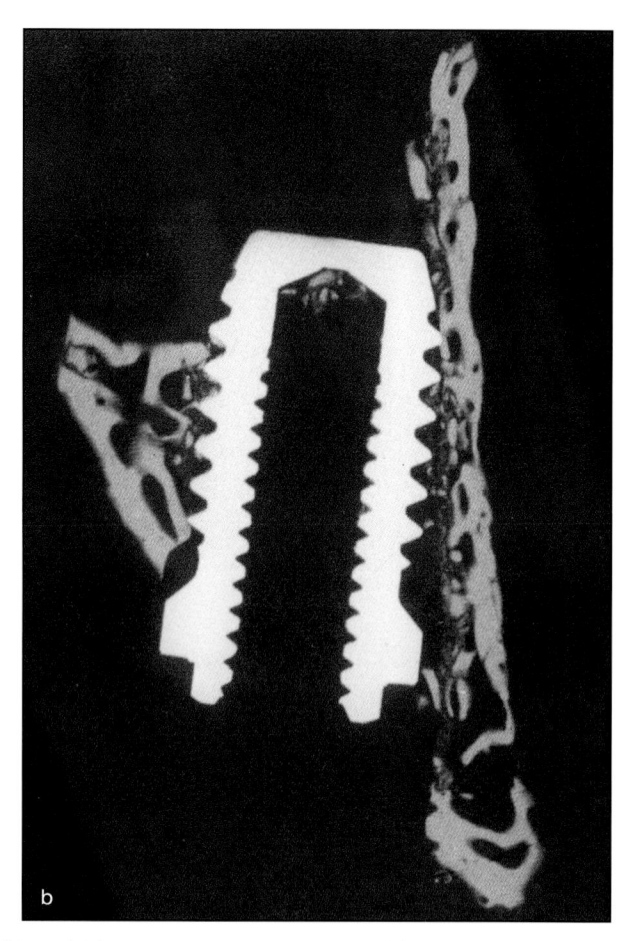

図1-1　ヒトの死体にインプラントを埋入して、その直後に作製した標本のマイクロラジオグラフ。(a)下顎骨の標本。緻密な皮質骨がインプラントを取り囲んでおり、高い初期固定を示しているものと思われる。(b)上顎骨の標本。ごくわずかな石灰化組織と非常に薄い皮質骨層が認められる。

　臨床的には、インプラントに動揺が認められないということが、オッセオインテグレーションの現われであるといえる。したがって、インプラントの固定を獲得し、維持することが、骨支持の補綴物を長期的に良好に機能させるための必要条件となる。構造ならびに形態の点から考えると、インプラントの固定は、骨とインプラント表面が接触することの結果として生じるが、一方で、インプラント、宿主、ならびに術者に関係する他の要素によっても、大きな影響を受ける。たとえば、インプラント埋入時に得られる初期固定は、主として顎骨の物理学的特性によって決定されるとともに、外科手技とインプラントのデザインによる影響を受けるが、とくに比較的軟らかい骨においては、この傾向が強まる(図1-1)。初期的治癒後の二次的な固定は、外科的外傷に対する生物学的反応と治癒の条件、さらにはインプラントの材料によって決定される。最終的には、インプラント界面での骨形成とリモデリングによって、骨とインプラントの接触量が増加することになる(図1-2)。しかしながら、外科手術後の外傷、インプラントに対する過重負担、感染、あるいは生物学的に不適合なインプラント材を用いることなどによって、骨吸収が生じ、インプラントの固定度が減少し、あるいは場合によっては線維性の被包が起こり、そして固定を完全に喪失する結果となる。すなわちこれがインプラントの失敗(図1-3)といわれるものである。インプラント周囲での感染も固定に影響を与える可能性があるが、ブローネマルクイ

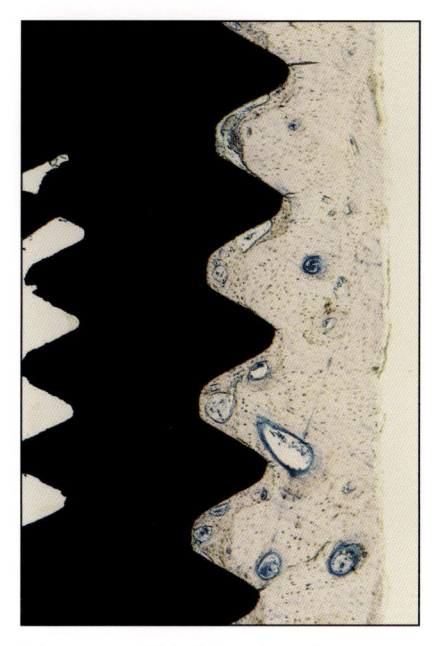

図1-2　下顎臼歯部に埋入後、6ヵ月の時点で回収したインプラントの光学顕微鏡写真。インプラントは、緻密な皮質骨によって取り囲まれている。インプラントのネジ山のなかでは骨形成が認められ、インプラント表面の大部分は、新生骨と直接的に接触している。

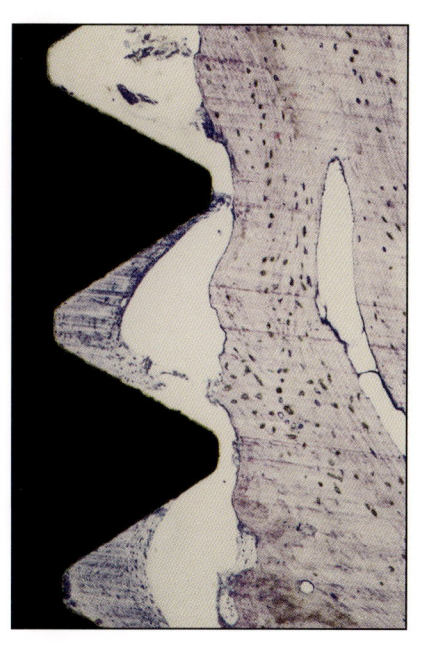

図1-3　臨床的な動揺がみられる失敗したインプラントの光学顕微鏡写真。一層の線維性瘢痕組織が介在し、インプラント表面と骨組織が分離している。

ンプラントにおいて、インプラントの固定が維持され、長期的に良好な予後が得られるかどうかは、主として、骨支持の程度や荷重条件などの力学的要素にかかっている。

骨組織

骨の構造

　骨は硬い結合組織であり、独特の物理学的ならびに生物学的な特性を備えている。たとえば、骨は瘢痕形成をすることなく治癒することができ、また、構造を変化させることにより、さまざまな荷重条件に適応することができる。骨は皮質(緻密)骨ならびに海綿(骨梁、海綿状)骨(図1-4)からなっているが、このどちらも独自の三次元的構造をもっており、したがって、異なった物理学的特性をもっている。

　成熟した皮質骨は、高密度の層板構造からなり、これには同心円状(オステオン、血管路をともなうハバース系)、介在層板系ならびに平行な層板が含まれるが、成熟した海綿骨は骨層板の小柱ならびに小棘の網状構造、すなわち骨梁である。海綿骨では、骨髄を主とする軟組織がその70％を占めるが、皮質骨は95％までが石灰化している。また、皮質骨は海綿骨の10～20倍硬いが、このことにより、皮質骨の方が海綿骨よりもインプラントを良好に支持することに説明がつく。

　石灰化した骨は、成長あるいは治癒の段階によっ

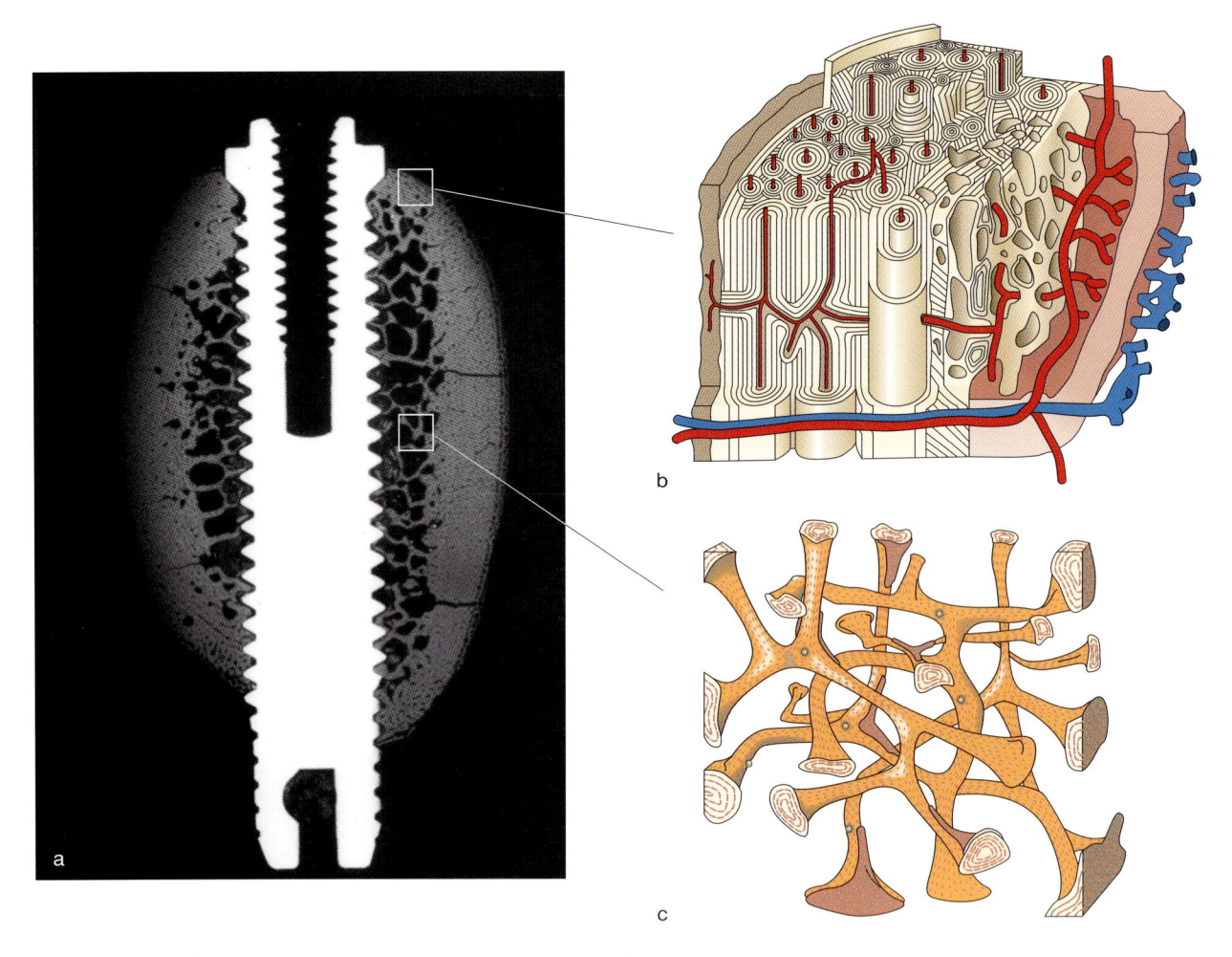

図1-4　(a)骨内に埋入されたインプラント。(b)皮質骨は、高密度の層板骨と血管路からなっている。(c)多孔性の海綿骨は、骨梁ならびに骨髄組織からなっている。

て、線維性(線維または一次)骨あるいは層板(二次)骨に分類することができる。線維性骨は早い段階で形成され、疎で不規則に走行するコラーゲン線維、散在する大きな骨細胞の骨小腔ならびに無機質からなっている。線維性骨は後には規則的な構造をもち、より小さな骨細胞の骨小腔ならびに石灰化した線維束からなる層板骨によって置換される。

線維性骨は、構造ならびに石灰化の程度が異なることから、層板骨よりも軟らかい。しかしながら、一単位の線維性骨の物理学的特性は、リモデリングならびに層板骨への置換を経て、経時的に改善される。このような理由から、層板骨のほうが線維性骨よりもインプラントに対して良好な機械的支持を提供する。

下顎骨は、基本的には外側にある皮質骨層が、さまざまな密度をもつ内部の海綿骨を取り囲む構造をした長管骨である。下顎骨の強度は、その密な皮質骨(図1-1a参照)に関与しているが、この皮質骨は、前方においては下縁、後方においては上縁に厚みを増している。これに対し上顎骨は、薄い外側の皮質骨層の内部にさまざまな密度の海綿骨を含んで構成されている(図1-1b)。

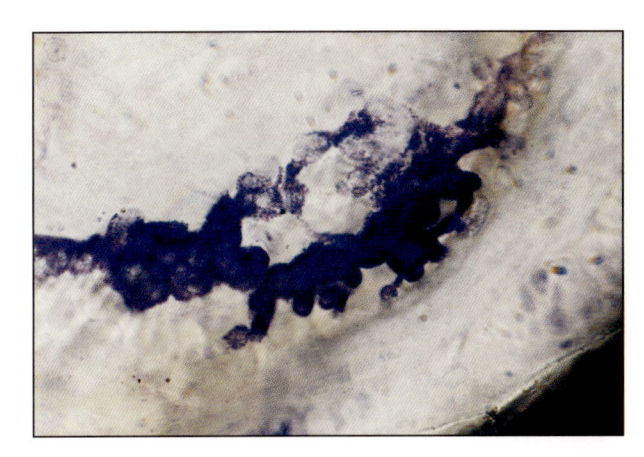

図1-5　ウサギの脛骨に埋入して7日後、インプラント近辺の初期の骨形成を示す光学顕微鏡写真。分化した間葉系幹細胞が、コラーゲン基質内に石灰化組織を形成し始めている。

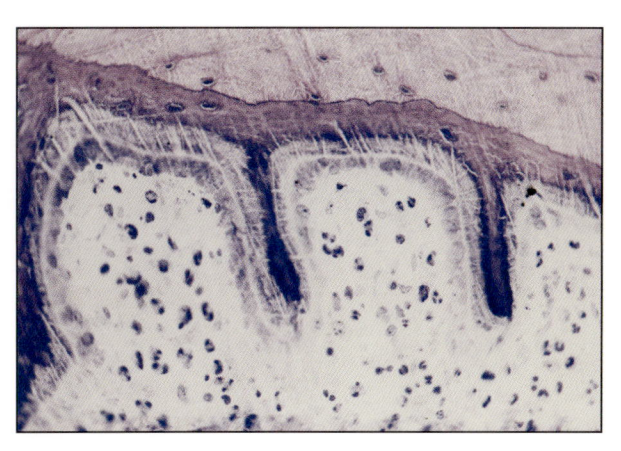

図1-6　ウサギの脛骨にインプラントを埋入して7日後、沈着による骨形成を示す光学顕微鏡写真。活発な骨芽細胞が類骨を形成している。また、新生骨と古い骨、ならびに骨芽細胞-類骨層の間に境界線が出現している。

骨の形成

骨は軟骨内骨化、膜内骨化、ならびに沈着の3つの様式で形成される。軟骨内骨化では、軟骨の鋳型が形成され、それが後に骨によって置換される。長管骨、頭蓋底部の骨、骨盤ならびに椎骨は、軟骨内骨化によって形成される。一方、頭蓋骨ならびに顔面骨は、膜内骨化によって形成される。

このような骨形成は、未分化間葉系幹細胞が集簇することから始まり、その後、骨芽細胞へと分化し、コラーゲン基質内に類骨を形成する（**図1-5**）。さらに、その後、類骨は石灰化し、骨芽細胞が石灰化した骨に取り込まれたときに、骨芽細胞は骨細胞となる。骨芽細胞のなかには、骨表面上で扁平になるものもあり、これらは表面細胞、あるいは休止期骨芽細胞ともよばれる bone-lining cells へと変化していく。

沈着による骨形成では、骨芽細胞が既存の骨表面に骨を生成する（**図1-6**）。このタイプの骨化は、成長・発育ならびに骨のモデリングとリモデリング時の骨膜の伸展により生じる。

骨組織では、骨の生涯を通じて常にリモデリングが起こる。骨吸収を起こす細胞は破骨細胞とよばれ、休止期の骨芽細胞によって特異的な部位にひきよせられる。皮質骨のリモデリングは、基礎的多細胞単位（basic multicellular unit；BMU）のゆっくりとした置換、もしくは穿孔円錐によって生じる。破骨細胞によって骨内に管が形成されると、その中に血管や骨芽細胞が侵入し、新たな層板骨を形成する。骨梁、骨内膜ならびに骨膜の表面における骨のリモデリングは、皮質骨のリモデリングと類似しているが、破骨細胞が骨の表面にとどまり、ハウシップ窩という名で知られている吸収窩を形成する点において、異なっている。

骨の治癒

外傷（たとえば骨折、骨切除、あるいはインプラント埋入）によって、生体内にあらかじめ組み込まれている治癒過程が始まり、骨折や骨欠損を修復し、リモデリングとモデリングによって骨をもとの形態に

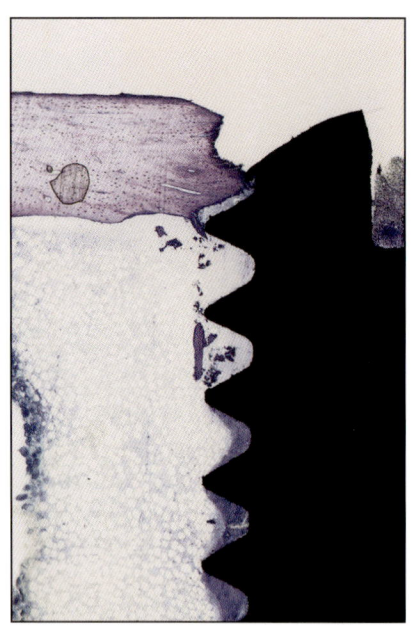

図1-7　ウサギの脛骨に埋入後、3日が経過したインプラントの光学顕微鏡写真。界面領域には、ドリリングによって発生した骨片、血腫、ならびに骨髄組織が存在する。この拡大率では、骨形成あるいは骨吸収の徴候は認められない。

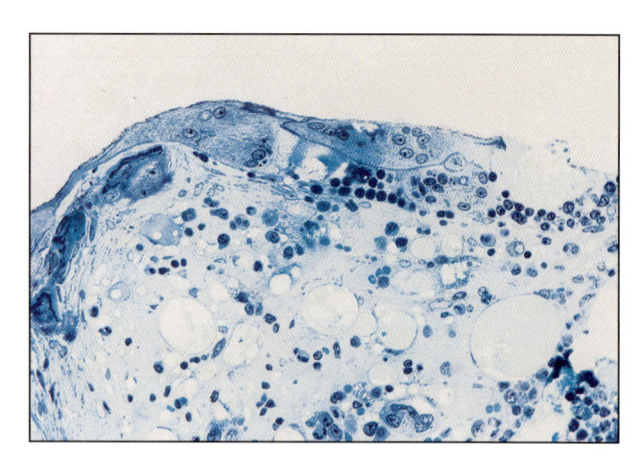

図1-8　ウサギの脛骨にインプラントを埋入して7日後、多核巨細胞がインプラント表面に付着していることを示す光学顕微鏡写真。

戻す。治癒の各段階で起こる現象は、骨の成長時にみられる現象と類似している。膜性骨における治癒は、以下の各段階に分けることができる。(1)血腫の形成、(2)損傷を受けた組織と循環する血液からのメディエーターの放出と活性化、(3)炎症性細胞ならびに間葉系幹細胞の蓄積、(4)血管再生ならびに肉芽組織の形成、(5)マクロファージならびに巨細胞による組織の変性、(6)細胞の骨芽細胞への分化、(7)線維性骨の形成、ならびに(8)リモデリングとモデリング。

インプラントの結合

インプラントを外科的に埋入することにより、骨とインプラントの間にさまざまな程度の接触が生まれる。界面領域には、骨、骨髄組織ならびに血腫が、ドリリングによって発生した骨片と混じって存在する(Sennerbyら 1993a)(図1-7)。

骨欠損や骨折の治癒と同様に、インプラント埋入後、炎症性細胞と間葉系幹細胞が、周辺の血管や骨髄基質から境界領域に向かって移動する。血腫は増殖する血管ならびに疎性結合組織によって置換される。また、多核巨細胞が、未石灰化組織に面するインプラント表面を被覆する(図1-8)。

このような典型的な異物反応の徴候からすると、骨がインプラントを被包するという現象は、骨の異物反応といえるかもしれない。しかしながら、経時的にこのような細胞は減少し、骨とインプラントの接触量は増加する。

治癒の初期の段階では、インプラントを取り囲む骨梁骨ならびに皮質骨の表面で、骨芽細胞層によって線維性骨が形成される。インプラント表面近辺の皮質骨における大規模なリモデリング——すなわち骨吸収が起こり、後に骨形成が起こる——の結果、インプラントと骨の切削面の間の空隙で、二次オステオンの数が増加するとともに、線維性骨が形成さ

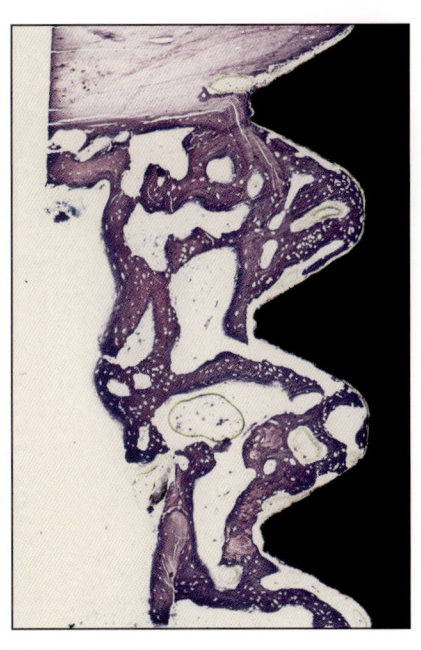

図1-9　ウサギの脛骨にインプラントを埋入して14日後、広範囲に骨が形成され、骨密度が高まっていることを示す光学顕微鏡写真。

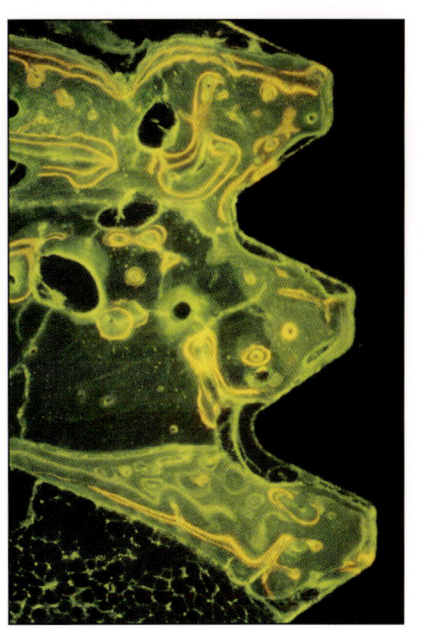

図1-10　ウサギの脛骨にインプラントを埋入して12週間後、研磨標本の蛍光顕微鏡写真。ウサギを屠殺する1週間前に投与したテトラサイクリンが骨形成部位に取り込まれており、界面の骨が活発にリモデリングしている。また、二次オステオンの形成が顕著である。

れる。インプラント表面付近の新生骨は、インプラントのネジ山およびインプラント表面に近接した部位で、密度が高まっていく（図1-9）。その結果、ネジ山のなかの骨梁ならびに骨とインプラントの接触量は経時的に増加する。

　治癒の最終段階では、線維性骨はゆっくりと層板骨に置換される（図1-10）。骨治癒の最初の段階は4〜16週かかるとされているが、一方で、ヒトにおいてはリモデリングの過程は4〜12ヵ月あるいはそれ以上かかるとされている（Robertsら　1994）。したがって、完全な治癒には、おそらく通常必要とされている3〜6ヵ月以上の時間が必要となるであろう。

　光学顕微鏡レベルでは、骨はチタンインプラントと緊密に接触しているようにみえるが、動物ならびにヒトにおける超微細構造の研究によると、インプラント表面と石灰化組織の間に未石灰化ゾーンが存在することが示されている。Linderら（1983）とAlbrektssonら（1986）は、チタンコーティングを施したポリカーボネイト製のインプラントをウサギの脛骨に埋入し、基質に類似した厚さ20〜50nmのゾーンの存在について言及した。さらに、Sennerbyら（1991，1992，1993b）は、この境界領域には2つの大きな特徴があると報告した。すなわち、(1)インプラント表面と石灰化した骨を隔てる厚み100〜400nmの無定形の未石灰化層、ならびに(2)石灰化した骨と石灰化していない無定形層の境界に存在する幅100nmの高電子密度線（境界板）である（図1-11）。

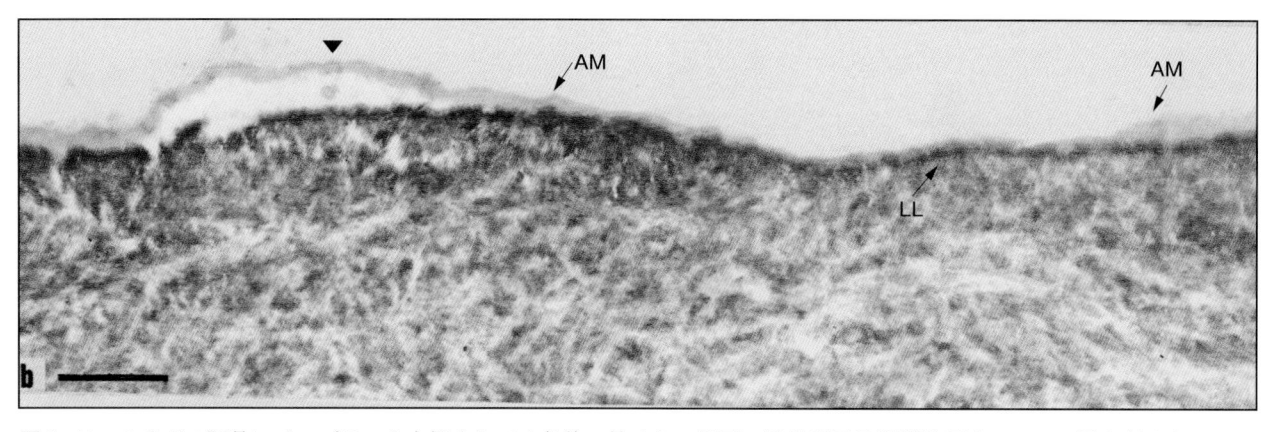

図1-11 ウサギの脛骨にインプラントを埋入して1年後、骨チタン界面の透過型電子顕微鏡写真。2つの層が認められる。(1) インプラント表面とその下の骨組織の間に存在する無定形層(AM)、ならびに (2) 石灰化した骨と無定形層の境界に存在する高電子密度線(境界板、LL)。

以上の所見により、インプラントの固定は骨とチタンの間における真の化学結合によるものではないことが示されている。むしろ臨床的なインプラントの固定は、石灰化した骨が旋盤による切り出しの過程でインプラント表面に生じた凹凸、ならびに穴やボーンチップチャンバーなどの肉眼的なアンダーカットに、機械的に嵌合することにより、得られている。

インプラントの固定度

インプラントの固定度は、骨とインプラント表面の接触の性質によって決まる。インプラントの固定度を臨床的に正確に測定することは、今のところ不可能であるが、骨支持の程度がオッセオインテグレーテッド・インプラントの長期的な結果に影響を及ぼすことはあきらかである。

臨床的経過観察の研究では、短いインプラントのほうが長いものよりも失敗しやすいことが示されている。また多くの研究によって、不良な骨質はリスクファクターであることがあきらかにされた。たとえば、JaffinとBerman(1991)は、5年間の経過観察期間中に、タイプ4の骨(LekholmとZarb 1985による)において40％にものぼる失敗率を報告した。

このため、インプラントのメーカーならびに研究者たちは、"軟らかい骨"の問題に照準を定め、主としてインプラントの形態と表面性状の点から解決法を提示してきた。さらに、オッセオインテグレーテッド・インプラントに関する長い経験に基づいた最近の研究によって、ある条件下では治癒期間が不要である、すなわち荷重を加える前に骨が治癒することは、必ずしも長期的な成功の必要条件ではない、ということがあきらかになった。

骨-インプラントの界面と
インプラントの固定度を評価する方法

より簡単で成功率の高いオッセオインテグレーテッド・インプラントの術式を開発するには、関係するさまざまなパラメーターを評価するための実験的モデル、ならびに実験方法が必要となる。これまでに、骨内におけるインプラントの固定度を評価するために、いくつかの実験的ならびに臨床的手法が開発された。

DonathとBreuner(1982)ならびにDonath(1988)は、光学顕微鏡を用いて約10μmの厚さの無傷な骨-インプラント界面の非脱灰標本の作製を可能とす

る方法を紹介した(図1-7、1-9、ならびに1-10を参照)。組織形態計測の手法を駆使して組織切片を分析し、ネジ山をもつインプラントへの骨組織の反応は、ネジ山のなかの骨と金属の接触量に依存すると述べた。

JohanssonとAlbrektsson(1987)は、リムーバルトルクテストを導入し、ウサギの骨に実験的に埋入したスクリュー型インプラントの固定度と定着度について調べた。この破壊試験では、骨-インプラント界面の破壊に要するねじり応力(Ncm)を測定する。彼らは、商業的純チタン製インプラントに対するリムーバルトルクは、骨と金属の接触量と相関していることを示し、これは治癒過程(インプラント表面における骨の形成と成熟)の進行に伴った現象であると解釈した。その後この方法は、生体適合性に関する研究に用いられ、さまざまな材料や表面性状の修正に対する骨組織の反応を表現する有効な手段であることが実証されている(Johansson 1991、Morberg 1991、Wennerberg 1996)。

Meredith(1997)によって開発された共振周波数分析(resonance frequency analysis：RFA)は、インプラントの固定度とオッセオインテグレーションを評価するための比較的新しい非侵襲的な方法である。共振周波数分析では、臨床的に加わる機能荷重にもっとも類似した微小な曲げ荷重を加えることによって、固定度を測定する。

この方法では、L字型のトランスデューサーをインプラントまたはアバットメントに取り付けて測定する(図1-12)。この装置は、周波数分析器、パーソナルコンピューター、ならびに専用のソフトウェアで構成されている。トランスデューサーのビームに異なった周波数(5〜15kHz)の刺激を加え、その反応を計測し、共振周波数(RF)を記録する。

RFは2つのパラメーターによって決定される。つまり、インプラント-骨界面の硬度と、トランスデューサーを取り囲む骨の量である。インプラントのコンポーネントならびにトランスデューサーの硬度は変わることなく一定であるため、周囲のインプ

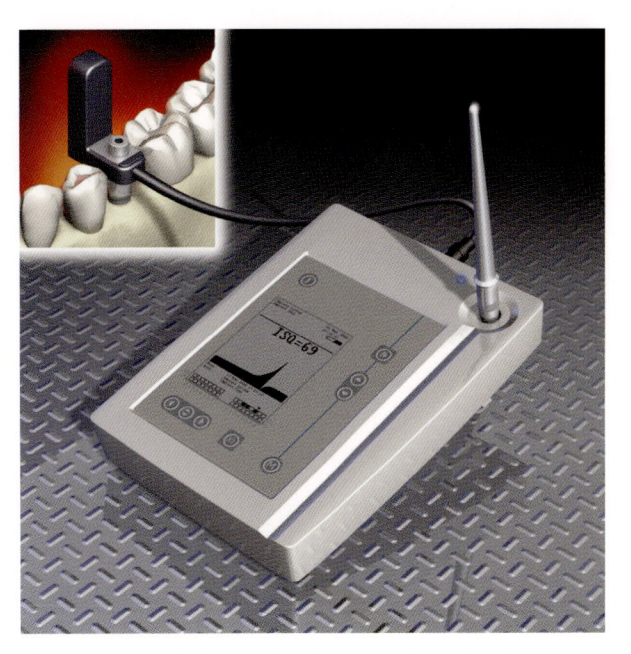

図1-12 RFA測定のためのトランスデューサーと器械。

ラント-骨界面の硬度によって、測定結果が変動することになる。インプラント-骨界面の硬度が大であればRFは高くなり、これはインプラントの固定度も高いことを示す。

共振周波数分析によってさまざまな状況下の実験ならびに臨床用のインプラントを直接計測することにより、貴重な情報が得られてきた。これらのデータのおかげで、異なった状況におけるオッセオインテグレーション、ならびにインプラントの固定についての理解が深まった。

骨質、治癒期間、ならびにインプラントの固定度

埋入手術後にインプラントの固定度を増加させる1つの方法は、荷重を加える前に周囲の骨を治癒させることである。このことも含めたいくつかの理由により、当初、ブローネマルク(1977)は2回法を提唱した。十分な固定度に達するのにどれだけの時間が必要なのかは不明であるが、経験的に設定した3〜6ヵ月の治癒期間を設けることにより、それぞれ

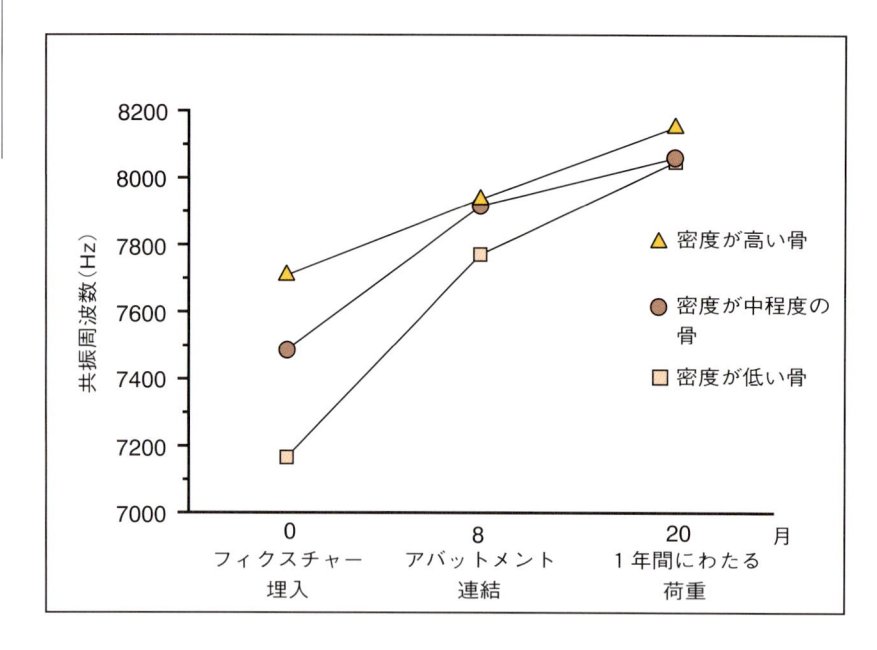

図1-13 骨密度が低い、中程度、ならびに高い上顎骨に埋入したインプラントのRF、ならびにインプラント固定度の経時的変化。初期固定については、統計学的な有意差が認められるが、埋入後8ヵ月と20ヵ月の時点では、骨-インプラント界面における骨形成、リモデリング、ならびに成熟のために、3つのグループ間に差異は認められない。

下顎ならびに上顎のインプラントにおいて、良好な長期的成績が得られた。

RFAテクニックを用いた臨床的ならびにin vitroの研究によって、初期固定とカッティングトルク測定によって評価した骨密度の間に、相関関係があることが示された（Fribergら 1999b）。軟らかい骨に埋入されたインプラントは、密度の高い骨に埋入されたインプラントよりも低い初期固定を示したが、これはとくに不思議なことではない（図1-13）。

さらに、軟らかい骨に埋入したインプラントの固定度は、埋入からアバットメント連結にかけて、より密度の高い骨に埋入したインプラントよりも増加した。埋入後20ヵ月を経過した時点では、骨質および初期固定に関わりなく、すべてのインプラントが同じようなレベルの固定度に到達した。

この結果から、主に骨梁骨からなる軟らかい骨に埋入したインプラント周辺の治癒過程は、インプラント表面に接する骨に質的な変化をもたらすということが示された。また、荷重を加えることによって、良い影響がもたらされる可能性もある。構造の点から考えると、Strid（1985）がX線を用いて説明したように、この変化は、インプラント界面において骨梁骨の密度が高まって硬板状構造となることが、その原因である可能性がもっとも高い（図1-14）。

これらの結果により、インプラントを軟らかい骨に埋入して初期固定が低かった場合には、治癒期間を長くすることが必要かもしれない。

RFAテクニックは、高密度の骨におけるインプラントの固定度を調べるためにも用いられている。15人の無歯顎患者のグループにおいて、それぞれの患者に1回法によって、両側のオトガイ孔間に5本のインプラントを埋入し（Fribergら 1999a）（図1-15）、インプラントを15週間にわたって治癒させた後に、固定式補綴物を連結した。その後、共振周波数分析の測定を、埋入手術時と、手術後1、2、6、ならびに15週の時点で実施した。結果としては、辺縁骨の軽微な吸収により、15週の治癒期間中に共振周波数のわずかな減少が認められた。1年間荷重を加えた後に最終的な測定を行ったところ、RFもしくは辺縁骨の吸収には、それ以上の変化は認められなかった（図1-16）。

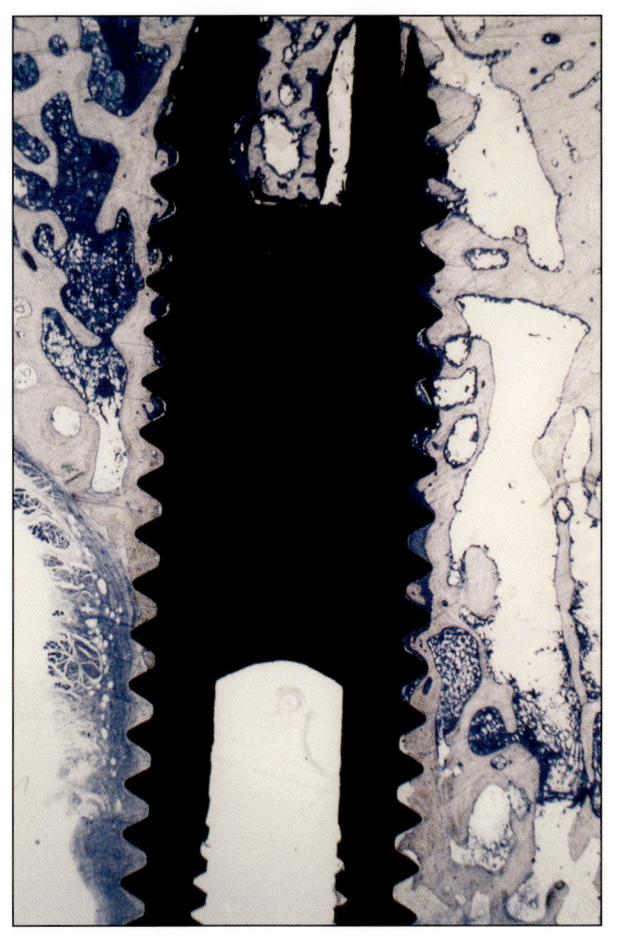

図1-14　撤去した上顎のインプラントにおいて、インプラント表面に近づくにつれて骨梁の密度が高まっていることを示す光学顕微鏡写真。

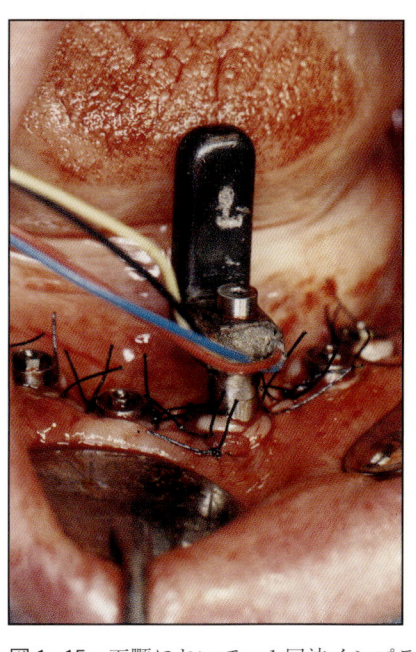

図1-15　下顎において、1回法インプラントに取り付けた共振周波数分析用のトランスデューサー。

　この所見から、インプラントの初期固定が高いときには、直接あるいは早期に荷重を加えても差し支えないといえる。これらのインプラントの周辺でも、治癒ならびにオッセオインテグレーションが起こったものと思われるが、初期固定が最初から非常に高かったため、インプラントの固定度に測定可能な範囲で影響を与えることはなかった。

　これらの臨床的ならびにin vitroの研究により、インプラントの初期固定と十分な固定度に達するために必要な治癒期間の長さは、顎骨の物理学的特性によって決まるということが示されている。さらに、これらのデータをもとに、軟らかい骨においては2回法を用いるほうがよく、また、初期固定が低い場合には、6ヵ月以上の治癒期間が必要となる可能性があるといえる。もっとも重要なのは、多くの患者においてトータルの治療時間が劇的に短縮できる可能性がでてきたことである。この方法に適した患者を、たとえばRFAテクニックを用いることによってインプラント埋入時に識別することができれば、長期的な結果について妥協することなく、治療を簡素化することができるであろう。

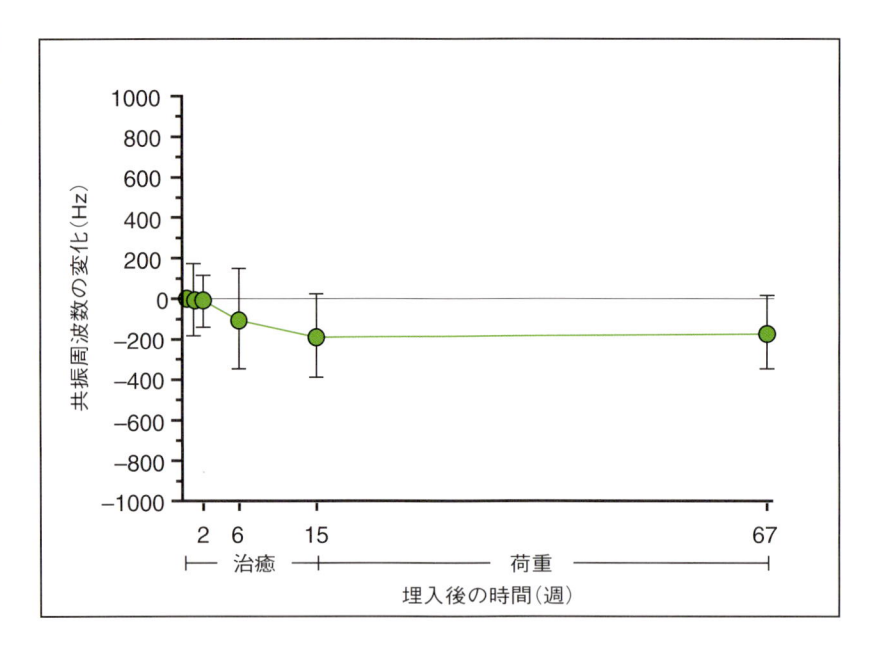

図1-16 下顎の1回法インプラントにおけるRF、ならびにインプラント固定度の経時的変化。15週経過時に、統計学的に有意な減少が認められるが、これは辺縁骨の喪失が原因であると思われる。15週の時点から1年後の検診時にかけては、変化はまったく認められない。

インプラントの固定度に対する表面性状の影響

　実験的研究により、平滑な表面のインプラントよりも粗い表面のインプラントの周辺に、より多くの骨ができることが証明されている。また、いくつかの研究で表面の粗いインプラントのリムーバルトルクの値が高かったことが示されており、粗い表面への骨の反応のほうが良好であると思われる。

　Wennerberg(1996)は、レーザーテクニックを用いて直接接触することなく表面の粗さを測定した。三次元的な基準面からの平均的変位を意味するSaを有用なパラメーターとして、組織形態計測ならびにリムーバルトルクテストを用いた一連の実験的研究により、Wennerberg(1996)は、約1.5μmのSaをもつインプラントのほうが、これよりも平滑あるいは粗い表面をもつインプラントよりも、良好な結果を示すことを発見した。

　これ以外にも、動物ならびにヒトにおける実験的研究により、粗い表面をもつインプラントを使用することの利点についての報告がなされている(Buserら1991、Buserら1999、Lazzaraら1999、Ivanoffら、出版準備中)。また、最近では、26対の機械仕上げ、ならびに二酸化チタン(TiO_2)-グリットブラスティング仕上げのマイクロインプラントを、患者の顎に埋入した(Ivanoffら、未発表データ)研究がある。3〜8ヵ月の治癒期間の後に実施した組織形態計測の結果では、表面が粗なインプラントのほうに、より多くの骨が認められた。

　もしも組織形態計測の所見、リムーバルトルクテストの結果、そしてある形態のインプラントを用いた臨床的成功例の間に相関関係があるならば、粗い表面をもつインプラントのほうが臨床的により良好に機能するはずである。しかしながら、こうした実験データがあるにも関わらず、今日に至るまで、粗い表面をもつインプラントのほうがより良好に機能するという主張を支持する臨床的証拠は、存在しない。むしろ臨床的な論文では、表面の粗いスクリュー型インプラントは、少なくとも機械仕上げのものと同程度に機能すること、ならびに表面の粗い円筒形インプラントでは、継続的な辺縁骨の吸収と高い長期的な失敗率が認められることが示されている。

　2年間の臨床的研究において、Karlssonら(1997)

は、機械仕上げのものと、TiO₂グリットブラスティング仕上げのスクリュー型インプラントを比較し、この2つのインプラントの間に統計学的な有意差を発見することができなかった。さらに、Astrandら(1999)は、1年間の前向きのランダム化比較対照研究を行って、機械仕上げと、TiO₂グリットブラスティング仕上げのインプラントを比較し、機械仕上げのインプラントのほうが失敗率が高かったが、2種類のインプラントを用いて治療した患者の治療成績には、統計学的な有意差は認められなかったと報告した。

また、Sullivanら(1997)は、後ろ向きの臨床研究において、酸エッチングを施したインプラント(Osseotite)の生存率を、3年間にわたって研究した。全体的な失敗率は低かったが、データを詳細に分析すると、軟らかい骨(タイプ4)における失敗率は約37%であった。このような結果であったにも関わらず、著者らは、このインプラントが軟らかい骨においてきわめて良好に機能したと結論づけた。

リムーバルトルクを用いた研究結果とは対照的に、RFAを用いて行った実験的研究では、粗い表面(グリットブラスティング仕上げ、または酸エッチング処理)をもつインプラントの初期固定、あるいは二次的な固定度が、高いとは認めることができなかった。その理由は、トルクテストでは骨インプラント界面の剪断強度を測定しているのに対し、RFAでは、骨-インプラント境界の曲げ強度を測定しているということにあると思われる。ただし、後者のほうが、臨床的状況において加わる機能的な荷重をよく反映しているであろう。

粗い表面のインプラントを用いることに臨床的な有益性があるとするならば、その有益性は軟らかい骨においてもっとも多く認められるはずであろう。しかし粗い表面の優位性を支持する臨床的データが存在しないのは、軟らかい骨における臨床的比較対照研究が行われていないということが、原因であるのかもしれない。

外科的手技ならびにインプラントの形態がインプラントの固定度に与える影響

Ivanoffら(1997)は、インプラントの直径とリムーバルトルクの間に相関関係があることを示した。すなわち、ワイドインプラントを撤去するには、より大きなリムーバルトルクが必要であり、このことはワイドインプラントの臨床的機能が優れていることを示しているのかもしれない。しかしながら、ある臨床的研究によると、3〜5年の期間内で直径5mmのインプラントのほうが、スタンダードインプラントよりも失敗率が高く、インプラントの生存とインプラントの直径の間には、負の相関関係があることがわかった。その理由は、おそらくほとんどの直径5mmのインプラントが短かった(6mm)ことと、スタンダードインプラントを埋入するための十分な初期固定が得られない状況で、レスキューインプラントとして用いられたことが考えられる。これよりも良好な結果を示した臨床的研究も存在するが、ワイドインプラントのほうが標準的な直径のインプラントよりも優れているという根拠は存在しない。表面の粗いインプラントと同様に、同じような条件下で用いたときには、ワイドインプラントはスタンダードインプラントと同程度に優れているかもしれないが、より優れているということはないと考えられる。

タイプ4の骨で失敗率が高いのは、どのような骨質にも当初はタッピングを行っていたということが、原因であると考えられる。"軟らかい骨の問題"があるため、今日ではほとんどの外科医が、軟らかい骨に対してはセルフタッピングのインプラントを用いるか、あるいはスタンダードインプラントをセルフタッピングインプラントのように用いて埋入している。また、良好な初期固定が得られるように骨を圧縮するため、ワイドインプラントや直径の小さいドリル、あるいはその両方が、よく用いられている。

死体を用いた研究で、O'Sullivanら(未発表デー

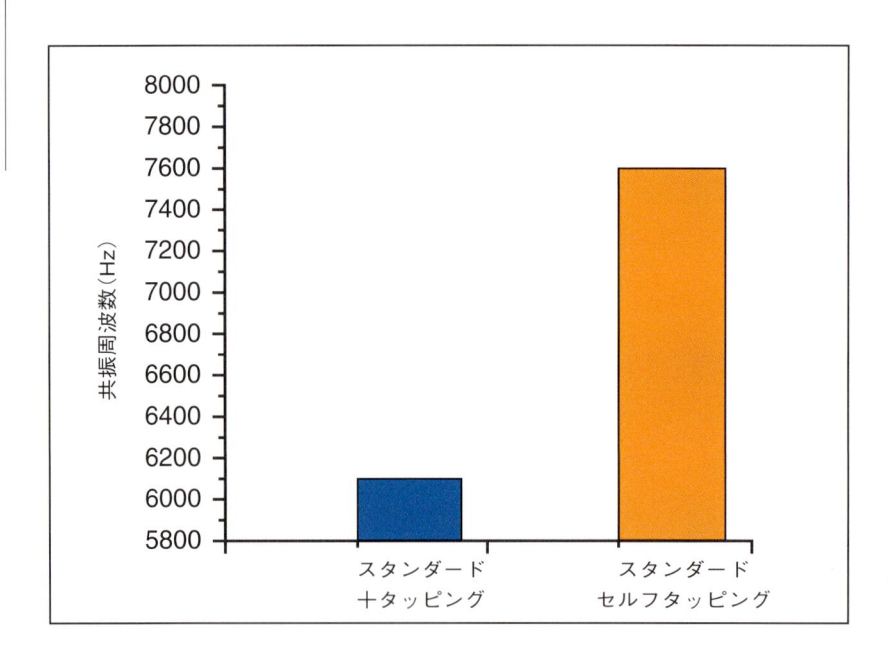

図1-17 タイプ3の骨質をもつ死体の骨に、タッピング有りと無しで埋入したスタンダードインプラントの初期固定。

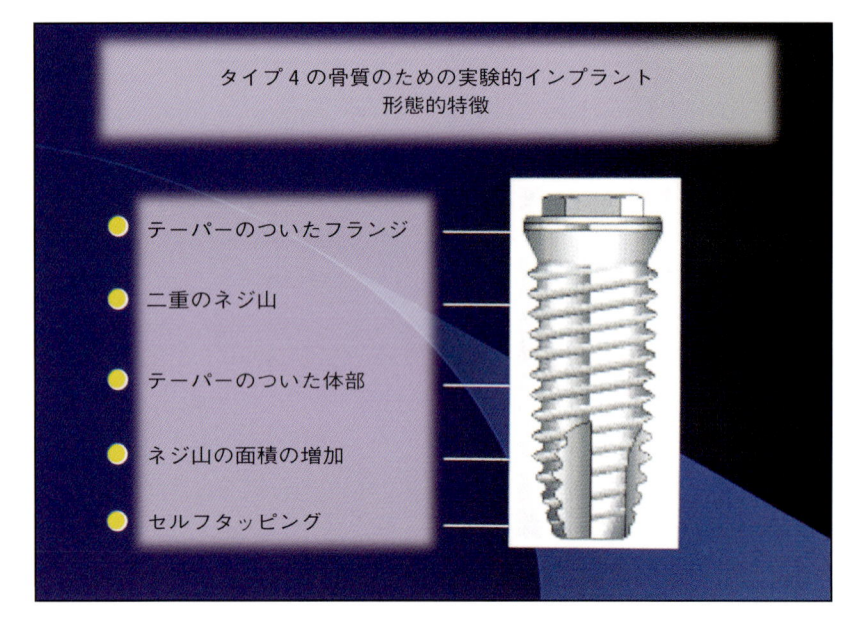

図1-18 マークⅣブローネマルクインプラントの形態的特徴。

タ)は、タッピングを行ったときと行わなかったときでは、スタンダードインプラントの初期固定にきわめて大きな違いが認められたことを示した(図1-17)。このような実験結果を踏まえると、軟らかい骨においてはタッピングを行うべきではないということがいえる。またこの所見は、軟らかい骨で良好な初期固定を得るためには、外科的手技が重要であることを強調するものである。

軟らかい骨のための新たな形態をもつインプラントが開発され、そして評価された。この新しいタイプのインプラントが開発された目的は、インプラント埋入時の外科的なバラつきを排除し、軟らかい骨において最適な初期固定を得ることにあった。このインプラントは、わずかなテーパー(1度)と二重のネジ山を有している(図1-18)。埋入時にはテーパーによって骨が側方に圧縮され、その結果、界面の骨の硬度が増し、そして初期固定が増加することが、RFAを用いたin vitroならびに動物実験に

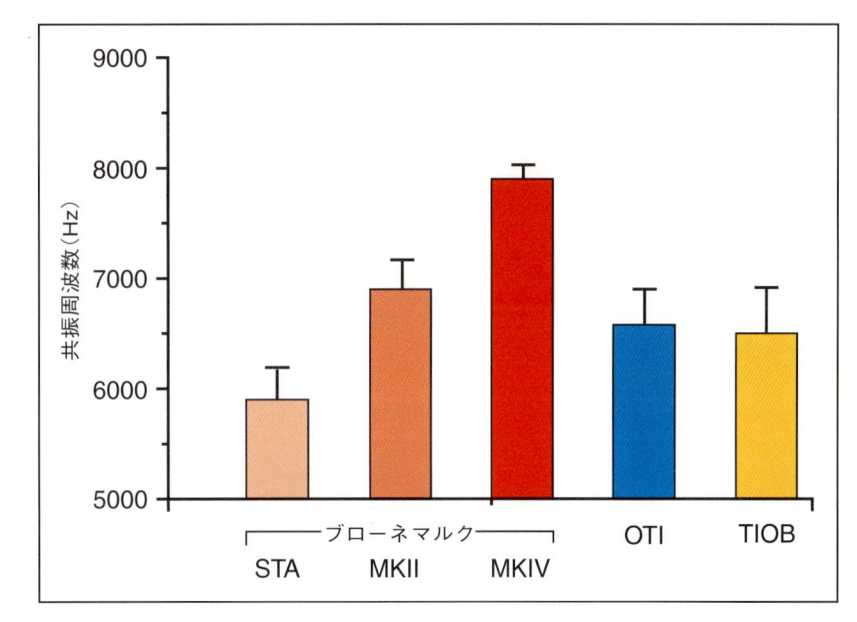

図1-19 タイプ4の骨質をもつ死体の骨に埋入した5種類のインプラントの初期固定。STAはスタンダード・ブローネマルクインプラント、MKIIはマークIIブローネマルクインプラント、MKIVはマークIVブローネマルクインプラント、OTIは3iオッセオタイト(Osseotite)インプラント、そしてTIOBはアストラテック(Astra Tech)TiOブラストインプラント。

よって示されている。また、二重のネジ山によって、埋入をより速く行うことができるとともに、埋入時のブレが少なくなる。

O'Sullivanら(2000)の死体を用いた研究では、すべてのタイプのインプラント(スタンダードでタッピングを行うあるいは行わない、マークII、ならびにマークIV)で、タイプ2の骨において高い初期固定が示されたが、これよりも軟らかい骨においては、違いがあきらかに存在した(図1-19)。新しい形態をもつマークIVでは、タイプ4の骨においてもっとも大きな埋入トルク、ならびにもっとも高い初期固定を示した。

マークIVについて問題があるとすれば、側方への圧縮によって好ましくない組織反応が起こり、治癒期間中に骨吸収が起こる可能性があることである。しかしながら、最近行われた動物実験において、この新しいインプラントを埋入することによって、標準的な形態のインプラントよりも高い初期固定が得られた(未発表データ)。また、時間が経過しても、テーパーが原因の好ましくない組織反応が起こっているという徴候はなかった。ただし、実験データからは、新しい形態によってより優れた固定度と臨床成績が得られることが示唆されているが、今日までこの仮説を支持する臨床研究は発表されていない。

結論

オッセオインテグレーションならびにインプラントの固定度に関する実験的ならびに臨床的研究から、オッセオインテグレーションとは、外科的外傷ならびにチタンの優れた生体適合性によって開始される骨治癒に追随する現象であると考えられる。また、最近の研究では、RFAを用いてインプラントの固定度とオッセオインテグレーションを臨床的に評価できることが示されている。RFAを用いた研究結果から、中等度から不良な骨質(タイプ3と4)では、2回法によってより良好なインプラントの固定度が得られるが、密度の高い骨(タイプ1と2)においては、必ずしも固定度の増加につながらないことが判明している。したがって、オッセオインテグレーションは、外科的外傷に対する反応として生じるものの、荷重を加える前にいつも必要であるとは限らない。将来的には、RFAテクニックは、1回法や早期荷重のプロトコールで長期的な治療成績に影響がでないと思われる患者を、見極めるために用いられるようになるであろう。

参考文献

Albrektsson T, Hansson HA. An ultrastructural characterisation of the interface between bone and sputtered titanium or stainless steel surfaces. Biomaterials 1986;7:201–205

Åstrand P, Engquist B, Dahlgren S, Engquist E, Feldmann H, Gröndahl K. AstraTech and Brånemark system implants: A 5-year comparative study: Results after one year. Clin Implants Dent Rel Res 1999;1:17–26.

Brånemark P-I. Osseointegrated implants in the treatment of the edentulous jaw. Experience from a 10-year period. Stockholm: Almquist and Wiksell, 1977.

Buser D, Nydegger T, Oxland T, Cochran DL, Schenk RK, Hirt HP, et al. Interface shear strength of titanium implants with a sandblasted and acid-etched surface: A biomechanical study in the maxilla of miniature pigs. J Biomed Mater Res 1999;45:75–83.

Buser D, Schenk RK, Steinemann S, Fiorellini JP, Fox CH, Stich H. Influence of surface characteristics on bone integration of titanium implants: A histomorphometric study in miniature pigs. J Biomed Mater Res 1991;25:889–902.

Donath, K. Die Trenn-Dünnschliff-Technik zur Herstellung histologischer Präparate von nicht schneidbaren Geweben und Materialien. Der Präparator 1988;34:197–206.

Donath K, Breuner GA. A method for the study of undecalcified bones and teeth with attached soft tissue. J Oral Pathol 1982;11:318–325.

Friberg B, Sennerby L, Lindén B, Gröndahl K, Lekholm U. Stability measurements of one-stage Brånemark implants during healing in mandibles: A clinical resonance frequency study. Int J Oral Maxillofac Surg 1999a;28:266–272.

Friberg B, Sennerby L, Meredith N, Lekholm U. A comparison between cutting torque and resonance frequency measurements of maxillary implants: A 20-month clinical study. Int J Oral Maxillofac Surg 1999b;28:297–303.

Ivanoff CJ, Hallgren C, Wennerberg A, Widmark G, Sennerby L. Histologic evaluation of the bone integration of TiO_2 grit blasted and turned microimplants in humans (in press).

Ivanoff CJ, Sennerby L, Johansson C, Rangert B, Lekholm U. Influence of implant diameters on the integration of screw implants: An experimental study in rabbits. Int J Oral Maxillofac Surg 1997;26:141–148.

Jaffin RA, Berman CL. The excessive loss of Brånemark fixtures in type IV bone: A 5-year analysis. J Periodontol 1991;62:2–4.

Johansson C, Albrektsson T. Integration of screw implants in the rabbit: A 1 year follow up of removal torque of titanium implants. Int J Oral Maxillofac Implants 1987;2:69–75.

Johansson CB. On Tissue Reactions to Metal Implants [thesis]. Göteborg, Sweden: Univ of Göteborg, 1991.

Karlsson U, Gotfredsen K, Olsson C. Single-tooth replacement by osseointegrated Astra Tech dental implants: A 2-year report. Int J Prosthodont 1997;10:318–324.

Lazzarra RJ, Testori T, Trisi P, Porter S, Weinstein R. A human histologic analysis of Ossetotite and machined surfaces using implants with 2 opposing surfaces. Int J Periodontics Restorative Dent 1999;9:117–129.

Lekholm U, Zarb GA. Patient selection and preparation. In: Brånemark P-I, Zarb GA, Albrektsson T (eds). Tissue-integrated Prostheses: Osseointegration in Clinical Dentistry. Chicago: Quintessence, 1985:199–209.

Linder L, Albrektsson T, Brånemark PI, Hansson HA, Ivarsson B, Jönsson U, et al. Electron microscopic analysis of the bone-titanium interface. Acta Orthop Scand 1983;54:45–52.

Meredith N. On the clinical measurement of implant stability and osseointegration [thesis]. Göteborg, Sweden: Univ of Göteborg, 1997.

Morberg P. On bone tissue reactions to acrylic cement [thesis]. Göteborg, Sweden: Univ of Göteborg, 1991.

O'Sullivan D, Sennerby L, Meredith N. Measurements comparing the initial stability of five designs of dental implants: A human cadaver study. Clin Implants Dent Rel Res 2000;2:85–92.

Roberts E, Garetto L, Brezniak, N. Bone physiology and metabolism. In: Misch C (ed). Contemporary Implant Dentistry. St Louis: Mosby–Year Book, 1994:327–368.

Sennerby L, Thomsen P, Ericson LE. Early bone tissue response to titanium implants inserted in rabbit cortical bone, I. Light microscopic observations. J Mater Sci Mater Med 1993a;4:240–250.

Sennerby L, Thomsen P, Ericson LE. Early bone tissue response to titanium implants inserted in rabbit cortical bone, II. Ultrastructural observations. J Mater Sci Mater Med 1993b;4:494–502.

Sennerby L, Thomsen P, Ericson LE. Structure of the bone-titanium interface in rabbits. J Mater Sci Mater Med 1992;3:262–271.

Sennerby L, Thomsen P, Ericson LE, Lekholm U, Åstrand P. Structure of the bone-titanium interface in retrieved clinical dental implants. Clin Oral Implants Res 1991;2:103–111.

Strid KG. Radiographic procedures. In: Brånemark P-I, Zarb GA, Albrektsson T (eds). Tissue Integrated Prostheses. Osseointegration in Clinical Dentistry. Chicago: Quintessence, 1985.

Sullivan DY, Sherwood RL, Mai TN. Preliminary results of a multicenter study evaluating a chemically enhanced surface for machined commercially pure titanium implants. J Prosthet Dent 1997;78:379–386.

Wennerberg A. On Surface Roughness and Implant Incorporation [thesis]. Göteborg, Sweden: Univ of Göteborg, 1996.

第 2 章
インプラント周囲軟組織の生物学と病理学

Ingvar Ericsson, LDS, Odont Dr

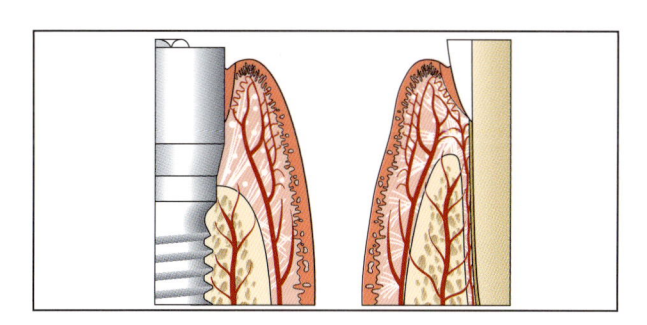

歯は、身体において唯一上皮を貫通している構造物であるため、解剖学的に独特な組織であるといえる。すなわち、歯とデンタルインプラントは、外皮を貫通する2つの特殊な例である。ただし、インプラントにおいては、骨への適切な固定(オッセオインテグレーション)を得ることが、インプラントの安定のための必要条件である一方、インプラントの長期的な維持はチタン表面への上皮と結合組織の適切な付着に依存しているようである(すなわち、軟組織による完全な封鎖によって、骨を口腔環境から守る)(Brånemark 1985、Gould 1985、Ten Cate 1985、McKinneyら 1985、Carmichaelら 1989)。

遊離辺縁歯肉とインプラント周囲粘膜には、臨床的ならびに組織学的に共通する多くの特徴があるとされている(Adellら 1986、Lekholm, Adellら 1986、Lekholm, Ericssonら 1986、Akagawaら 1989、Seymourら 1989)。Adellら(1986)とLekholm、Adellら(1986)は、ブローネマルクインプラントシステムによるインプラント治療を受けた無歯顎患者において、成功したインプラントの周囲軟組織の生検を行った。その結果著者らは、インプラント周囲粘膜には、炎症巣が認められないことが多く、存在したとしても接合上皮に沿った、あるいは近接した、微細なものであったと報告している。

Lekholm、Ericssonら(1986)は、部分的に歯が欠損し、個別のプログラムでメインテナンス治療を受けている患者から採取した臨床的に健康な、またはごくわずかに炎症を伴った歯肉と、インプラント周囲粘膜を検査し、どちらの組織も似たような位置と範囲に、炎症性細胞浸潤が認められるという結論を出した。

いくつかの動物実験ならびにin vitroの実験によると、上皮の構造と結合組織の組成のいずれに関しても、歯肉とインプラント周囲粘膜の間に類似性があることが示されている(Gouldら 1981、Schroederら 1981、Jansenら 1985、McKinneyら 1985、Hashimotoら 1988、van Drieら 1988、Buserら 1989)。しかしながら、インプラント表面にはセメント質が存在しないことから、結合組織線維の方向と付着に関しては、インプラントと歯には基本的な相違点がある(Buserら 1989)。また、インプラントの軟組織による封鎖がインプラントの機能的成功にどのように貢献しているのかについては、まだ完全には評価されていない。しかしながらこの問題に関しては、よくコントロールされた実験的研究がスウェーデンのイエテボリ大学(Berglundhら 1991, 1992, 1994、EricssonとLindhe 1993、Ericssonら 1992、Leonhardtら 1992、Lindhe 1992、Marinelloら 1995、BerglundhとLindhe 1996、Abrahamssonら 1998)の研究チームによって行われている。

健康なインプラント周囲粘膜

Berglundhら(1991)は、ビーグル犬を用いて、臨床的に健康なインプラント周囲粘膜と遊離辺縁歯肉を、その構造と組成から比較した。組織学的分析によって、いずれの軟組織にも約2mmの長さの角化口腔上皮と接合上皮が存在していることがあきらかにされた。歯肉の骨縁上結合組織の高さは約1mmであり、その部位のコラーゲン線維束は無細胞セメント質から始まり、扇状に走行していた(図2-1, 2-2)。ところが、チタンインプラントには、セメント質が存在しないため、インプラント周囲粘膜内のコラーゲン線維束は骨表面から起こり、主としてインプラント表面と平行に走行している(図2-3, 2-4)。

この所見は、90～120nmの厚さの純チタン層で表面をコーティングしたエポキシレジン製のデンタルインプラントのレプリカを、イヌの下顎骨に埋入して研究を行ったListgartenら(1992)も、支持している。彼らは、光学顕微鏡ならびに電子顕微鏡を用いて生検標本を分析した。結合組織に面している骨縁上のインプラント表面というのは、歯冠側の限界が接合上皮の根尖側細胞であり、根尖側では骨表面が限界であると考えられるが、約2mmの高さがあり、歯肉の骨縁上結合組織の約2倍の高さであった

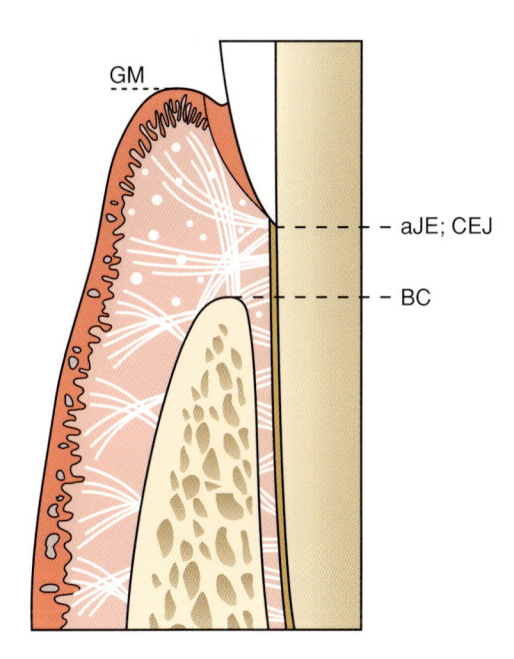

図2-1　歯を取り囲む臨床的に健康な軟組織と硬組織の解剖学的構造。GM は歯肉縁、aJE は接合上皮の根尖側端、CEJ はセメント-エナメル境、そして BC は歯槽骨頂を示す。

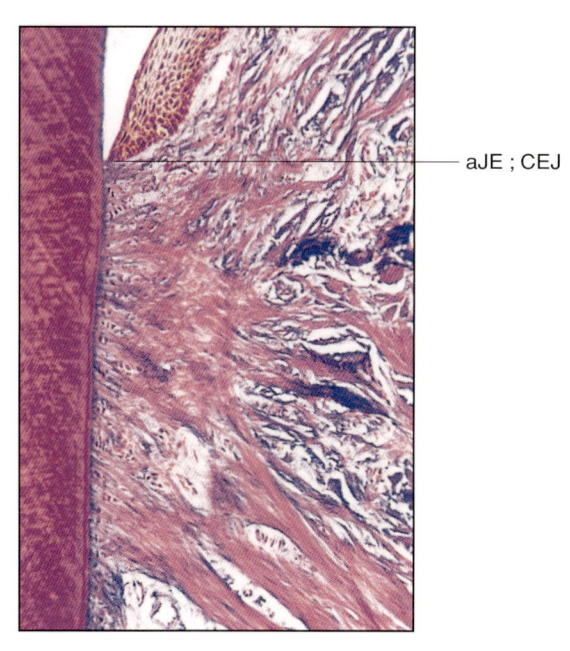

図2-2　歯における骨縁上の結合組織付着。aJE は接合上皮の根尖側端、CEJ はセメント-エナメル境。

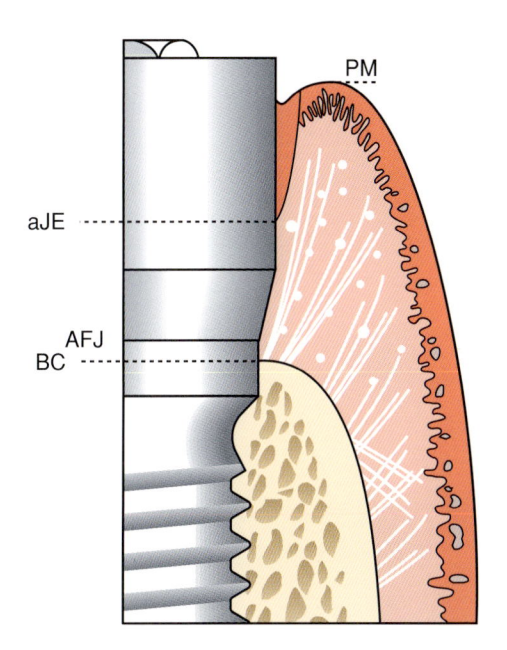

図2-3　チタン製のブローネマルクインプラントにおける臨床的に健康な周囲軟組織および硬組織の解剖学的構造。PM はインプラント周囲軟組織縁、aJE は接合上皮の根尖側端、AFJ はアバットメントフィクスチャー接合部、BC は歯槽骨頂。

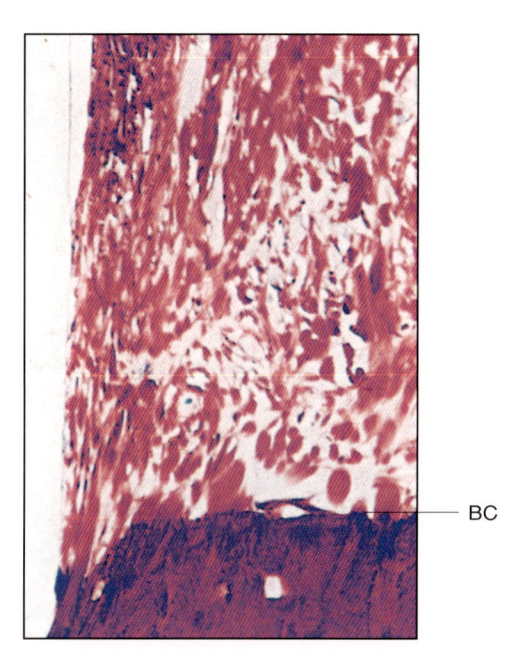

図2-4　チタンインプラントにおける骨縁上の結合組織の根尖側部分。左側の空白部分はチタンインプラントの表面を表わしている。BC は歯槽骨頂。

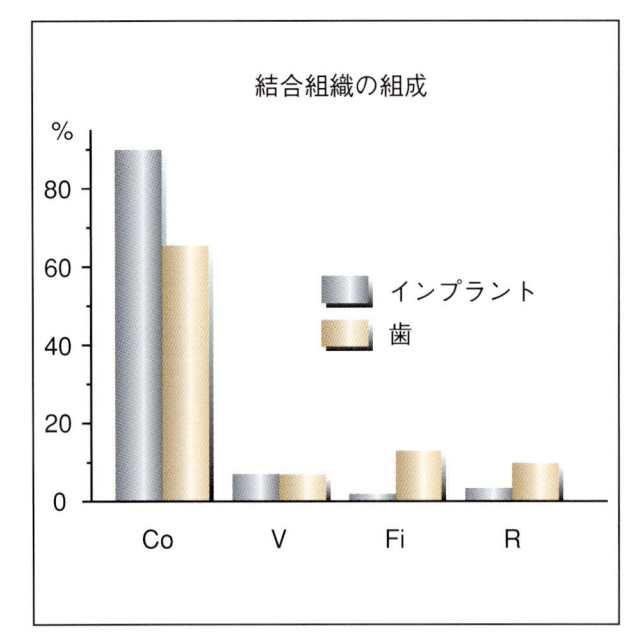

図2-5 インプラントと歯における骨縁上結合組織の組成。Coはコラーゲン、Vは血管、Fiは線維芽細胞、Rは残りの組織。

（図2-1、2-3参照）（Berglundhら1991）。すなわち、この上皮が存在しない領域内においては、骨縁上の結合組織と二酸化チタンのアバットメント表面の間で、接合上皮の深部への増殖をなんらかのメカニズムによって限定するような反応が、起こっているに違いない。あきらかにこの相互反応のゾーンは、創傷表面ではないと考えられるが、この特徴は、インプラント周囲粘膜のチタン製アバットメントへの付着ならびに外的な刺激に対する軟組織の防御反応にも、顕著な影響を与えているに違いない。

接合上皮下で骨縁上の領域にある結合組織の性質を分析した結果、インプラント周囲粘膜は歯肉の結合組織に比べて非常に多くのコラーゲンを含むとともに、線維芽細胞の数は少ないことがあきらかになった（図2-5）。さらに、インプラント周囲粘膜の付着状態ならびに寸法に関して前述した特徴は、ブローネマルクシステムを1回法のインプラントシステムとして用いるとき（Ericssonら1996）、つまり、ノンサブマージドテクニックを用いるときにも、同様であることが示された。このため、インプラント埋入後、フィクスチャーの初期固定がいったん得られたならば、インプラントが最初に顎骨内に包埋されたかどうかに関わらず、インプラントピラー（インプラント＋アバットメント）周囲に軟組織による適切な封鎖が生じることはあきらかである。

イヌを用いた実験で、BerglundhとLindhe（1996）は、粘膜とインプラントの付着部の寸法についての研究をさらに進めた。第二次手術（アバットメント連結）と同時に、実験部位のインプラントにおける顎堤粘膜の高さを約2mmまで減少させ、その一方で、反対側の対照部位においては、粘膜の厚みを約4mmに維持した（図2-6）。その後6ヵ月間にわたり、機械的なプラークコントロールを実施したところ、すべての実験部位において、臨床的に健康なインプラント周囲粘膜が得られる結果となった。この6ヵ月の実験期間が終了した時点で、組織の生検標本を採取し、組織学的検査に備えた。顕微鏡で分析を行った結果、実験部位ならびに対照部位における軟組織とチタンインプラント表面の界面は、互いに類似していることが判明した。どちらの部位においても、軟組織による封鎖は、(1)約2mmの長さの接合上皮、ならびに(2)1.3〜1.8mmの高さの結合組織帯からなっていた。アバットメント連結後、実験部位ならびに対照部位における顎堤粘膜の厚み（高さ）は異なっていたが、最終的なインプラント周囲軟組織の封鎖の状態は、ほとんど同一であった。粘膜の量を減少させた部位では、治癒の過程で常に骨吸収（杯状骨欠損）が起こり、約3mmの高さで軟組織の封鎖をもたらした（図2-7）。BerglundhとLindheは、「インプラント周囲粘膜にはある最小限の幅径が必要であり、適切な軟組織付着を形成させるために、骨吸収が起こることがある」と結論づけている。彼らはさらに、「いったんインプラントが口腔環境にさらされて機能し始めたなら、オッセオインテグレーションを保護するために、ある最低限の幅の粘膜付着が必要である」と示唆している。

Abrahamssonら（1998）は、イヌを用いた実験を

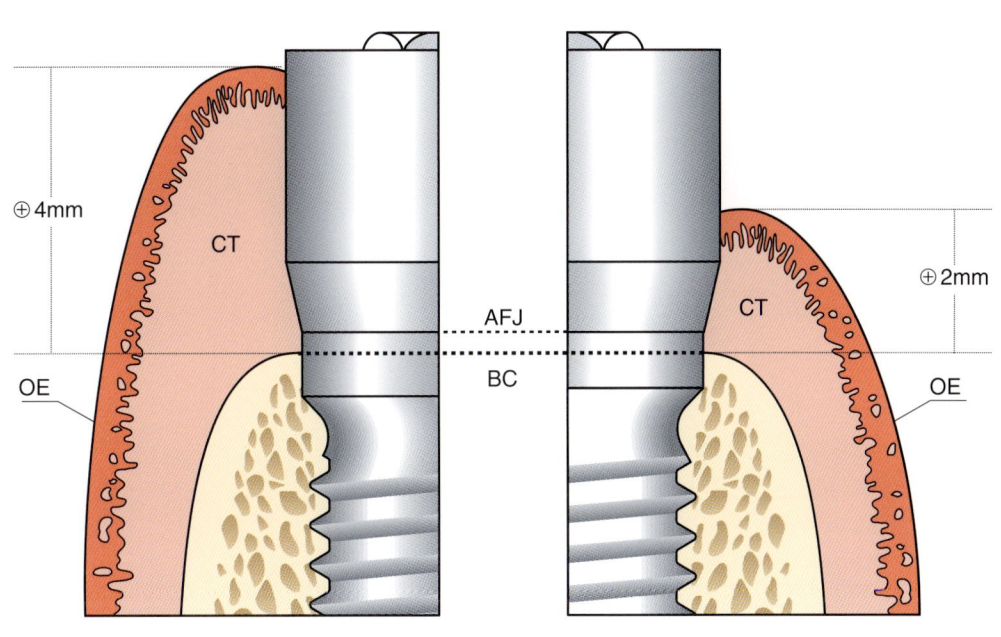

図 2-6　実験部位(右)では、粘膜の厚みを約 2 mm に減少させ、対照部位(左)では、粘膜の厚みを約 4 mm に維持した。CT は結合組織、AFJ はアバットメントフィクスチャー接合部、BC は歯槽骨頂、OE は口腔上皮。

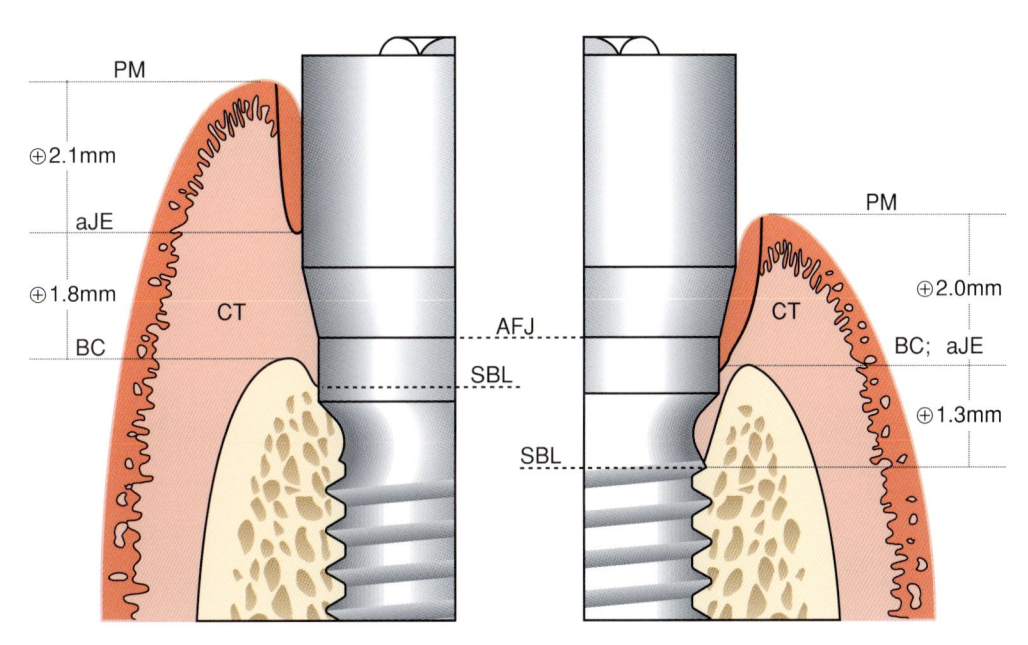

図 2-7　実験部位(右)と対照部位(左)のインプラント周囲粘膜には、チタンインプラント表面に面して、ともに約 2 mm の高さの接合上皮と約 1.5mm の高さの結合組織帯が存在した。PM はインプラント周囲軟組織縁、aJE は接合上皮の根尖側端、AFJ はアバットメントフィクスチャー接合部、BC は歯槽骨頂、CT は結合組織、SBL は支持骨の高さ。

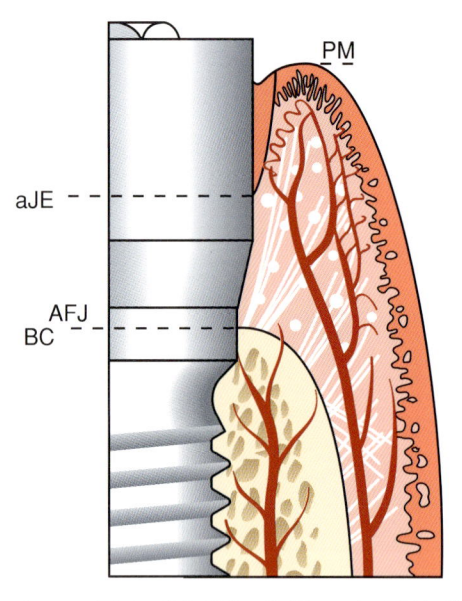

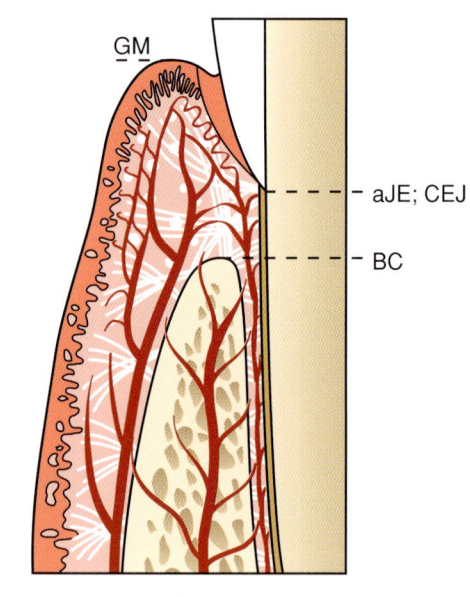

図2-8　インプラント周囲の軟組織と硬組織（左）と歯周組織（右）における血管の分布。PMはインプラント周囲軟組織縁、aJEは接合上皮の根尖側端、AFJはアバットメントフィクスチャー接合部、BCは歯槽骨頂、GMは歯肉縁、CEJはセメント-エナメル境。

行い、商業的純チタンあるいはアルミニウムベースの焼結セラミック（Al$_2$O$_3$）で作製したアバットメントを用いると、粘膜の治癒ならびにその後の適切な軟組織の封鎖を得るために適した状態が生まれると報告した。また、これとは対照的に、著者らは、金合金あるいは歯科用ポーセレン製のアバットメントを用いると、アバットメント連結後に骨吸収と軟組織の退縮をともなう組織の不適切な治癒を招くという所見を得た。

　Berglundhら（1994）は、ビーグル犬のモデルを用いて歯周組織およびインプラント周囲の軟組織、硬組織における血管の分布について研究した。そして、歯における歯肉と骨縁上結合組織では、(1)歯槽突起側方の骨膜上の血管と、(2)歯根膜からの血管による血液供給がなされていることを観察した。

これに対し、インプラント周囲粘膜は、インプラント部位の骨の骨膜から生じたより大きな血管の終末枝から血液供給を受けていることがあきらかになった。いずれの場合も、血管が特徴的な"溝状叢"を接合上皮の側方に形成していた（Egelberg 1966）。歯に隣接する部位では、骨縁上結合組織に豊富な血管分布があることが示されたが、インプラントのこれに相当する部位では、血管が観察されたとしても、非常に少なかった（図2-8）。これらの観察結果は、Buserら（1992）による「インプラント周囲軟組織は細菌性プラークなどの外的刺激に対する防御能力が低い」という示唆を支持するものである。

　EricssonとLindhe（1993）は、ビーグル犬のモデルを用いて、臨床的に健康な歯肉組織とチタンインプラントの周囲粘膜の機械的なプロービングに対す

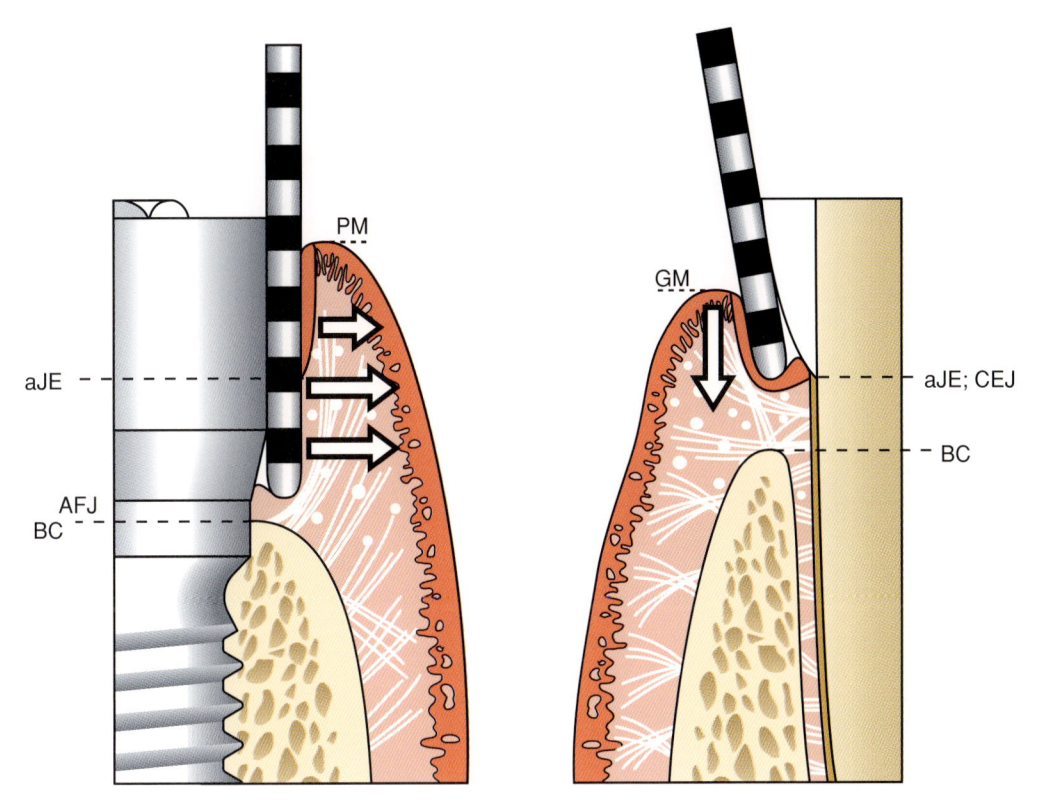

図2-9　ブローネマルクインプラント（左）と歯（右）におけるプロービングの結果。PMはインプラント周囲軟組織縁、aJEは接合上皮の根尖側端、AFJはアバットメントフィクスチャー接合部、BCは歯槽骨頂、GMは歯肉縁、CEJはセメント-エナメル境。

る抵抗力を診査した。著者らは、歯に比べてインプラントのほうがプローブは侵入しやすかった（それぞれ約2.0mmと約0.7mm）と報告した。すなわち、インプラント部位では、プローブの先端はアバットメント表面に接している接合上皮と結合組織を側方に変位させ、骨頂に近接した位置で停止した（図2-9）。このように、プローブの先端は骨縁上の結合組織内にとどまったが、血管が損傷を受け、出血する場合もあった。一方、歯においては、プローブの先端は常に接合上皮の根尖部よりも歯冠側でとどま

り、歯肉縁は根尖方向に変位して、歯周ポケット底をほぼ確認することができた（図2-9参照）。プロービング時の出血は、歯周軟組織の根尖側部分の状態を適切に分析するための重要な手段である。しかしながら、この研究では、プロービング時の出血はインプラントにおいては時々観察されたが、歯において認められることはほとんどなかった。現時点での学識に基づくと、インプラントにおけるプロービング時の出血になんらかの価値を見出せるかどうかは疑問である。

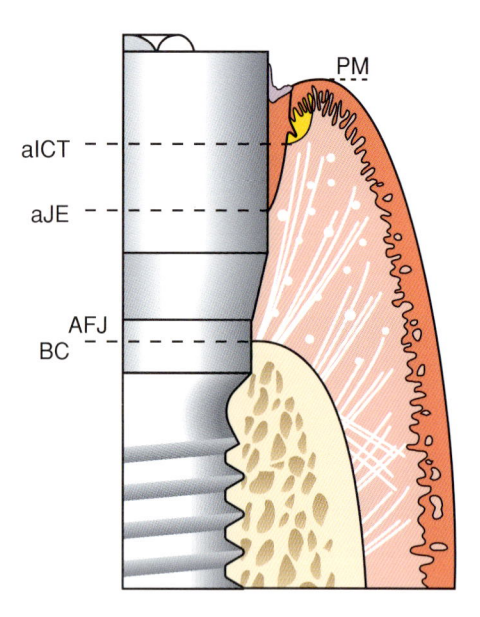

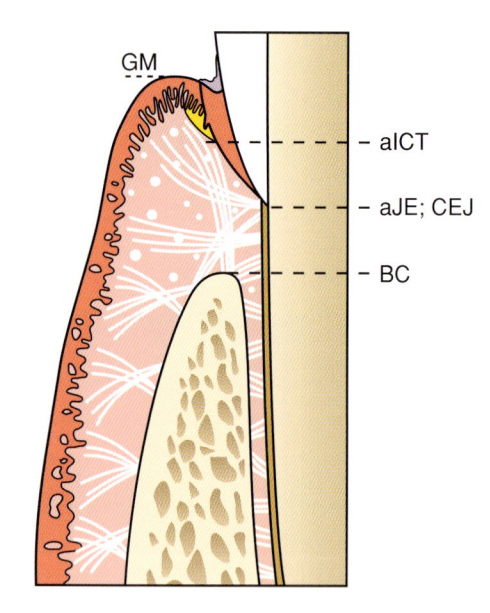

図2-10 新たなプラーク形成後のインプラント周囲の軟組織と硬組織(左)、および歯周組織(右)における解剖学的指標。PMはインプラント周囲軟組織縁、aICTは細胞浸潤の認められる結合組織の根尖側端、aJEは接合上皮の根尖側端、AFJはアバットメントフィクスチャー接合部、BCは歯槽骨頂、GMは歯肉縁、CEJはセメント-エナメル境。

インプラント周囲粘膜炎とインプラント周囲炎

　ビーグル犬を用いた実験で、歯肉とインプラント周囲粘膜上での新たな(Berglundhら 1992)、そして長期にわたる(Ericssonら 1992)プラーク形成の影響について、評価がなされた。Berglundhら(1992)は、3週間にわたってプラークを形成させると、両方の組織とも炎症性病変が生じる反応があったことを報告した。これら2種類の病巣には、大きさや構成の点で共通する特徴があったことから(図2-10)、歯肉とインプラント周囲粘膜は、新たなプラーク形成に対して、同程度の宿主防御能力をもっていたと考えられる。

　この観察結果は、Pontorieroら(1994)が行った臨床的研究で報告した所見によっても支持されている。この研究では、20人の部分欠損患者がインプラント支持の上部構造装着後、歯周組織のケアを差し控えた。この患者らは、固定式補綴物連結後、3週間にわたって口腔衛生を維持する手段をいっさい実施しなかった。これにより、歯肉炎とインプラント周囲粘膜炎(機能中のインプラントを取り囲む軟組織の可逆性の炎症)(AlbrektssonとIsidor1994)が生じる結果となった。その後、この3週間の実験期間が終了した時点で、最適な口腔衛生のための処置を再開した。著者らは、「口腔衛生プログラムをまったく行わなかった期間では、細菌性プラークの沈着とインプラント周囲粘膜炎の進行の間には、歯肉において実験的歯肉炎モデルを用いて確立されたのと同様の因果関係が示された」と結論した。言い換えれば、「インプラントならびに歯に対する補助的療法の必要性は、同程度に高い」(Pontorieroら 1994)ものと思われる。

　Ericssonら(1992)は、プラークを3ヵ月間沈着させておいた歯肉とインプラント周囲組織の反応を評価した。この実験では、辺縁軟組織にかすかに触れ

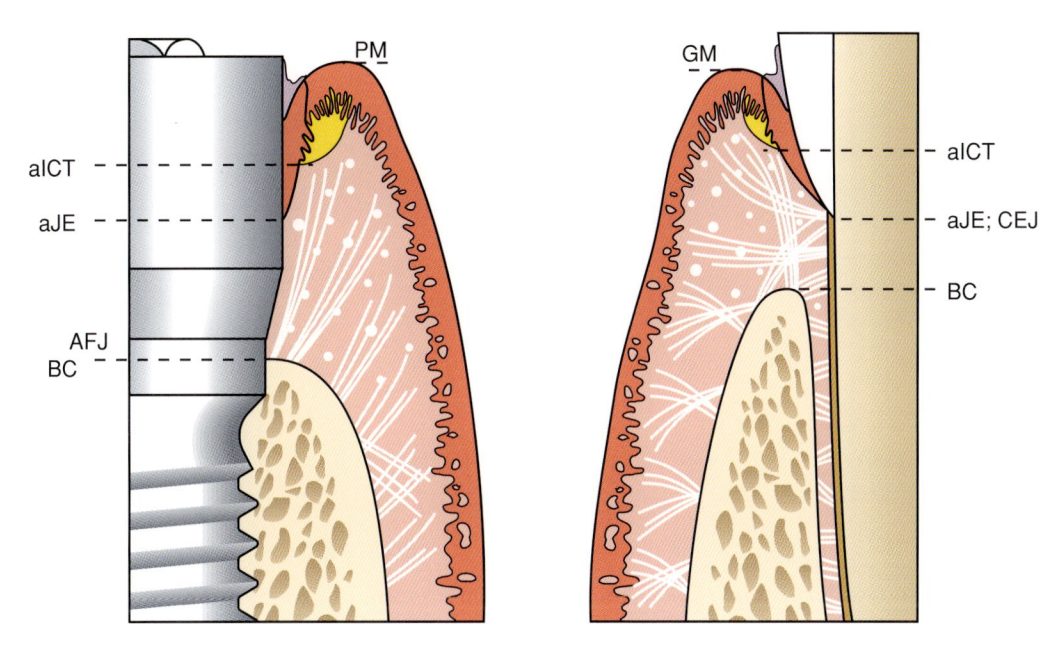

図2-11　長期にわたるプラーク形成後のインプラント周囲の軟組織と硬組織(左)および歯周組織(右)における解剖学的指標。PMはインプラント周囲軟組織縁、aICTは細胞浸潤の認められる結合組織の根尖側端、aJEは接合上皮の根尖側端、AFJはアバットメントフィクスチャー接合部、BCは歯槽骨頂、GMは歯肉縁、CEJはセメント-エナメル境。

ただけで、インプラントと歯の両方に出血が観察された。著者らは、プラーク沈着の期間が長かったために、歯肉やインプラント周囲粘膜に炎症性細胞浸潤が起こったと報告している。この２つの細胞浸潤には、共通する特徴が多く認められたが、根尖方向への拡大は、インプラント周囲粘膜の方が歯肉の場合よりも大きかった(図2-11)。これらのデータは、以下のことを示す。(1)歯では、３週間から３ヵ月にわたってプラークの沈着を放置しても、炎症巣のさらなる拡大は認められなかったが、(2)インプラントでは、同一の実験条件下において炎症性細胞浸潤の根尖方向へのさらなる拡大が一様に観察された。この所見によって、歯肉の防御機構は、インプラント周囲粘膜の防御機構よりも、ポケット内細菌の根尖方向への増殖を防ぐという点で、より効果的に作用していることが示唆された。

この仮説は、Lindheら(1992)とMarinelloら(1995)によってさらに支持されている。Lindheと共同研究者ら(1992)は、イヌの歯肉縁下に綿糸を結紮し、実験的にインプラント周囲組織と歯周組織の破壊を引き起こした。そして、結紮除去後１ヵ月の時点で、「(1)実験の結果もたらされた組織破壊は、歯よりもインプラント周辺のほうが高度であり、(2)軟組織の病変の大きさは、歯よりもインプラント周辺のほうが大きく、(3)インプラント周辺においては、病変が骨髄にまで至ることが多かったが、歯では、そのようなことは認められなかった」(図2-12)と報告した。

同じ動物モデルを用いて、Marinelloら(1995)は、破壊の進行した状態を実験的に引き起こし、そのインプラント周囲病変(機能しているオッセオインテグレーテッド・インプラントの周囲組織に影響を与え、その結果支持骨を喪失するような炎症)(AlbrektssonとIsidor 1994)の"自然"治癒能力を調べた。Marinelloら(1995)は、綿糸除去後３ヵ月におけるもっとも平均的な所見として、ほとんどのイン

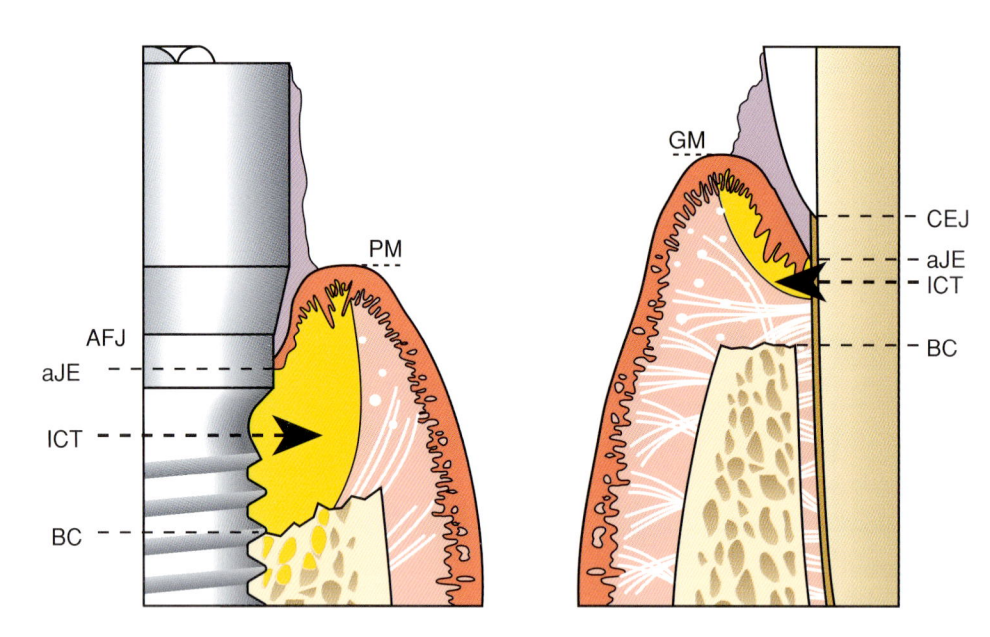

図2-12 実験的組織破壊後のインプラント周囲組織(左)および歯周組織(右)における解剖学的指標。PMはインプラント周囲軟組織縁、AFJはアバットメントフィクスチャー接合部、ICTは炎症性細胞浸潤の認められる結合組織、aJEは接合上皮の根尖側端、BCは歯槽骨頂、GMは歯肉縁、CEJはセメント-エナメル境。

プラント部位の軟組織ならびに硬組織病変は、密な線維性結合組織によって骨表面と分離され、被包された慢性病変に移行していたと報告した。しかしながら、観察したイヌのうちの1例においては、4本埋入したインプラントのうちの3本が、観察期間中に支持骨が喪失し続けて不安定となり、その結果、失われた(図2-13)。

最後に、健康か病的な状態かにかかわらず、イヌにおいては、チタンインプラント上における細菌の出現と集落形成は、基本的に歯と同様のパターンをたどるということに留意しなければならない(Leonhardtら1992)。この点については、Pontorieroら(1994)が臨床的実験を行い、インプラントならびに歯の周辺の細菌性プラークの量と組成は類似していたと報告したことで、さらなる検証がなされている。

結論

粘膜とチタンインプラント表面間の付着は、接合上皮(約2mmの高さ)と結合組織帯(約1mmの高さ)からなっている。この軟組織による封鎖は、オッセオインテグレーションのゾーンを、口腔ならびに細菌性プラークが産生する有害な物質から保護している。インプラントにおけるこの軟組織のゾーンは、歯におけるこれに相当するゾーンと、共通したいくつかの特徴を示すが、結合組織の組成、コラーゲン繊維束の走行、ならびに接合上皮よりも根尖側の部分に対する血液供給の点において、異なっている。

報告されている研究結果に基づくと、インプラント周囲粘膜は、プラークに起因する病巣を被包する能力が歯肉よりも低く、またインプラント周囲炎の病変は、骨組織に波及し、インプラントを喪失する

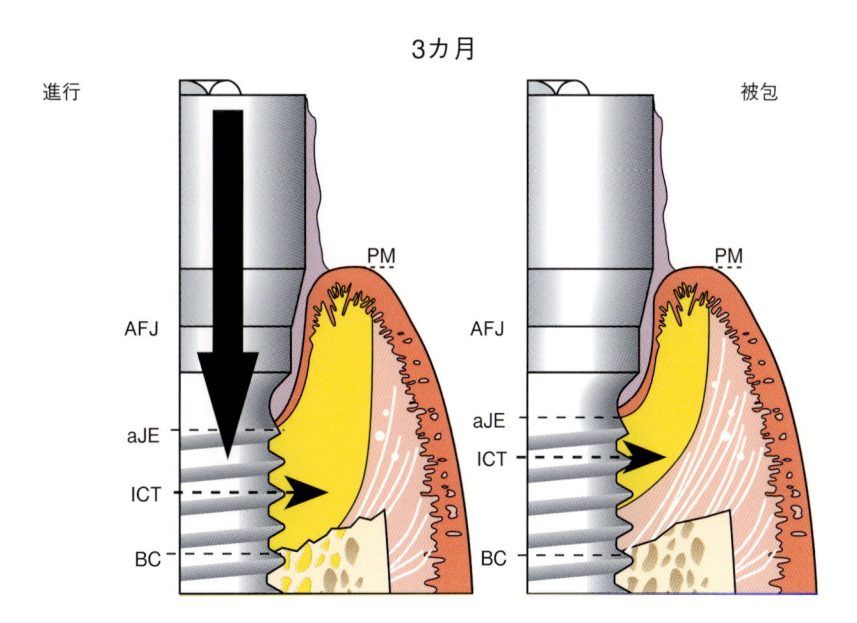

図2-13 3ヵ月経過時のインプラント周囲炎病変部の"自然"治癒能力（消散）の模式図。紫色の領域は、細菌性のプラーク形成をあらわす。PMはインプラント周囲軟組織縁、AFJはアバットメントフィクスチャー接合部、aJEは接合上皮の根尖側端、ICTは炎症性細胞浸潤の認められる結合組織、BCは歯槽骨頂。

結果となる可能性があるものと思われる。インプラント治療の臨床的な経過観察の研究（たとえば、Adellら1981，1990、van Steenbergheら1990、Lekholmら1994）によると、インプラント周囲炎は高い頻度で起こる合併症ではなさそうである（たとえば、Espositoら1998a，1998b、MombelliとLang 1998）。しかしながら、インプラント周囲の骨喪失は、咬合の過重負担（たとえば、Strub 1986、Rangertら1989、Quirynenら1992、Isidor 1996）や、歯肉縁下のプラーク形成（たとえば、Mombelliら1987、Nakouら1987、Sanzら1990、Rosenbergら1991、Leonhardtら1992，1993、MombelliとLang 1998）、あるいはいくつかの理由が組み合わさった結果、起こる可能性があることを考慮しなければならない。

最後に、歯周軟組織とインプラント周囲軟組織には共通する多くの特徴があるが、コラーゲン線維の走行が異なる点や、インプラント周囲粘膜ではコラーゲン含有量が多く、線維芽細胞の数は少ないという特徴があるなどの相違点も認められる。インプラント周囲粘膜は瘢痕組織の特徴をもっているが、おそらくそれが原因でプラークによる感染のような外的刺激に対する防御能力が低下しているものと思われる。このため、高度な口腔清掃が容易に行えるように、インプラント周囲軟組織の解剖学的構造を付与するとともに、上部構造の設計を適切に行うことが、非常に重要となる。また、そうすることによって、インプラントを支持する軟組織と硬組織に起こる炎症の頻度を、最小限にすることができる。

参考文献

Abrahamsson I, Berglundh T, Glantz PO, Lindhe J. The mucosal attachment at different abutments: An experimental study in dogs. J Clin Periodontol 1998;25:721-727.

Adell R, Eriksson B, Lekholm U, Brånemark P-I, Jemt T. A long-term follow-up study of osseointegrated implants in the treatment of totally edentulous jaws. Int J Oral Maxillofac Implants 1990;5:347-359.

Adell R, Lekholm U, Rockler B, Brånemark P-I. A 15-year study of osseointegrated implants in the treatment of the edentulous jaw. Int J Oral Surg 1981;6:387-416.

Adell R, Lekholm U, Rockler B, Brånemark P-I, Lindhe J, Eriksson B, et al. Marginal tissue reactions at osseointegrated titanium fixtures, I. A 3-year longitudinal prospective study. Int J Oral Maxillofac Surg 1986;15:39-52.

Akagawa Y, Takata T, Matsumoto T, Nikai H, Tsuru H. Correlation between clinical and histological evaluations of the peri-implant gingiva around single-crystal sapphire endosseous implant. J Oral Rehabil 1989;16:581-587.

Albrektsson T, Isidor F. Consensus report of session IV. In: Lang NP, Karring T (eds). Proceedings of the First European Workshop on Periodontology. London: Quintessence, 1994;365-369.

Berglundh T, Lindhe J. Dimension of the peri-implant mucosa: Biological width revisited. J Clin Periodontol 1996;23:971-973.

Berglundh T, Lindhe J, Ericsson I, Marinello CP, Liljenberg B, Thomsen P. The soft tissue barrier at implants and teeth. Clin Oral Implants Res 1991;2:81-90.

Berglundh T, Lindhe J, Jonsson K, Ericsson I. The topography of the vascular systems in the periodontal and peri-implant tissues in the dog. J Clin Periodontol 1994;21:189-193.

Berglundh T, Lindhe J, Marinello CP, Ericsson I, Liljenberg B. Soft tissue reactions to de novo plaque formation at implants and teeth: An experimental study in the dog. Clin Oral Implants Res 1992;3:1-8.

Brånemark P-I. Introduction to osseointegration. In: Brånemark P-I, Zarb GA, Albrektsson T (eds). Tissue-integrated Prostheses: Osseointegration in Clinical Dentistry. Chicago: Quintessence, 1985:11-76.

Buser D, Stich H, Krekeler G, Schroeder A. Faserstrukturen der periimplantären Mukosa bei Titanimplantaten: Eine experimentelle Studie am Beagle-Hund. Z Zahnärztl Implantol 1989;5:15-23.

Buser D, Weber HP, Donath K, Fiorellini J, Paquette DW, Williams R. Soft tissue reactions to nonsubmerged unloaded titanium implants in beagle-dogs. J Periodontol 1992;63:226-236.

Carmichael RP, Apse P, Zarb GA, McCulloch CAG. Biological, microbiological and clinical aspects of the peri-implant mucosa. In: Albrektsson T, Zarb GA (eds). The Brånemark Osseointegrated Implant. Chicago: Quintessence, 1989:39-78.

Egelberg J. The blood vessels of the dento-gingival junction. J Periodontal Res 1966;1:163-179.

Ericsson I, Berglundh T, Marinello CP, Liljenberg B, Lindhe J. Long-standing plaque and gingivitis at implants and teeth in the dog. Clin Oral Implants Res 1992;3:99-103.

Ericsson I, Lindhe J. Probing at implants and teeth: An experimental study in the dog. J Clin Periodontol 1993;20:623-627.

Ericsson I, Nilner K, Klinge B, Glantz PO. Radiographical and histological characteristics of submerged and nonsubmerged titanium implants. An experimental study in the Labrador dog. Clin Oral Implants Res 1996;7:20-26.

Esposito M, Hirsch JM, Lekholm U, Thomsen P. Biological factors contributing to failures of osseointegrated oral implants, I. Success criteria and epidemiology. Eur J Oral Sci 1998a;106:527-551.

Esposito M, Hirsch JM, Lekholm U, Thomsen P. Biological factors contributing to failures of osseointegrated oral implants, II. Etiopathogenesis. Eur J Oral Sci 1998b;106:721-764.

Gould TRL. Clinical implications of the attachment of oral tissue to perimucosal implants. Excerpta Medica 1985;29:253-270.

Gould TRL, Brunette DM, Westbury L. The attachment mechanism of epithelial cells to titanium in vitro. J Periodontal Res 1981;16:611-616.

Hashimoto M, Akagawa Y, Nikai H, Tsuru H. Single-crystal sapphire endosseous dental implant loaded with functional stress: Clinical and histological evaluation of peri-implant tissues. J Oral Rehabil 1988;15:65-76.

Isidor F. Loss of osseointegration caused by occlusal load of oral implants: A clinical and radiographic study in monkeys. Clin Oral Implants Res 1996;7:143-152.

Jansen JA, de Wijn JR, Wolters-Lutgerhorst JML, van Mullem PJ. Ultrastructural study of epithelial cell attachment to implant material. J Dent Res 1985;64:891-896.

Lekholm U, Adell R, Lindhe J, Brånemark P-I, Eriksson B, Rockler B, et al. Marginal tissue reactions at osseointegrated titanium fixtures: A cross-sectional retrospective study. Int J Oral Maxillofac Surg 1986;15:53-61.

Lekholm U, Ericsson I, Adell R, Slots J. The condition of the soft tissues at tooth and fixture abutments supporting fixed bridges: A microbiological and histological study. J Clin Periodontol 1986;13:558-562.

Lekholm U, van Steenberghe D, Herrman I, Bolender C, Folmer T, Gunne J, et al. Osseointegrated implants in the treatment of partially edentulous jaws: A prospective 5-year multicenter study. Int J Oral Maxillofac Implants 1994;9:627-635.

Leonhardt Å, Adolfsson B, Lekholm U, Wikström M, Dahlén G. A longitudinal microbiological study on osseointegrated titanium implants in partially edentulous patients. Clin Oral Implants Res 1993;4:113-120.

Leonhardt Å, Berglundh T, Ericsson I, Dahlén G. Putative periodontal pathogens on titanium implants and teeth in experimental gingivitis and periodontitis in beagle-dogs. Clin Oral Implants Res 1992;3:112-119.

Lindhe J, Berglundh T, Ericsson I, Liljenberg B, Marinello CP. Experimental breakdown of peri-implant and periodontal tissues: A study in the beagle-dog. Clin Oral Implants Res 1992;3:9-16.

Listgarten MA, Buser D, Steinemann SG, Donath K, Lang NP, Weber HP. Light and transmission electron microscopy of the intact interfaces between nonsubmerged titanium-coated epoxy resin implants and bone or gingiva. J Dent Res 1992;71:364-371.

Marinello CP, Berglundh T, Ericsson I, Klinge B, Glantz PO, Lindhe J. Resolution of ligature induced peri-implantitis lesions in the dog. J Clin Periodontol 1995;22:475-480.

McKinney RV, Steflik DE, Koth DL. Evidence for junctional epithelial attachment to ceramic dental implants: A transmission electron microscope study. J Periodontol 1985;6:425-436.

Mombelli A, Lang NP. The diagnosis and treatment of peri-implantitis. Periodontol 2000 1998;17:63-76.

Mombelli A, van Osten MAC, Schürch E, Lang NP. The microbiota with successful or failing osseointegrated titanium implants. Oral Microbiol Immunol 1987;2:145-151.

Nakou M, Mikx FHM, Oosterwaal PJM, Kruijsen JCWM. Early microbial colonization of permucosal implants in edentulous patients. J Dent Res 1987;66:1654-1657.

Pontoriero R, Tonetti MP, Carnevale G, Mombelli A, Nyman S, Lang NP. Experimentally induced peri-implant mucositis: A clinical study in humans. Clin Oral Implants Res 1994;5:254-259.

Quirynen M, Naert I, van Steenberghe D. Fixture design and overload influence marginal bone loss and fixture success in the Brånemark® system. Clin Oral Implants Res 1992;3:104-111.

Rangert B, Jemt T, Jörneus L. Forces and moments on Brånemark implants. Int J Oral Maxillofac Implants 1989;4:241-247.

Rosenberg ES, Torosian JP, Slots J. Microbial differences in 2 clinically distinct types of failures of osseointegrated implants. Clin Oral Implants Res 1991;2:135-144.

Sanz M, Newman MG, Nachnani S, Holt R, Stewart R, Flemmig T. Characterization of the subgingival microflora around endosteal sapphire dental implants in partially edentulous patients. Int Oral Maxillofac Implants 1990;5:247-253.

Schroeder A, van der Zypen E, Stich H, Sutter F. The reaction of bone, connective tissue and epithelium to endosteal implants with sprayed titanium surfaces. J Maxillofac Surg 1981;4:191-197.

Seymour GJ, Gemmel E, Lenz LJ, Henry P, Bower R, Yamazaki K. Immunohistologic analysis of the inflammatory infiltrates associated with osseointegrated implants. Int J Oral Maxillofac Implants 1989;4:191-197.

Strub JR. Langzeitprognose von enossalen oralen Implantaten unter spezieller Berücksichtigung von periimplantären, meterialkundlichen und okklusalen Gesichtspunkten [thesis]. Berlin: Quintessenz, 1986.

Ten Cate AR. The gingival junction. In: Brånemark P-I, Zarb GA, Albrektsson T (eds). Tissue-integrated Prostheses: Osseointegration in Clinical Dentistry. Chicago: Quintessence, 1985;145-153.

Van Drie HJY, Beertsen W, Grevers A. Healing of the gingiva following installment of Biotes® implants in beagle-dogs. Adv Biomater 1988;8: 485-490.

Van Steenberghe D, Lekholm U, Bolender C, Folmer T, Henry P, Herrmann I, et al. The applicability of osseointegrated oral implants in the rehabilitation of partial edentulism: A prospective multicenter study on 558 fixtures. Int J Oral Maxillofac Implants 1990;5:272-281.

第3章

生体力学的原理に基づいた
臨床上のガイドライン

Bo Rangert, Mech Eng, PhD, Franck Renouard, DDS

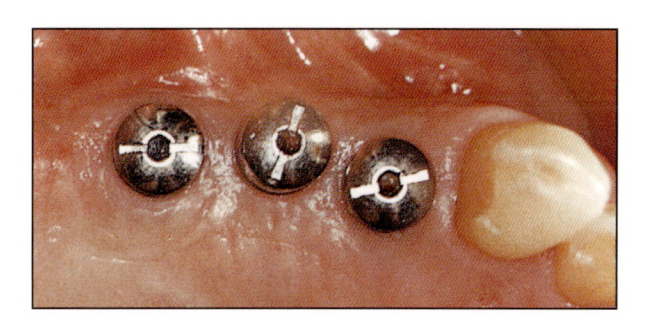

インプラント治療においては、これまでにも生体力学的な観点から、多種多様な合併症について説明がなされてきたが、こうした生体力学的な説明が応用できるのは、単にスクリューの緩みや補綴物の適合の問題にとどまっていないことがあきらかになってきた。実際、インプラント治療というものは、当然のことながら生体組織(骨)と機械的なコンポーネント(インプラント体ならびに上部構造)の2つの要素に立脚している。このため、放射線技師、外科医、補綴医、歯科技工士、さらにはインプラントのコンポーネント類そのものとその使用法についての情報を提供する会社までを含めた多くのスペシャリストが、患者を生体力学的に最上の状態にするための一翼を荷っている。

荷重を受けるどんな構造物でも、過重負担と、その結果として生ずる合併症は、起こりうるものである。インプラント治療における生体力学的条件下での過重負担とは、異常機能はもちろんのこと、機能的な応力によるインプラントの失敗、骨支持の喪失、コンポーネント関連の失敗、あるいはこれらが組み合わさることで引き起こされる状況であると定義することができる。

さまざまなコンポーネント類や生体組織は、過重負担に対して多様な反応を示す。たとえば、コンポーネントの緩みは、不利な状況下にさらされると1年以内で起こるが、コンポーネント自体の破折は、数年後になってはじめて起きてくる(Rangertら1995)。また、骨の界面は、荷重に対して埋入後の治癒期間中にとくに鋭敏に反応し、その後は段々と落ちつき、傷害があったときだけに影響を受ける(Brunski 1999)。

このため、インプラントの失敗は早い時期にあらわれやすい。したがって、最も考慮すべき点は、インプラントが機能的な荷重を受けてからも、インプラントと骨との界面が安定性を保てるように、初期段階に十分な荷重のコントロールを行うことである。いったんオッセオインテグレーションを確立した後は、極端な状況でもないかぎり、過重負担が原因で骨の支持能力を失うことはない(Quirynenら1992、Rangertら1995)。スクリューの緩みのような力学的な合併症は、たいてい早い時期にあらわれるが、これは過重負担に対する警告サインと考えるべきである。

こうした生体力学的リスクファクターを分析したうえで、現実的な治療計画を立案するための基礎となるのは、骨-インプラント複合体の耐久性と補綴的要因による荷重支持能力を明確にすることであり、幾何学的ならびに咬合学的な視点から荷重の性質を明確にすることである(Rangertら1997、RenouardとRangert 1999)。

本章では、生体力学的なリスクファクターと、それらがさまざまな合併症に与える影響について論じるとともに、臨床例を用いたチェックリストを紹介する。

幾何学的リスクファクター

インプラントに支持された生体力学系では、過度の曲げモーメントによって過重負担を受けてしまうことが多い(Rangertら1997)。部分欠損症例の場合、インプラントは直線的な配列になりやすく、全顎にわたる補綴処置よりも有害な曲げ応力の影響を受けやすい。

3年間(Gunneら1994)と5年間(Lekholmら1994)の前向きの多施設共同臨床研究により、部分欠損患者に行われたインプラント治療の長期にわたる包括的な臨床研究の結果があきらかにされた。著者らは、3本のインプラント支持による補綴物のほうが、2本の場合に比べ失敗率はかなり低かったと報告している。これらの研究と、上顎に埋入された732本のインプラントの後ろ向き研究(Bahat 1993)から、長軸方向からずれた曲げ応力に起因する合併症を最小にするには、十分な本数のインプラントを使用することが必要不可欠であるといえる(「側方力、テコの原理、曲げモーメント」の項を参照)。

図3-1　インプラントの長軸方向へ荷重が加わる（軸方向荷重）と、応力はインプラントの横断面とネジ山により分散される。

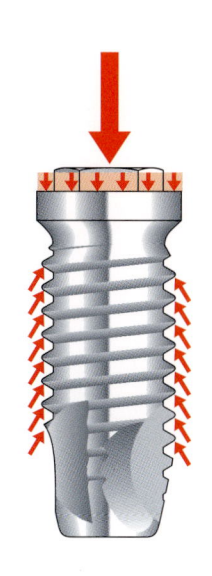

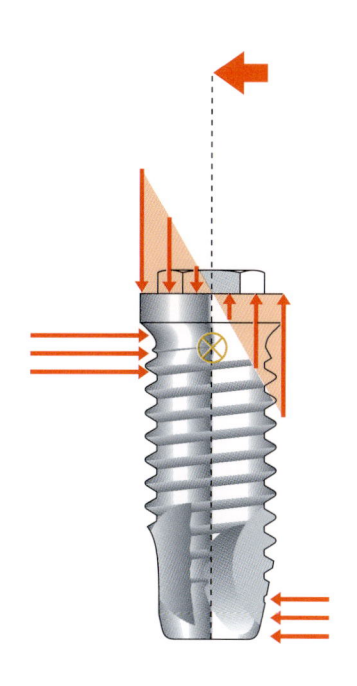

図3-2　インプラントの長軸に対して荷重が側方から加われば、曲げモーメントが生じる。この荷重に対してはインプラントの横断面の一部と2、3本のネジ山だけで抵抗するため、インプラントと骨の両方に大きな応力が加わる。

側方力　テコの原理　曲げモーメント

　インプラントの長軸方向へ荷重が加わったとき（軸方向荷重）には、力はインプラント横断面とネジ山周辺にうまく分散され（図3-1）、インプラントとその周辺の骨が高い荷重負担能力を示す。しかし、その荷重あるいはその分力が長軸方向からずれると、インプラントに曲げモーメントが生じてしまう（図3-2）。曲げの力に対しては、インプラント横断面のごく一部が抵抗するだけで、骨はインプラント先端部で集中的に力を受け、インプラントと骨の両方に高いレベルの応力が引き起こされる（Rangertら　1989）。

　曲げモーメントは、力の大きさにテコの腕の長さ（荷重方向と横断面軸との直交する長さ）をかけたものと定義されている（図3-2参照）。このテコの腕の長さが大きくなればなるほど、曲げモーメントと応力は大きくなる。つまり、荷重自体の力はそれほど大きくなくても、テコの作用により、実際に発生してくる曲げの力は増大し、それに抵抗するにはかなりの力が必要となる。こうしたことから、長軸方向への荷重のほうが好ましいといえる。

フルブリッジの症例では、残存する顎骨にあわせて曲線状に多数のインプラントを埋入することができる。そして、この曲線が、長軸方向からずれた力を軸方向荷重に補償してくれることになる。2本のインプラントを結ぶ線を回転軸とした場合、この直線上にないインプラントが、側方力に対して長軸方向の力として抵抗する（図3-3）。しかし臼歯部欠損症例においては、インプラントは直線的な配列になりやすく、直線上をはずれたインプラントがもたらす補償効果が得られない（図3-4）。配列が直線的であればあるほど、インプラントに加わる曲げモーメントが大きくなる。1本あるいは2本のインプラントにより支持された補綴物では、補償効果はまったく得られない。このようなことから、臼歯部では、インプラント支持の補綴物は、曲げの力を受ける頻度が高くなる。

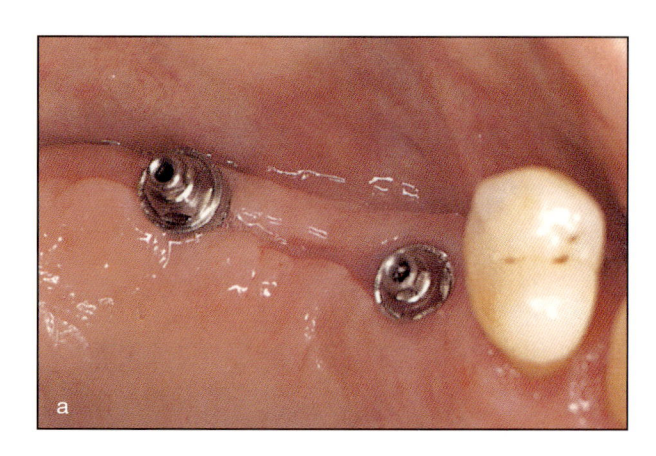

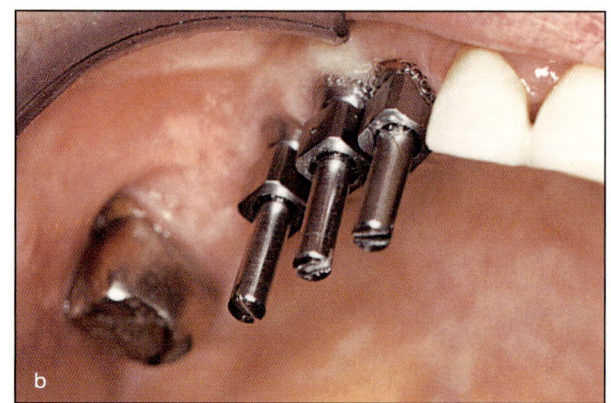

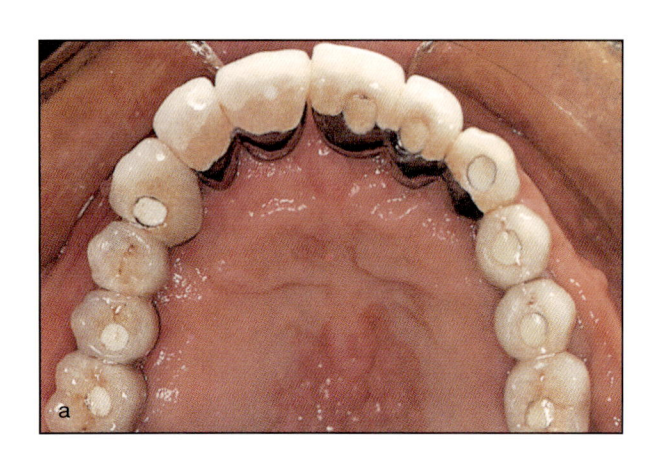

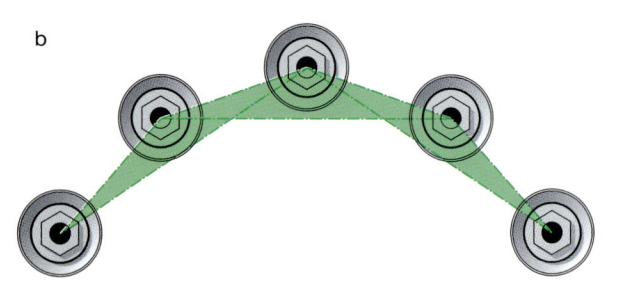

図3-3　(a、b)歯列全体におよぶ修復であれば、インプラントは曲線的に配列しやすい。そのため2本のインプラントを結ぶ線を回転軸とした場合、この直線上にないインプラントが、側方力に対して長軸方向の力としてうまく抵抗する。

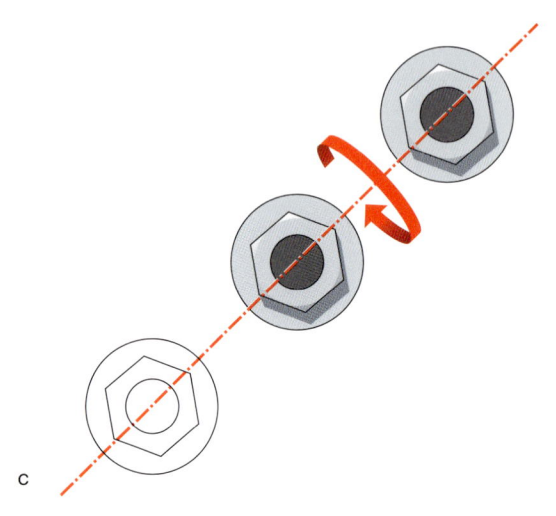

図3-4　(a〜c)臼歯部部分欠損修復の場合、インプラントは直線的な配列になりやすい。そのため位置をずらして配列したインプラントがもたらす補償効果が期待できず、側方力による回転力を受けやすい。

さまざまな状況、たとえばカンチレバー（図3-5）や、補綴物から頬舌的にずれたインプラント（図3-6）が存在すると、前述したテコの力による影響が発生する。また臼歯部の単独歯欠損修復の場合、歯冠の幅径はインプラントの直径よりかなり大きいため、あらゆる方向に曲げの力が生じる可能性がある（図3-7）。

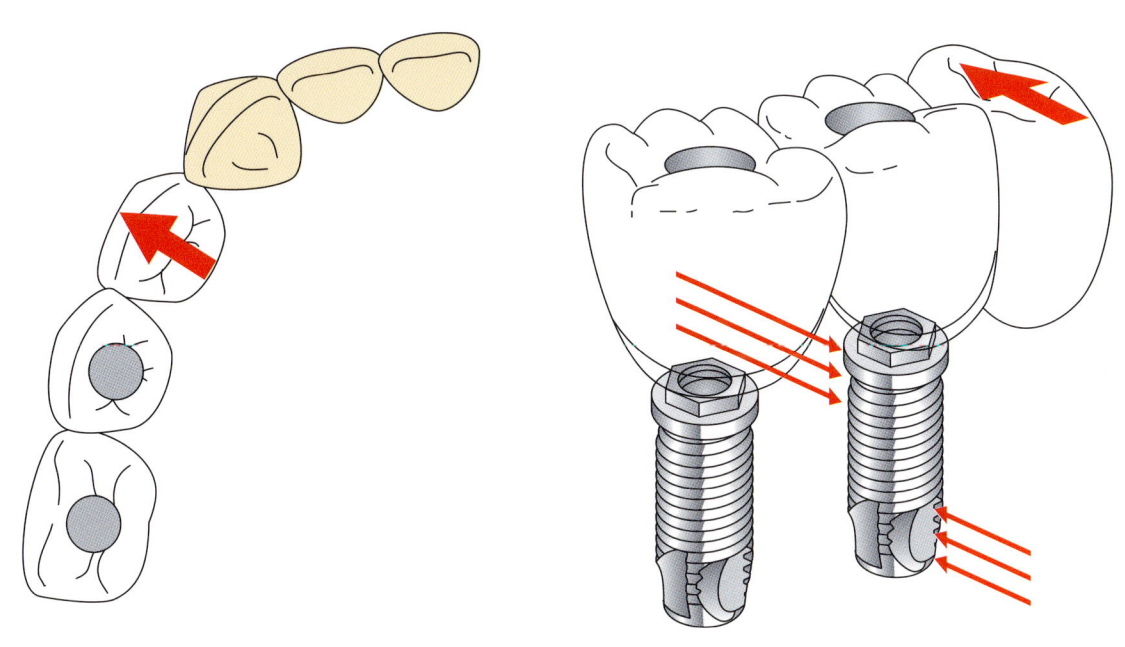

図3-5　カンチレバーを設けると、ポンティックに加わる側方力によって、曲げモーメントが増加する。

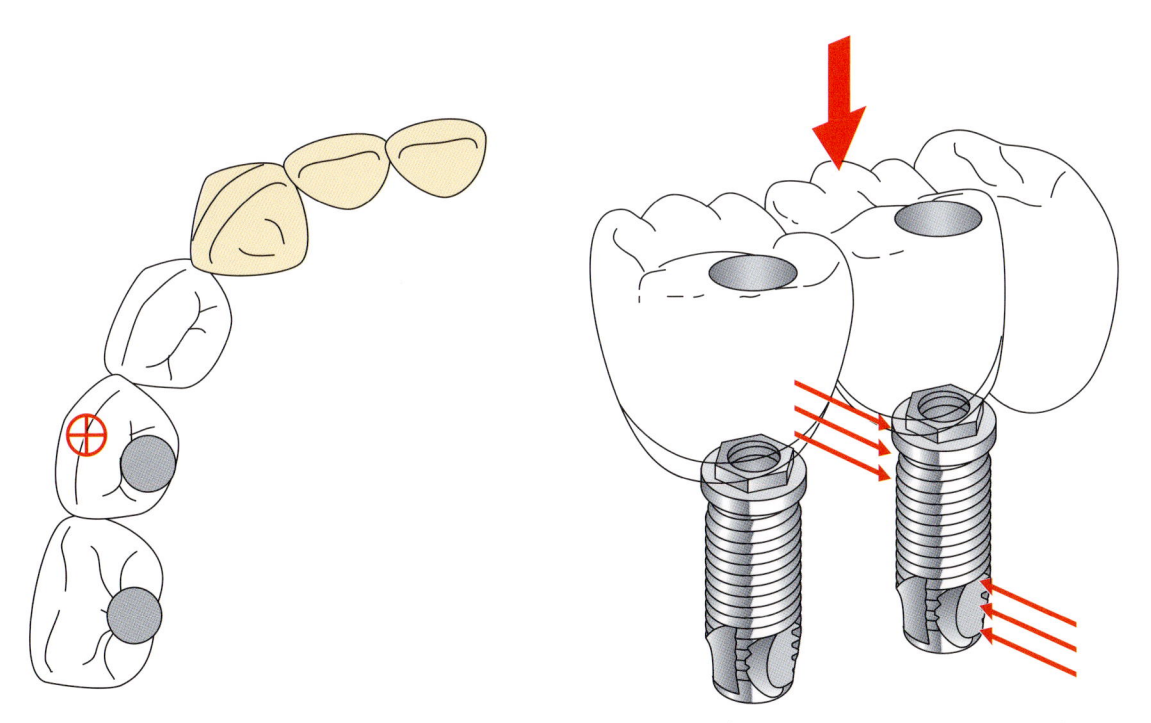

図3-6　インプラントが補綴物から頬舌的にずれていると、補綴物の長軸方向への力の分力で曲げモーメントを生じてしまう。

咬合荷重のリスクファクター

　個々の症例において、機能的な力を予測しそれをコントロールすることは、患者によってその強さや方向が異なるために難しい。さらに、患者が応力をコントロールしながらリハビリテーションを行う期間を設けることは、インプラント治療において現実的には不可能である（たとえば、整形外科手術の術後のように）。したがって、推測で機能的な力を考慮するしか方法はない。とくにブラキシズムや異常習癖は十分に観察し、見極めることが重要である。こうした習癖は、強さと回数が増えるにつれ、曲げの過重負担を大きくしてしまうからである。また、過度の咬耗、天然歯や前装材料の破折は、荷重の増大を示すバロメーターとなる。ブラキシズムや異常習癖をもつ患者では、応力をコントロールすることが難しいため、とりわけ安定したインプラント修復が必要であり、また、他の生体力学的リスクファクターを回避する必要がある。

　口腔内の応力がインプラントに与える影響は、咬合の状況により異なってくる。もしも咬合接触が存

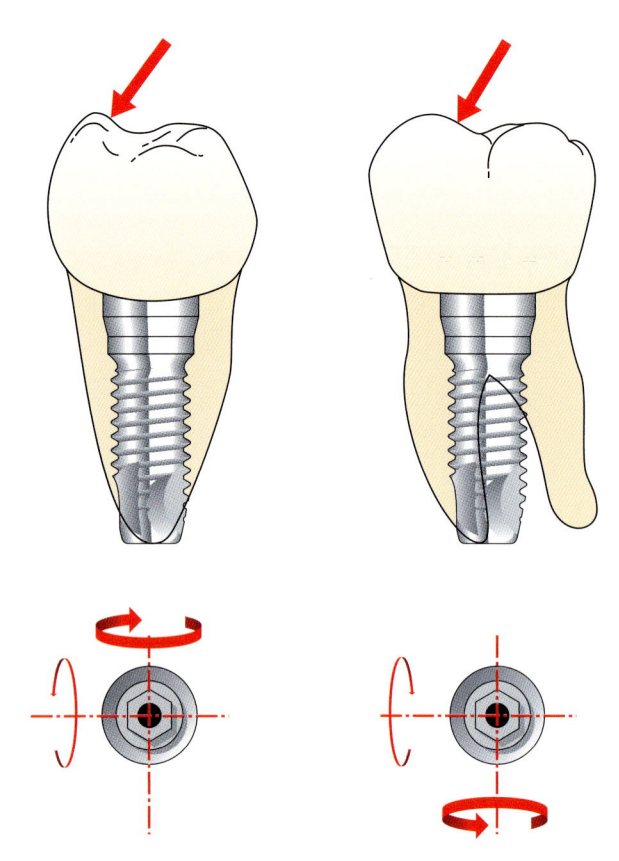

図3-7　臼歯の単独歯欠損修復の場合、歯冠の幅径はインプラントの直径よりもかなり大きいため、あらゆる方向に曲げの力が生じる可能性がある。

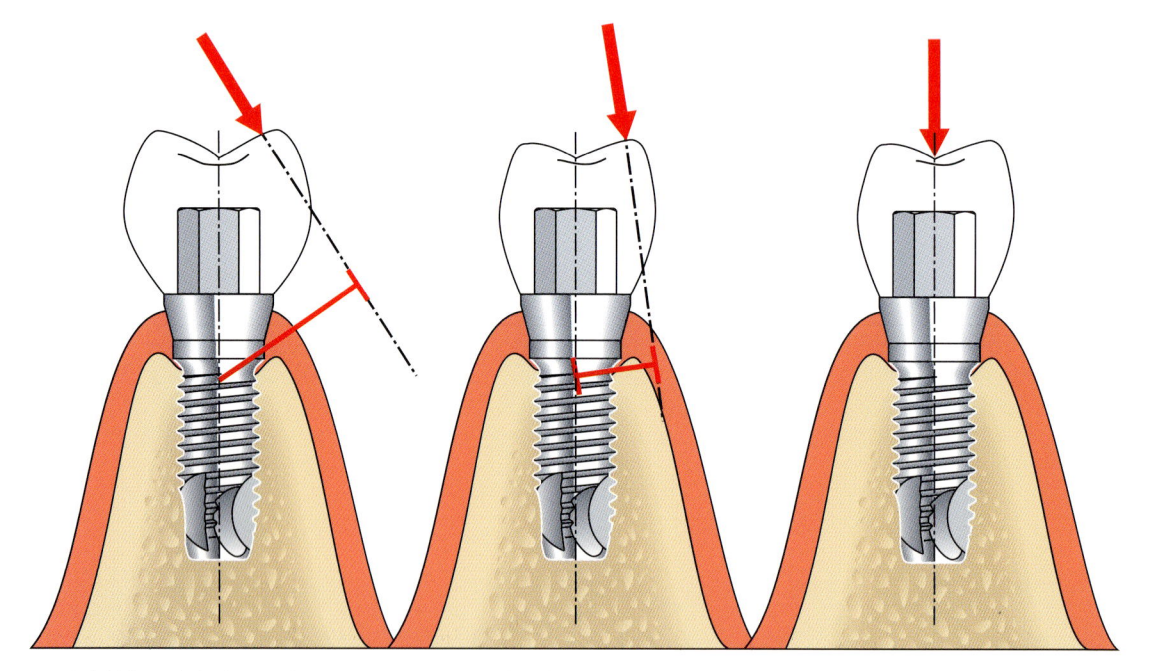

図3-8　咬合接触が存在する場合、咬頭傾斜と側方接触の位置により、テコの状態が決まる。つまり側方接触と咬頭傾斜が大きくなればなるほど、曲げモーメントは大きくなる。

在した場合、咬頭傾斜が急であればあるほど、より大きな側方分力が生じてしまい、さらに側方接触が大きくなるにつれて、より大きなテコの力が生じる(図3-8)。ただし、咬合接触を中央部に持ってくれば、こうした作用に抵抗できる。つまりインプラントや骨への曲げの力を制限するには、咬合面やその接触パターンを慎重にデザインすることが重要となる。また、咬合面の基本的な設計は歯科技工士が行うので、治療計画立案時には密接な連携をとっておく必要がある。

骨-インプラントの荷重耐久性
インプラント支持

インプラントによる支持の全体的な安定性は、骨の質と量によって左右される(Sennerbyら1992、Ivanoffら1996)。強度の高い緻密骨にインプラントのネジ山がしっかりとかみ込むと、荷重を支持する力が増大するので、緻密な皮質骨による支持(図3-9)は重要となる(Meredithら1997)。そのため、可能な場合には、バイコーティカルな支持を求めるべきである。バイコーティカルな支持が得られれば、皮質骨での支持の量が増えるだけでなく、曲げに対してより大きな抵抗力をもつことになる。また、もっとも大きな力が集中するインプラントの両先端側で皮質骨支持が得られると、曲げに対する十分な耐久力が得られる(図3-2)。

皮質骨が十分ではなく、確実なインプラント支持が期待できない場合には、インプラントをしっかりと固定させるために新生骨の形成が必要となる。そのための方法としては、十分な治癒期間をもうけるか、骨の強さが認められるまでは最大限の荷重はかけないようにする、あるいはその両方を行うことである。良好な初期固定が得られない状況で新生骨に依存することは、リスクファクターであると考えたほうがよい。

経験に基づく数値によると、インプラントの埋入後、下顎前歯部では3ヵ月間の治療期間で十分であるのに対し、上顎では6ヵ月間を必要とする(Adellら1985)。さらに上顎の臼歯部では、もう少し治癒期間を延長する必要があるであろう(Bahat 1993)。最近の研究(Randowら1999)によると、ブローネマ

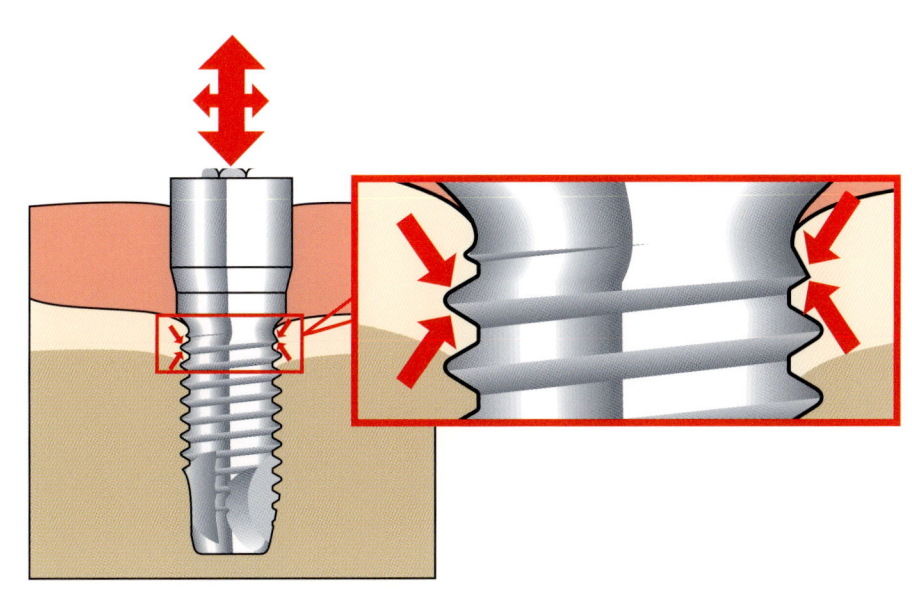

図3-9　インプラントのネジ山が皮質骨にしっかりとかみ込むことが、最適な荷重伝達にとって重要となる。

ルクインプラントの即時荷重は、下顎前歯部では可能であるとして紹介されている。現在進行中の研究においても、ブローネマルクインプラントでの即時荷重は、加わる荷重と初期固定のバランスが良好である場合ならば、実行可能であることが示されている（Maloら 2000）。

　治癒期間に加え、利用できる骨を効率的に使用するには、外科的テクニックも重要となる。上顎においては、径の小さいドリルで形成してインプラントを埋入すれば、骨に加わる圧は大きくなり、またカウンターシンクの形成を最小限にするか、あるいはまったく行わなければ、初期固定を増大させることができる（Bahat 1993）。下顎臼歯部では、通常バイコーティカルなインプラント支持を得るのは不可能なため、利用できる骨の支持力の減少を防ぐため、カウンターシンクの形成は最小限にとどめるべきである。また骨密度の高い下顎臼歯部では血流が少ないため、外科手術時、とくにワイドプラットフォーム・インプラントを用いるときには、特別な注意が必要である（Polizziら、出版準備中）。

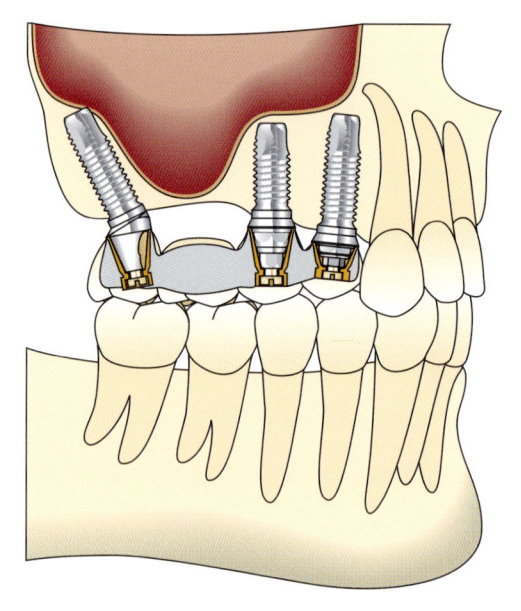

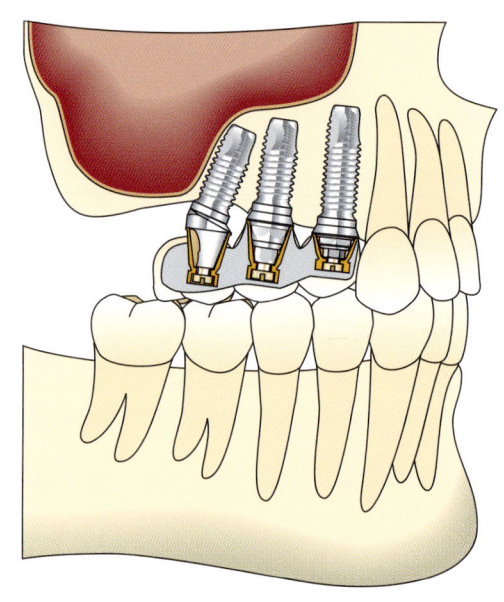

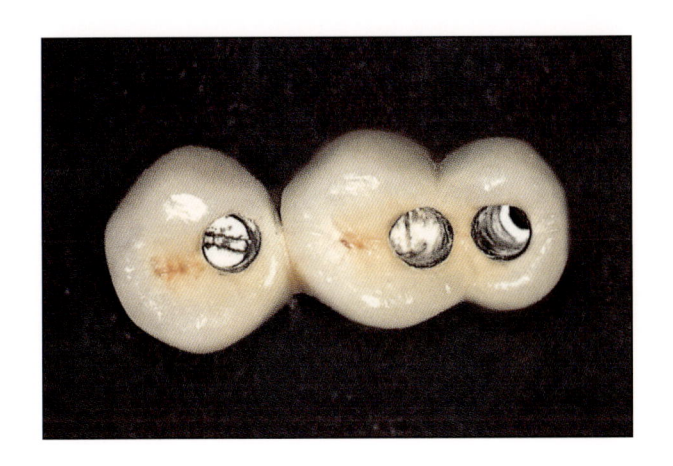

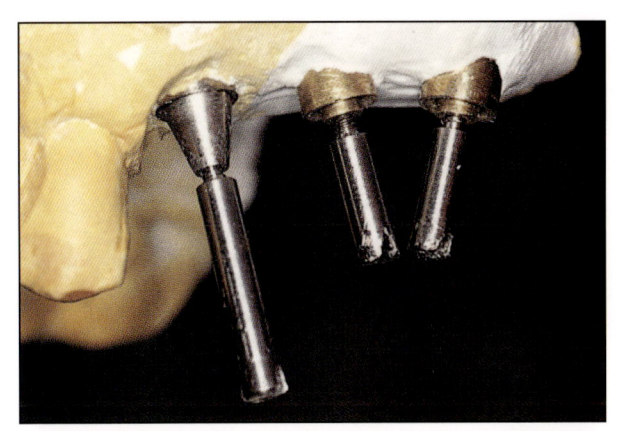

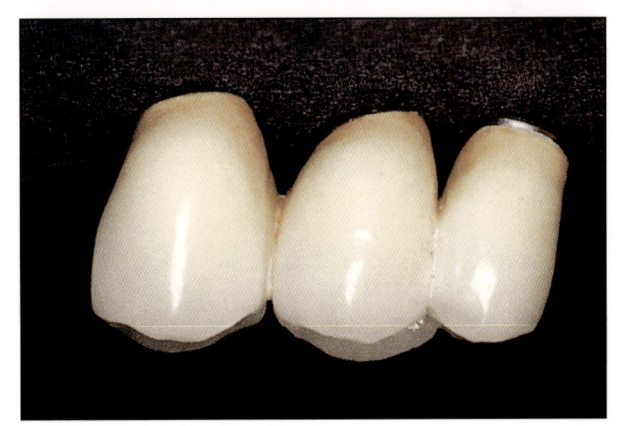

図3-10 複数のインプラントを配列する場合、上部構造が補綴物の長軸とインプラントの方向によって決まる平面での曲げの力に対して拮抗するため、近遠心的に傾斜させても荷重の増加にはつながらない。

インプラントの傾斜

　予定された部位で骨を最適に利用する方法以外にも、インプラントを傾斜させることによって、より支持力を増大させることができる（図3-10）。これにより、予定された位置からは離れているが骨密度の高い部位を利用できることにもなる。また、インプラントを傾斜させることで、インプラントが歯冠に対してよりよい位置関係となり、補綴物の支持力を増大させる状況になることもある。

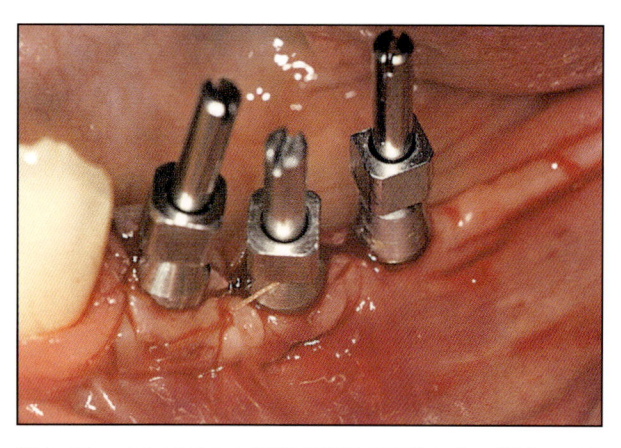

図3-11 インプラント頭部の位置が変化しない限り、インプラント自体のわずかな傾斜はインプラントへの荷重伝達にそれほど影響を及ぼさない。インプラントへの曲げの力が発生することもなく、骨に加わる応力も、ほんのわずかに増加するだけである。

インプラントが一定の範囲内で傾斜(15°〜30°程度)することによって生じる骨への応力の集中はわずかなものであり(図3-11)、近遠心的に傾斜したインプラントへの曲げの力は、補綴物の剛性により拮抗できる(Krekmanovら 2000)。しかし頬舌的に傾斜させた場合は、潜在的な問題が生じる。つまり、補綴物がインプラント頭部から大きくずれたりすると、インプラントに曲げの応力が加わってしまう(図3-12)。

したがって、インプラント頭部はできるだけ力の加わる方向に近づけ、テコの腕の長さや曲げ応力を減らすことを目標とすべきである。インプラント頭部の位置を十分に考慮したうえでインプラントを傾斜させれば、支持能力を増大させることができる。

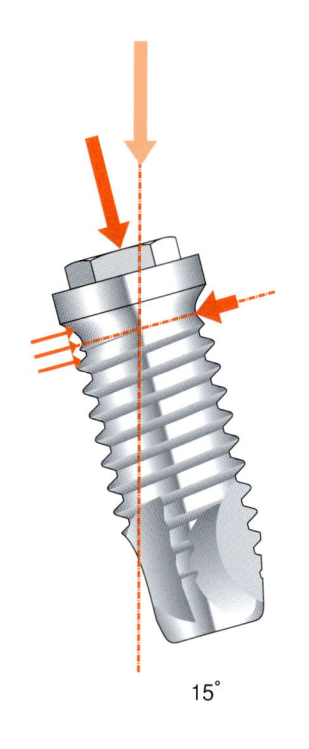

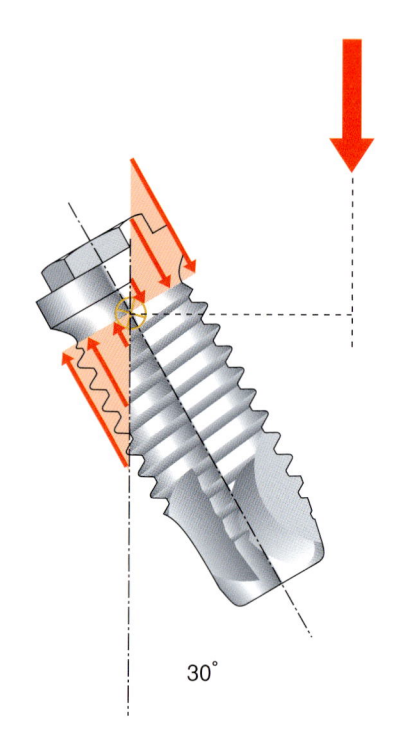

図3-12 頬舌的にインプラントを傾斜させると、補綴物の長軸がインプラント頭部のライン上からずれてしまい、インプラントへの曲げモーメントを引き起こしてしまう。

技術的なリスクファクター

インプラントコンポーネントの機械的な特性、たとえば接合面の精密性、スクリュージョイントにかかる荷重（プリロード）、締める方法などは、インプラント修復の荷重耐久性に影響を及ぼす。また、技術的な要因は必ずしも顕在化するとは限らず、気づかずに他のリスクファクターを助長する場合がある。このようなコンポーネントの問題を排除する最善の方法は、コンポーネントの選択や取り扱いについて、間違いのない手順を確立することである。

精密性

補綴物とインプラントとの間に不適合があると、骨に対する静的な荷重を発生させてしまう。さらに、生体内での測定結果によると、臨床的には適合が良好であると考えられる補綴物でも、実際にはスクリュージョイントの緩みの原因となるインプラントへの応力を有している（Lindströmら、未発表データ）。しかもそのような不適合は、経時的に減少することはない（Jemt と Book 1996）。50人のフルアーチの患者における5年間の追跡調査では、ゴールドスクリューの部分的な緩みや補綴物の不適合がかなりの割合で認められたが、大きな臨床的合併症は起こしてはいなかった（Kallus と Bessing 1994）。さらに、フルアーチの修復を受けた症例を続けて5年間経過観察した報告によると、不適合と骨吸収、もしくは他の合併症との間には、いかなる相関関係も認められなかった（Jemt と Book 1996）。

フルブリッジを支持するブローネマルクインプラントの場合、インプラント配列に最適な広がりがあり、荷重に対してある程度余裕をもつことが多いため、不適合という理由だけでは合併症を起こす大きな原因とはならない。しかしショートスパンの固定式ブリッジでは、それぞれのインプラントに戦略的な価値があるため、精密性がより重要となる。2本あるいは3本のインプラントのうち、1本でも精密性の欠如のために十分な支持が得られない場合、それ以外のインプラントには、過重負担を受けるリスクが劇的に増加する。

スクリューの保持力

スクリュージョイントが最適な状態でしっかりと締められていないと、不適合な補綴物と同様に、スクリューの緩みや過重負担が起こるリスクが高くなる（Burgueteら 1994）。機械仕上げのゴールドシリンダーと異なり、バーンアウトタイプのゴールドシリンダーを用いた場合には、同じトルクで締めつけたときのプリロードは著しく減少するため、同じ状態であると思われるスクリュージョイントであっても、プリロードに大きな差異が生じる（Carrら 1996）。そのため、適切なコンポーネントを選び、正確に扱い、最適なトルクで締めることにより、安定したスクリュージョイントを確立する必要がある。

セメント合着

天然歯における補綴物のセメント合着には長い臨床的歴史があり、それをインプラント修復に応用すれば、不適合な補綴物の補正に使えるのではないかと思えるであろう。しかし潜在的な問題として、インプラントに補綴物をセメント合着するということは、可撤性を失うことを意味している。インプラント支持修復物を長期的にフォローアップしていくなかで、調整や修理が必要となることがあるが、そうした場合、ネジが緩められる術者可撤式の補綴物であれば、非常に便利である。

最適化されたセラワン・スクリュージョイント（Jörnéusら 1992）によるセメント維持式単独インプラント修復法は、臨床的に成功率が高いと報告されている（Henryら 1996、Anderssonら 1998）。このスクリュージョイントは、現在入手できるセメント維持式アバットメントの開発に利用されてきた（ブローネマルクシステム）。しかしセメント維持式による対応は、主として荷重によるリスクファクターが小さい場合に行うよう推奨されている。過重負担が

生じた場合、術者可撤式のシステム、つまりスクリュー維持式インプラントのほうが、セメント維持式インプラントに比べ取り扱いが容易であるからである。

生体力学的リスクファクターに基づいた治療計画

前述した基礎知識は、主として生体力学的観点からみると、インプラント支持による修復物を設計するうえでのガイドラインの確立に応用することができる。

まず、寸法、咬合接触、機能といった面で、最終補綴物のデザインを、視覚化することが重要である。次にインプラントの本数と位置によって規定されてくる解剖学的制限を考慮し、それらの制限と必要とされる支持力とを、いかにして調和させるかが重要となる。そして、治療計画立案の初期の段階で、必要なことと実行可能なことを、十分に検討すべきである。

設計を行う過程でさまざまなリスクファクターを見分け、評価し、それに見合うスコアを割り当て、その合計スコアが、特定の臨床状況における生体力学的リスクスコアとよばれる。

スコアが0～1の場合は、治療計画においてとくにリスクがないことを示す。そして、スコアが2～3の場合には中等度から高度のリスクが存在することを意味するが、スコアが3を上回る場合は、インプラント治療は禁忌となり、中止すべきである。なお、それぞれのリスクに対するスコアは、あくまで"平均的"な臨床状況を想定しており、特別な状況については調整を施す。たとえば側切歯のカンチレバーはスコア0.5であるのに対して、臼歯部でのカンチレバーはスコア1としてカウントする。ただし、インプラントを追加したり、補綴物あるいは咬合様式を調整することによって、治療計画はいつでも修正できる。

治療後に合併症が起きた場合、生体力学的リスクファクターを再評価し、問題の原因を排除するために必要な治療計画の調整を行うべきである。生体力学的リスクファクターは以下の5タイプに分類される。

1. **幾何学的リスクファクター**：インプラントの本数、それぞれの相対的位置関係、補綴物の幾何学的形態（表3-1）
2. **咬合のリスクファクター**：顎の偏心運動時の側方接触や異常機能習癖
3. **骨-インプラントのリスクファクター**：良好な機械的初期固定が得られにくいときに新生骨に依存する場合や、理想よりもかなり小さな径のインプラントを用いなければならない場合
4. **技術的なリスクファクター**：補綴物の適合不良、不適切なスクリュージョイント、ならびにセメント維持式補綴物
5. **警告サイン**：臨床的機能時にみられる過重負担の徴候

以上のリスクファクターのうちいくつかが存在すると、インプラント、補綴物、あるいはその両方にとって危険な状態であることを示す。

表3-1 幾何学的リスクファクター

リスクファクター	スコア
インプラントの本数＜天然歯歯根の本数 （インプラントの本数＜3のとき）	1
ワイドプラットフォーム・インプラントの使用 （1本につき）	－1
インプラントと天然歯の連結	0.5
三脚状のインプラント配列	－1
補綴延長部の存在 （ポンティック1本につき）	1
補綴物の中心からずれて配列されたインプラント	1
修復物の高径が過度である	0.5

7つの幾何学的リスクファクター

天然歯根の支持数よりも少ないインプラントの本数

臨床における理想的なインプラントの本数は、修復する歯の本数に関係するだけでなく、歯の種類によっても異なる。たとえば犬歯ならインプラント1本でよいが、臼歯では2本が必要となる。1本か2本のインプラントで修復する場合、この評価がとくに重要になる。3本かそれ以上のインプラントで修復する場合であれば、荷重負担の多大な増加を招くことなく、喪失した歯根の支持数よりも少ない本数のインプラントを用いることができる。

1本の大臼歯を1本のインプラントで修復する場合：歯冠が歯根に対してカンチレバー状になることを避けるには、大臼歯では2本または3本の歯根による支持を必要とする。したがって、1本の大臼歯を修復するために1本のレギュラープラットフォーム・インプラントを用いた場合では、幾何学的リスクスコアは2となる（インプラントの本数＜喪失歯の歯根支持数＋補綴延長部の存在）。荷重によるリスクスコアを小さくするには、1本のワイドプラットフォーム・インプラント（スコア：－1）、あるいは2本のレギュラープラットフォーム・インプラントで対応する必要がある。（臼歯部におけるナロープラットフォーム・インプラントの使用は、機械的強度が低いため推奨できない。）

天然歯根数が3本以上の部位を2本のインプラントで支持する場合：2本のレギュラープラットフォーム・インプラントで3本またはそれ以上の天然歯根があった部位を修復すると、幾何学的リスクスコアは1となる（インプラントの本数＜天然歯根数）。しかし2本のワイドプラットフォーム・インプラントで対応すれば、リスクファクターを排除できる。

ワイドプラットフォーム・インプラントの使用

ワイドプラットフォーム・インプラントは、レギュラープラットフォーム・インプラントに比べ、より大きな機械的強度と荷重支持力を有する。しかし、骨密度の高い下顎臼歯部（タイプ1）でワイドプラットフォーム・インプラントを使用した場合、血流が乏しいため、荷重をかける前に骨縁の吸収を起こす可能性があることに注意すべきである。

天然歯とインプラントとの連結

天然歯は、インプラントに比べ約10倍の可動性を有している。そのため、弾性が大きく異なり、これらを連結すると両者の間の荷重分配がアンバランスになる。しかも、連結を必要とする場合、多くは骨支持の不足、延長部の存在などといった他の幾何学的リスクファクターと組み合わさっている。さらに、2本以上のインプラントを天然歯と連結した場合、荷重の大部分はよりリジッドなインプラントによって負担される。つまり、天然歯との連結部は多少なりともカンチレバーポンティックとしての挙動を示すため、リスクファクターとして考慮する必要がある。

三脚状に配置されたインプラント

臼歯部の修復においてインプラントを直線状に配列すると、インプラントに対して不利な曲げの力を引き起こす側方力を受けやすくなる。これに対し、インプラントを三脚状に配列すると、側方力に対してはより好ましい長軸方向への力によってかなり抵抗できる。一方、フルアーチの修復において直線状に配列してしまうと、過重負担を受けるリスクが非常に大きくなる。したがって歯槽堤に沿ってインプラントをアーチ状に配列することが重要となる。

延長ポンティックの存在

いかなる臨床状況においても、延長ポンティックが存在すると、インプラントへの荷重がかなり増加するため、1つのポンティックに対しスコアを1つ加えることになる。一般的に臼歯部では、2本のレギュラープラットフォーム・インプラントと1本の

ポンティックという設計(幾何学的リスクスコア：2)は、その他にも生体力学的リスクファクターが存在する場合、容認することはできない。

補綴物の中心からずれて配列されたインプラント

インプラントの長軸が歯冠の中心から離れている場合、咬合接触自体がインプラントの長軸とテコの関係となり、スクリューの緩みやコンポーネントの破折が生じる可能性がある。しかしインプラントを三脚状に配列する場合には、むしろそのようなオフセットを設けることが望ましい。

過度な高径の修復物

アバットメント-クラウン複合体の高径がインプラント頭部の上でかなり長くなる場合、テコの腕の長さも大きくなり、側方力によるスクリューの緩みやコンポーネントの破折が生じやすくなる。

咬合のリスクファクター

咬合のリスクファクターもまた、十分に考慮する必要がある。まず第一に、ブラキシズムや異常習癖、あるいは天然歯が咬合に由来する破折の既往がある患者では、注意が必要である(リスクスコア：2)。患者の咬合状態を評価するうえで、欠損歯の喪失原因を知ることが手助けとなる。強い力と異常習癖は、インプラントコンポーネントの安定性にかなりネガティブな影響を及ぼし、さらに力がインプラントの長軸方向に伝わっていないのであれば、リスクは高まる。ブラキシズムがあったり破折が原因で歯を失った既往のある患者は、高いリスクを背負っており、インプラント修復物によって大きな荷重を補償するには、適正な支持による補強が必要である。

第二の咬合によるリスクファクターは、インプラントに支持された補綴物だけに側方接触がみられる場合である(リスクスコア：1)。歯周靱帯により"つるされている"天然歯では、生理的な動揺があるほか、矯正的な移動が可能である。しかしながら、インプラントでは動揺しないうえに位置が固定されているため、かえって天然歯よりも荷重を大きく負担する可能性がある。

このリスクを補償するために、インプラント補綴物を理想的には中心窩で咬合させ、咬頭傾斜は緩く、オクルーザルテーブルを小さくする必要がある。さらに留意すべきことは、臼歯部の咬合による過重負担は、ほとんどの場合、側方力によって引き起こされたインプラントへの曲げの力によるという点である。したがって、側方接触を最小限にするか除去することができれば、過重負担によるリスクをかなり減らすことができる。さらに咬合力の大部分がインプラントの長軸方向に加わるように補綴物を設計して、インプラントを配列する必要がある。

咬合のリスクファクターの最後は、インプラント支持補綴物に対する側方接触を取り除くことであり(リスクスコア：-1)、この処置によってより好ましい状況が生まれる。隣在する天然歯の固有受容力により、とくに下顎の側方運動時に、インプラントに加わる荷重を減らすことができる。このため、咬合接触を与える際には、インプラントと天然歯との間の被圧変位特性の違いを考慮する必要がある。対合歯が天然歯で咬合接触をまったく与えないと、やがて歯は挺出し、新たな咬合接触を確立しようとする。したがって、中心位では軽い咬合接触を与え、強くかみしめたときには側方での接触が生じてもかまわない。

骨-インプラントのリスクファクター

骨-インプラントのリスクファクターは、良好な機械的初期固定の得られにくい新生骨に埋入を行う場合(リスクスコア：1)や、必要なサイズよりも小さな径のインプラントを用いなければならない場合に考えられる(リスクスコア：0.5)。手術後、即時荷重か、それとも荷重をかける前に適正な治癒期間を設けるかどうかを選択するために、個々のインプラントでの初期固定の状態を十分に評価する必要がある。初期固定が満足のいくものでなければ、治癒期

間を延ばし、機能させる最初のうちは大きな荷重をかけるべきではない。また初期固定が良好でない場合、機能させる最初の１年間だけは、リスクファクターとして注意する必要がある。

径の小さいインプラントは、大きなものよりも曲げの力に対して抵抗力が低い。そのため、とくに臼歯部では、少なくとも直径４mmのインプラントを用いることが望ましい。ナロープラットフォーム・インプラントを臼歯部で用いる場合、それだけで大きなリスクファクターとして考慮する必要がある（リスクスコア：１）。臼歯部において強力な金合金のアバットメントスクリュー（セラワン、セラダプト、タイアダプト）で連結した直径3.75mmのレギュラープラットフォーム・インプラントを用いた場合は、中等度のリスクファクターと考えられる（リスクスコア：0.5）。

技術的なリスクファクター

技術的なリスクファクターとしては、不適合な補綴物（リスクスコア：0.5）やセメント維持式補綴物（リスクスコア：0.5）があげられる。インプラント上のフルブリッジについての研究により、補綴物とインプラントとの間にはしばしばかなりの不適合が認められることがわかった。ただし、補綴物の支持に必要である以上の本数のインプラントが通常は埋入されるため、不適合という要素だけでは合併症につながりにくい。しかし、臼歯部でのショートスパンの補綴物では個々のインプラントが戦略上重要であるため、不適合な補綴物や不適切なスクリューのプリロードが合併症の原因となりうるので、リスクファクターとして考慮する必要がある。

スクリュージョイント上にセメントで補綴物を維持する場合、金合金のスクリュー（セラワン、セラダプト、タイアダプト、オーラダプト）を用いてトルクコントローラで得られるようなしっかりとしたプリロードを与えることが重要となる。これは、後でスクリューを締めなおすことが難しいからである。このため、高いリスク（リスクスコア：３、あるいはそれ以上）のある状況では、スクリューで維持する補綴物のほうがより好ましいといえる。というのは、警告サインを見つけやすく、調整も容易で、なおかつ合併症に対する対処も容易に行えるからである。

技術的なリスクファクターを見つけるのは困難であることが多い。そのため、すでに有効性が証明され、標準化された補綴物作製のためのプロトコールにしたがい、機械で製造された補綴コンポーネントを使用し、推奨されたトルクでしっかりと締めつけることができる器具を用いることが、少しでも潜在的な悪影響を少なくするための最善の解決策となる。

警告サイン

ブローネマルクインプラントでは、これまでに紹介してきた治療計画立案上の注意事項を守れば、事実上いかなる臨床状況においても、補綴物を有効に支持できる。過重負担の状態が起きている場合、その合併症がインプラントの失敗につながる前に、通常は何らかの警告サインが現われる。警告サインとしては、ゴールドスクリューやアバットメントスクリューが繰り返し緩む（リスクスコア：１）、前装材料が何度も破折する（リスクスコア：１）、ゴールドスクリューやアバットメントスクリューが破折する（リスクスコア：２）、インプラントの一番目のネジ山より下の骨に吸収がみられる（リスクスコア：１）、などである。

これらの警告サインは、無視せず、むしろその原因を正確に分析し、適切な対応のためのきっかけとすべきである。スクリューに緩みや破折が生じた場合、そのコンポーネントを交換するか締め直す（あるいは両方行う）だけでは不十分であり、むしろその合併症の原因をあきらかにし、除去する必要がある。さもないと、その問題はそのまま残り、ついにはインプラント自体の失敗につながる恐れがある。したがって、警告サインを認めたなら、生体力学的リスクファクターを見直すきっかけとし、その状況を修正するとともに、過剰なリスクファクターを減

らす、もしくは除去することを目標とすべきである（たとえば、カンチレバーの短縮あるいは除去、咬合の修正、インプラントの追加）。

臨床例

3-ユニットの補綴物

3-ユニット補綴物の生体力学的に理想的なデザインは、中央のインプラントが頰舌的に少なくとも2〜3mmずれた位置を占め、わずかにカーブして3つのインプラントが配列された形状である（図3-13）。この三脚状のインプラント配列によって曲げの力を主として長軸方向の荷重として受けとめ、その結果、応力の大きさを最小にすることができる（図3-14）。同じ3本のインプラントで三脚状に配列した場合は、直線状に配列した場合に比べ、応力の大きさは約50％に減弱すると考えられる。また、三脚状配列の度合いは支持骨を貫通するインプラント頭部の位置により決定されるため、インプラントをわずかに傾斜させて、望ましい配列状態とする（図3-15）。

インプラントを2本だけ使用するのであれば、両端をその2本で支持する設計とし、延長部は設けないのがベストである（図3-16）。3-ユニットで延長ポンティックが1本ある補綴物を、2本のインプラント間にポンティックが存在する補綴物と比べると、延長部にもっとも近いインプラントに加わる応力の大きさは、基本的には2倍となる（図3-5参照）。また、2本のインプラントでは潜在的な曲げモーメントを防げないため（図3-4参照）、患者の機能的習癖を診断し、必要であれば異常機能の影響を減らすことが重要となる。さらに、咬合接触を咬合面中央部に設置するとともに、過度の側方接触を除去するよう考慮しなければならない（図3-8参照）。もっとも不利な荷重状況（延長ポンティックを有する2本のインプラント）と最適な荷重状況（三脚状の配列）との間には、インプラントの支持能力だけからでも、リスクファクターの違いは最大6倍にもなる（図3-17）。また、咬合をどの程度コントロールできるかによって、もっとも不利な状況ともっとも有利な状況の間に、さらに大きな違いが生まれる。

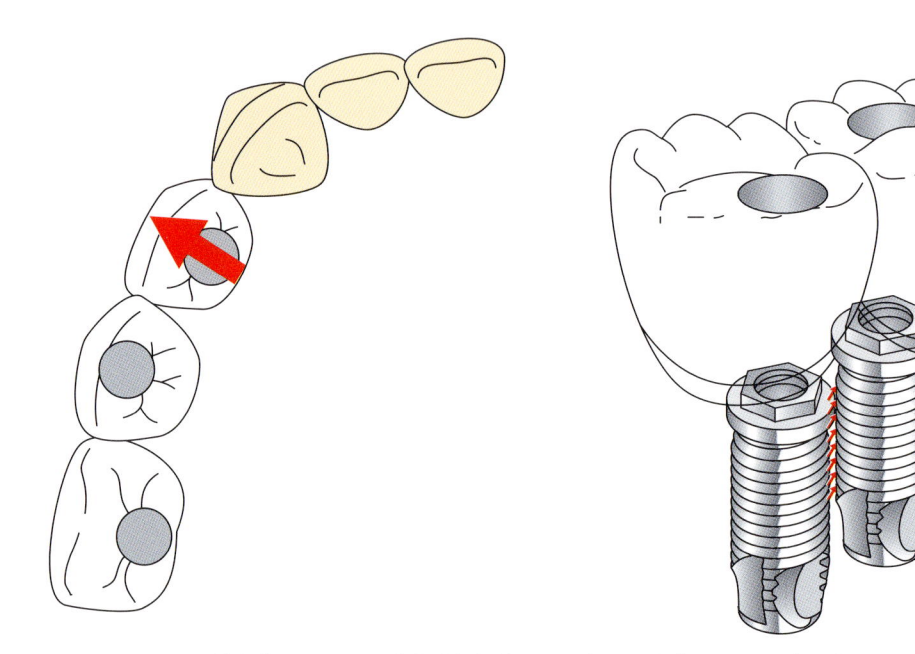

図3-13　3-ユニットの補綴物において生体力学的観点から理想的な状態とは、中央に位置するインプラントが2〜3mmずれた位置を占め、わずかにカーブした形状になっていることである。

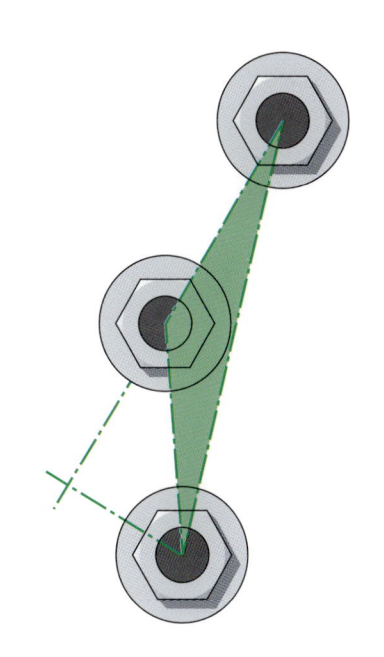

図 3-14 三脚状のインプラント配列によって、曲げの力を主として長軸方向の荷重として受けとめることができ、その結果、応力の大きさが最小となる。

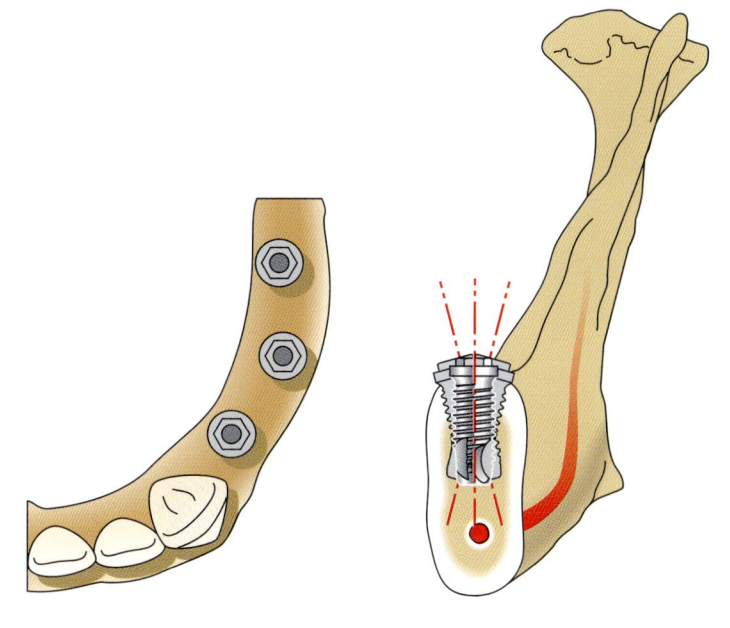

図 3-15 骨による補綴物支持は、インプラント頭部の位置によって決定される。そのため、インプラントをわずかに傾斜させることで、最適な位置づけを行うことができる。

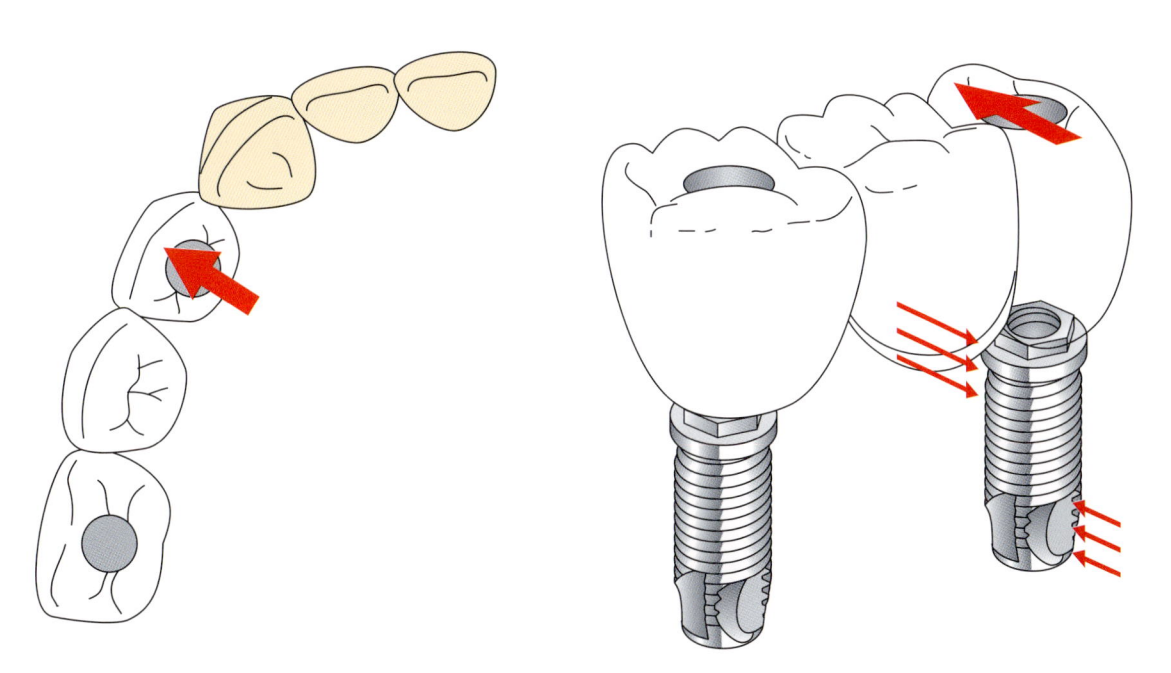

図 3-16 3-ユニットの補綴物を2本のインプラントだけで修復する場合、延長部分をなくすためにインプラントは補綴物の両端に位置させるべきである。

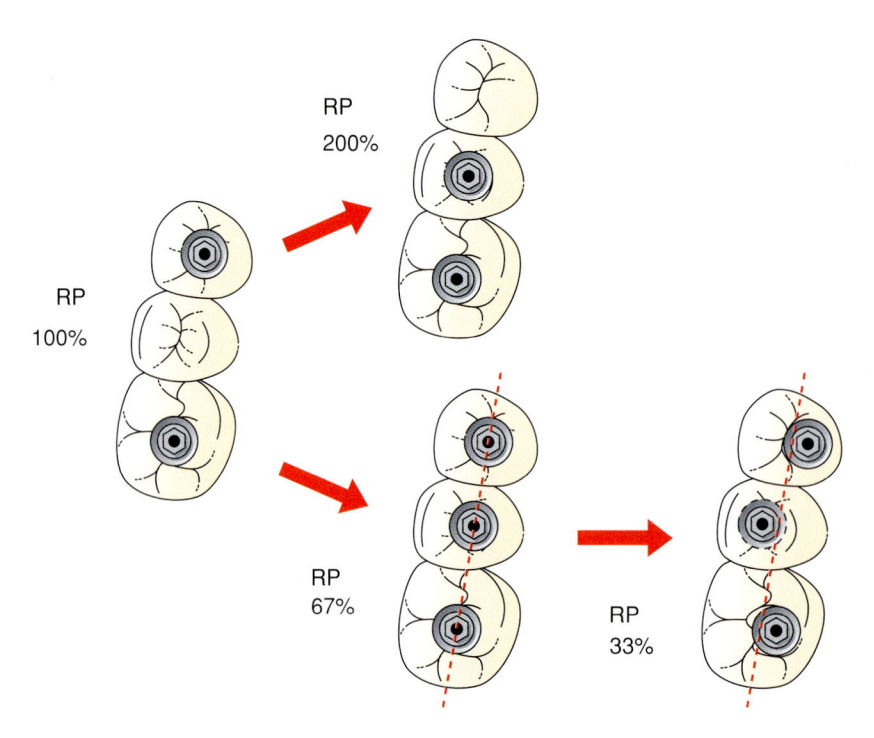

図3-17　同じ補綴的状況でも、インプラントによる支持はさまざまな形式をとりうる。インプラントが補綴物の両端に位置する形式（左）をインプラントに加わる応力の基準として任意に定め、そのときの応力を100％とする。このとき、他のそれぞれのインプラント配列での応力の大きさは、図に示すとおりとなる。最大の応力を受ける状況（2本のインプラントで延長ポンティックをもつ場合）と、最適な状況（三脚状の配列）とでは、リスクファクターに6倍もの違いがある。**RP** は、レギュラープラットフォームを意味する。

ワイドプラットフォーム・インプラント

　ブローネマルクシステムにおけるワイドプラットフォーム・インプラントのコンポーネント類は、機械的強度の点ではかなり優れているが、骨質と骨量に関しては、あくまで患者によって個人差がある。そのため、予測される補綴的荷重負担に対する骨の支持力を考慮したうえで、十分な本数のインプラントに最適な配列を与えることが重要となる。機械的コンポーネントの相対的強度を向上させても、それだけでは過重負担に対する危険性を回避することはできない。事実、幅の狭い顎堤に直径の大きなインプラントを使用すると、利用できる骨支持を損ねてしまう可能性がある。

　骨支持の重要性を考察するために、3-ユニットの修復に対して3本のレギュラープラットフォーム・インプラントと2本のワイドプラットフォーム・インプラントを用いて比較してみよう（図3-18）。この場合、ワイドプラットフォーム・コンポーネントを用いることで機械的強度が高まるため、同じ大きさの咬合力が補綴物に加わった場合、レギュラープラットフォーム使用時の約63％まで応力を減らすことができる。ところが表面積の増加それ自体からは、応力の大きさは約77％に減少するに過ぎず、骨の強度が影響を与えるものと考えられる。したがって、2本のワイドプラットフォーム・

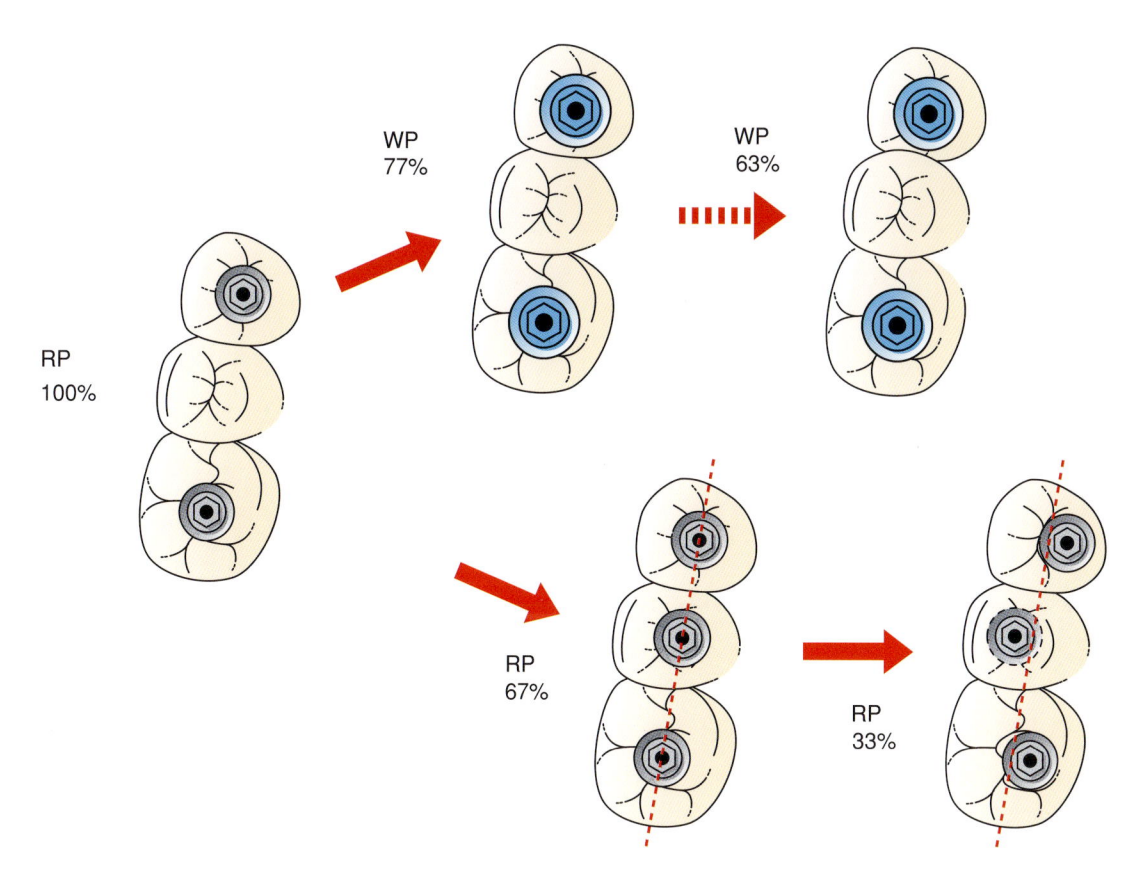

図3-18　図3-17に示す補綴形式を2本のワイドプラットフォーム・インプラント(WP)で支持する場合。表面積の増加により、骨に加わる応力は、2本のレギュラープラットフォーム・インプラント(RP)のときに比べ、約77％に減少する。しかし寸法が大きくなったことによって、機械的な応力は約63％に減少する。ワイドプラットフォーム・インプラントを使用することで皮質骨への固定度が向上したときに限り、機械的強度増加の恩恵が最大限にもたらされる(応力は、77％〜63％の範囲まで減少する)。

インプラントを直線的に配列する形式は、3本のレギュラープラットフォーム・インプラントをジグザグに配列するよりも好ましくないといえる。

このような分析から、生体力学的観点に基づいた治療計画立案が重要であり、また、必ずしも強度の高いコンポーネントだけで過重負担を回避できるものではないことがわかる。つまりプラットフォームの選択は、他の諸要素に加え、外科医による骨の支持能力とその部位の治癒能力との評価をもとに行わなくてはならない。とくに下顎臼歯部では、骨横断面の幅に合わない大きさのインプラントを使用すると、緻密な皮質骨の血流が不良となる可能性がある。

ナロープラットフォーム・インプラント

ナロープラットフォーム・インプラントでは、直径3.75mmのレギュラープラットフォーム・インプラントと比較して、約20％機械的強度が劣る。しかし、現在使用されている疲労強度が増加した(約30％増加)商業的純チタン製のものを使用すれば、以前のレギュラープラットフォーム・インプラントと強度はさほど変わらない。そのため、必要であれば幅の狭い臼歯部歯槽堤においても、ナロープラットフォーム・インプラントを、より好ましいとされるジグザグ状に配列したうえで修復物の支持に用いることができるであろう(図3-17参照)。

大臼歯の単独インプラント修復

　単独インプラントによる大臼歯単独歯欠損修復についての長期臨床結果は、現在のところ十分には解明されていない。この形式では曲げの過重負担を非常に受けやすく、そのため咬合接触は中心位のみとする必要がある。また、高いレベルの応力を受ける可能性があるため、大臼歯の単独歯欠損症例では、直径4mmかそれ以上のインプラントを用いたほうがよい。天然歯の大臼歯が2本または3本の歯根による支持を失ったあと、1本のインプラントピラーで完全に修復するのは、事実上不可能である。そのため、大臼歯の単独インプラント修復については、生体力学的観点から、今後も慎重に取り組む必要がある。また、ブラキシズムやクレンチングあるいは隣在歯の歯周組織の状態によっては、単独インプラント修復が難しい場合があるため、注意深く評価する必要がある。なお、1本の大臼歯を十分に支持するためには、2本のインプラントを必要とする場合もある。さらに、ワイドプラットフォーム・インプラントによって強度がかなり向上したとしても、骨支持は依然として制約因子となりうる。

結論

　インプラント治療において生体力学的に配慮すべきさまざまな事項は、おおむねテコの原理と、緻密骨におけるインプラントの初期固定を基本とする単純な力学的原則にしたがう。良好な初期固定を確保するとともに、適切な位置に十分な本数のインプラントを埋入し、患者の機能的習癖を考慮し、補綴物の延長を制限し、さらに咬合様式や咬合接触をコントロールすれば、過重負担となる状況を最小限にすることができる。また、これらの必要条件は、審美的要求と対立するものではない。

参考文献

Adell R, Lekholm U, Brånemark PI. Surgical procedures. In: Brånemark P-I, Zarb G, Albrektsson T (eds). Tissue-integrated Prostheses: Osseointegration in Clinical Dentistry. Chicago: Quintessence, 1985:221–232.

Andersson B, Ödman P, Lindvall AM, Brånemark P-I. Cemented single crowns on osseointegrated implants after five years: Results from a prospective study on CeraOne. Int J Prosthodont 1998;11: 212–218.

Bahat O. Treatment planning and placement of implants in the posterior maxillae: Report of 732 consecutive Nobelpharma implants. Int J Oral Maxillofac Implants 1993;8:151–161.

Brunski J. In vivo bone response to biomechanical loading at the bone/dental implant interface. Adv Dent Res 1999;13:99–119.

Burguete R, Johns R, King T, Patterson E. Tightening characteristics for screwed joints in osseointegrated dental implants. J Prosthet Dent 1994;71:592–599.

Carr A, Brunski J, Hurley E. Effects of fabrication, finishing and polishing procedures on preload in prostheses using conventional "gold" and plastic cylinders. Int J Oral Maxillofac Implants 1996;11: 589–598.

Gunne J, Jemt T, Lindén B. Implant treatment in partially edentulous patients: A report on prostheses after 3 years. Int J Prosthodont 1994;7:143–148.

Henry PJ, Laney WR, Jemt T, Harris D, Krogh PHJ, Polizzi G, et al. Osseointegrated implants for single-tooth replacement: A prospective 5-year multicenter study. Int J Oral Maxillofac Implants 1996;11: 450–455.

Ivanoff C-J, Sennerby L, Lekholm U. Influence of mono- and bicortical anchorage on the integration of titanium implants: A study in the rabbit tibia. Int J Oral Maxillofac Surg 1996;25:229–235.

Jemt T, Book K. Prosthesis misfit and marginal bone loss in edentulous implant patients. Int J Oral Maxillofac Implants 1996;11:620–625.

Jörnéus L, Jemt T, Carlsson L. Loads and design of screw joint for single crowns supported by osseointegrated implants. Int J Oral Maxillofac Implants 1992;7:353–359.

Kallus T, Bessing C. Loose gold screws frequently occur in complete-arch fixed prostheses supported by osseointegrated implants after 5 years. Int J Oral Maxillofac Implants 1994;9:169–178.

Krekmanov L, Kahn M, Rangert B, Lindström H. Tilting of posterior mandibular and maxillary implants for improved bridge support. Int J Oral Maxillofac Implants 2000;15:405–414.

Lekholm U, van Steenberghe D, Herrmann I, Bolender C, Folmer T, Gunne J, et al. Osseointegrated implants in the treatment of partially edentulous jaws. A prospective 5-year multicenter study. Int J Oral Maxillofac Implants 1994;9:627–635.

Maló P, Rangert B, Dvärsäter L. Immediate function of Brånemark implants in the esthetic zone: A retrospective clinical study with 6 months to 4 years of follow-up. Clin Implants Dent Res 2000;2:137–145.

Meredith N, Book K, Friberg B, Jemt T, Sennerby L. Resonance frequency measurements of implant stability in vivo: A cross-sectional and longitudinal study of resonance frequency measurements on implants in the edentulous and partially dentate maxilla. Clin Oral Implants Res 1997;8:226–233.

Polizzi G, Rangert B, Lekholm U, Gualini F, Lindström H. Brånemark system wide platform implants for single molar replacement: A clinical evaluation of prospective and retrospective materials. Clin Implants Dent Rel Res (in press).

Quirynen M, Naert I, van Steenberghe D. Fixture design and overload influence marginal bone loss and fixture success in the Brånemark system. Clin Oral Implants Res 1992:3;104–111.

Randow K, Ericsson I, Nilner K, Petersson A, Glantz P-O. Immediate functional loading of Brånemark dental implants: An 18-month clinical follow-up study. Clin Oral Implants Res 1999;10:8–15.

Rangert B, Jemt T, Jörneus L. Forces and moments on Brånemark implants. Int J Oral Maxillofac Implants 1989;4:241–247.

Rangert B, Krogh PHJ, Langer B, van Roekel N. Bending overload and implant fracture: A retrospective clinical analysis. Int J Oral Maxillofac Implants 1995;10:326–334.

Rangert B, Sullivan R, Jemt T. Load factor control for implants in the posterior partially edentulous segment. Int J Oral Maxillofac Implants 1997;12: 360–370.

Renouard F, Rangert B. Risk Factors in Implant Dentistry: Simplified Clinical Analysis for Predictable Treatment. Berlin: Quintessenz, 1999.

Sennerby L, Thomsen P, Ericsson L. A morphometric and biomechanic comparison of titanium implants inserted in rabbit cortical and cancellous bone. Int J Oral Maxillofac Implants 1992;7:62–71.

第4章
インプラント埋入の基本的考え方

Patrick Palacci, DDS, Ingvar Ericsson, LDS, Odont Dr

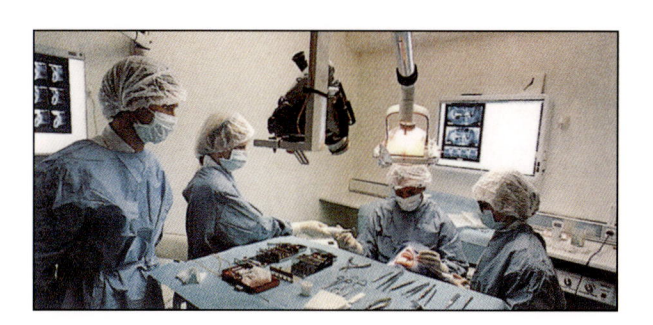

インプラント支持の咬合再建を行うときには、インプラント・ユニット(チタン製のインプラントとアバットメント)を歯根の代替物とみなす必要がある。補綴学的見地からは、インプラントが歯根に代わって上部構造を支持することになるので、期待どおりの治療結果が得られるようにインプラントを埋入しなければならない。

また、骨吸収の程度や他の解剖学的特徴を考慮に入れる必要がある。さらに、インプラントのコンポーネント類は、さまざまな大きさの歯を支持するように設計されていることも忘れてはならない。最適な治療結果を得るためには、インプラント埋入を正確に行うとともに、多様な補綴コンポーネント類のなかから最適なものを選択することが必要となる。

コンポーネントの選択

歯根と歯冠の幅径は、歯種の違いによって大きく異なる。WheelerとAsh(1984)(表4-1)によると、セメント-エナメル境(CEJ)レベルでの平均的な歯根の近遠心径ならびに頬舌径は、3.5mm(下顎中切歯)から10mm(上顎大臼歯)の間で数値はさまざまである。また、歯冠の平均的な近遠心径は、5.0mm(下顎中切歯)から10.5mm(下顎大臼歯)までの値をとる。

切歯、犬歯ならびに小臼歯といった審美的に非常に重要な歯だけを考えれば、これらの数字はやはり異なるものの、差異は比較的わずかである。上顎では歯冠の近遠心径は6.5mm(側切歯)から8.5mm(中切歯)の範囲にあり、下顎では5.0mm(中切歯)から7.0mm(犬歯および小臼歯)の範囲にある。これらの数値は、歯種による寸法の違いを表わしているため、レギュラープラットフォーム・インプラントのコンポーネント類のデザインと対比させてみる必要がある(図4-1、4-2)。

表4-1 歯の平均的寸法*

部位	歯冠の近遠心径	歯頸部における近遠心径	歯頸部における頬舌径
上顎の歯			
中切歯	8.5	7.0	6.0
側切歯	6.5	4.0	5.0
犬歯	7.5	5.5	7.0
小臼歯	7.0	5.0	8.0
大臼歯	10.0	8.0	10.0
下顎の歯			
中切歯	5.0	3.5	5.5
側切歯	5.5	4.0	5.5
犬歯	7.0	5.5	7.0
小臼歯	7.0	5.0	7.0
大臼歯	10.5	8.5	9.0

寸法の単位はmm
*WheelerとAsh, 1984

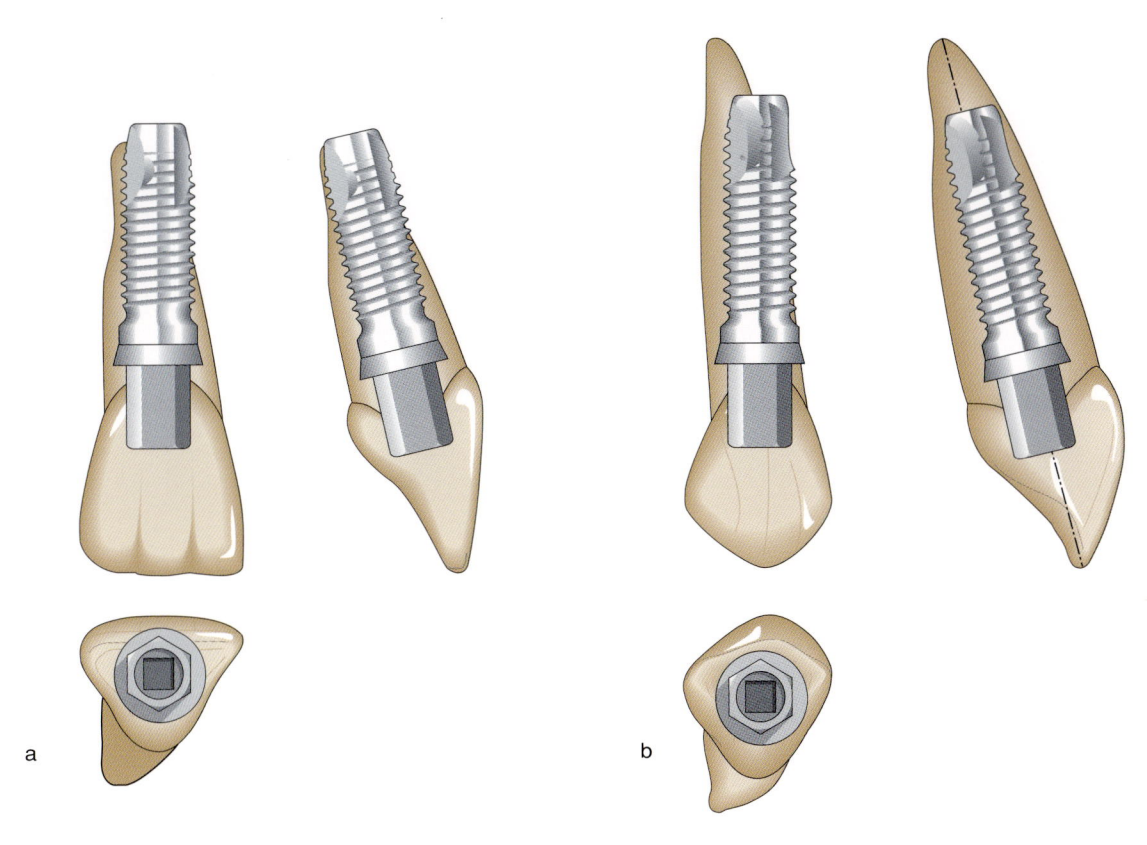

図4-1　インプラントに置換される歯根とインプラントの関係。(a)上顎中切歯。(b)上顎犬歯。

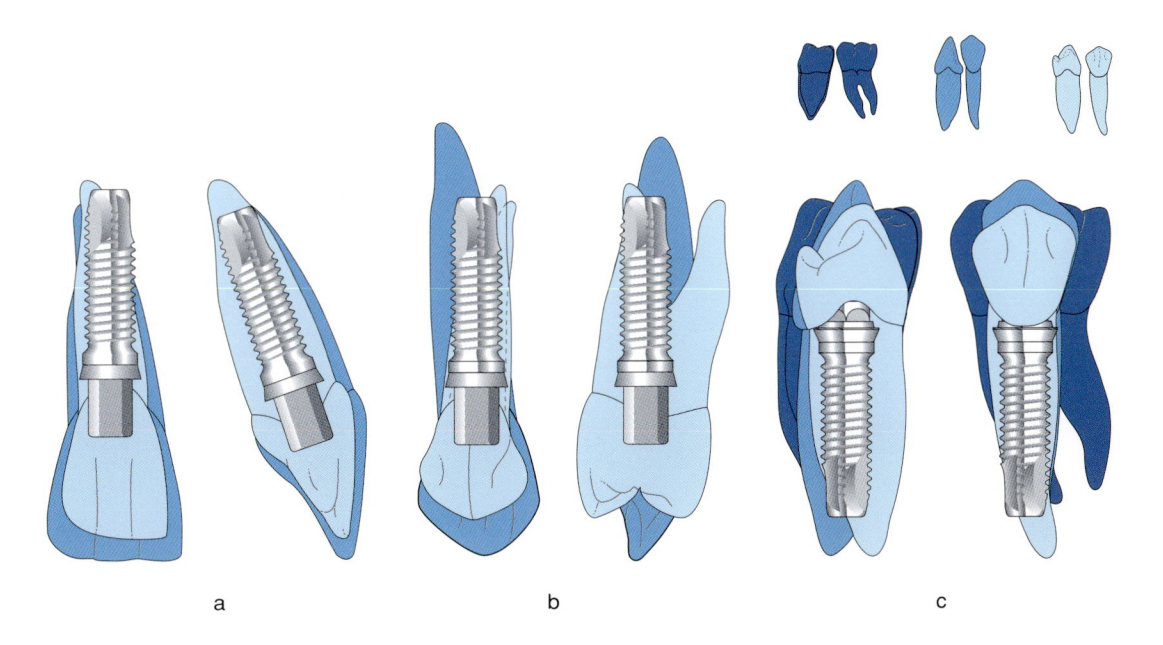

図4-2　(a〜c)さまざまな歯冠とレギュラープラットフォーム・インプラントの関係(インプラントにはセラワンアバットメントを連結)。

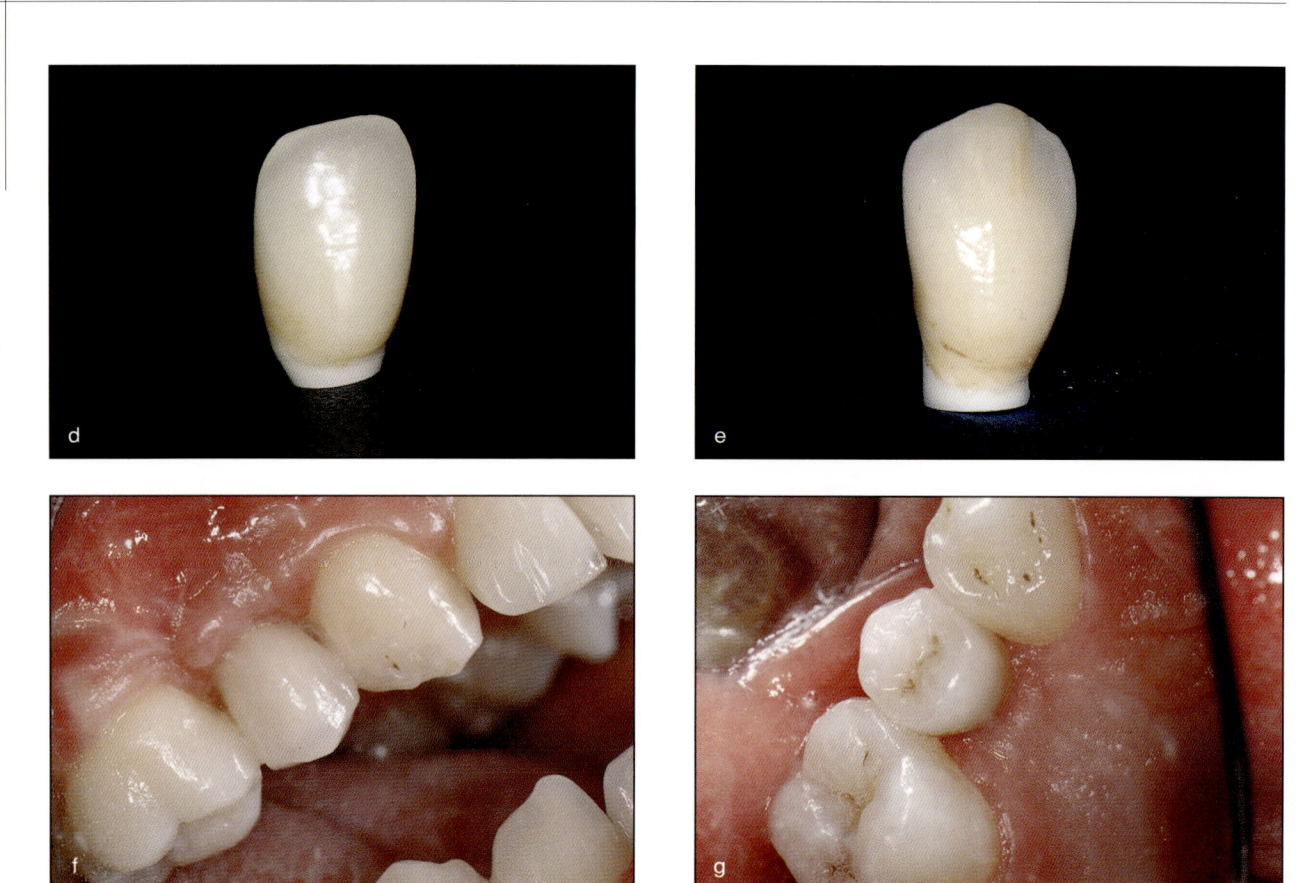

図4-2　(d、e)インプラント支持の上顎側切歯と犬歯。適切なインプラント埋入の重要性を示している。同じアバットメントの上に異なった歯をつくることができる。この2枚の写真から、インプラント埋入が適切ならば良好なエマージェンス・プロファイルが得られることがわかる。(f、g)上顎小臼歯に、インプラント支持の修復物を施した。レギュラープラットフォーム・インプラントで支持された人工歯冠と天然歯の寸法が類似している点に注意。

　もっともよく使われるインプラントのネジ山部分の直径は、3.75mmか4mmである。これらのインプラントの頭部、つまりカラーの部分では、直径は4.1mmと、やや大きくなる。さらに、スタンダード、エスティコーン、セラワン、そしてマイルスコーン(Nobel Biocare, Göteborg, Sweden)などのアバットメントを連結すると、インプラントの幅径はさらに増加し、最大で4.8mmにまで達する(図4-3)。

　今日ではさまざまな直径のインプラントが入手できるので、修復対象となる歯根や歯冠の形態に、より適合させやすくなった(図4-4)。直径の大きなインプラント(ワイドプラットフォーム、直径5.0または5.5mm)や直径の小さいインプラント(ナロープラットフォーム、直径3.3mm)が用意され、それぞれ主に大臼歯あるいは上顎側切歯や下顎中切歯に用いられる。さらには、支台歯形成が可能なアバットメントも開発され、修復する歯の多様な解剖学的形態に、より正確に適合させることができるようになった。このようなアバットメントは、審美的要求が大きい上顎前歯部においてとくに有用である。

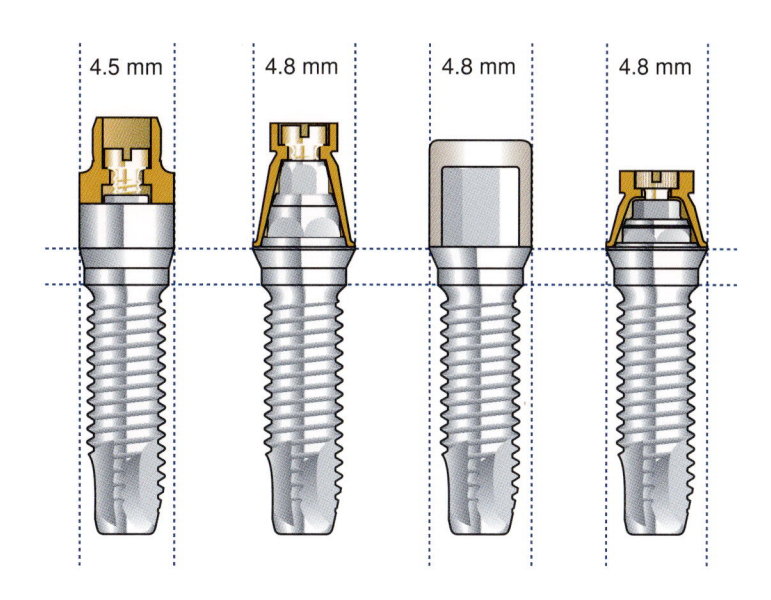

図4-3　ブローネマルクシステムのさまざまな既製アバットメントの幅径(レギュラープラットフォーム)。左から右へ：スタンダードアバットメント、エスティコーンアバットメント、セラワンアバットメント、そしてマイルスコーンアバットメント。

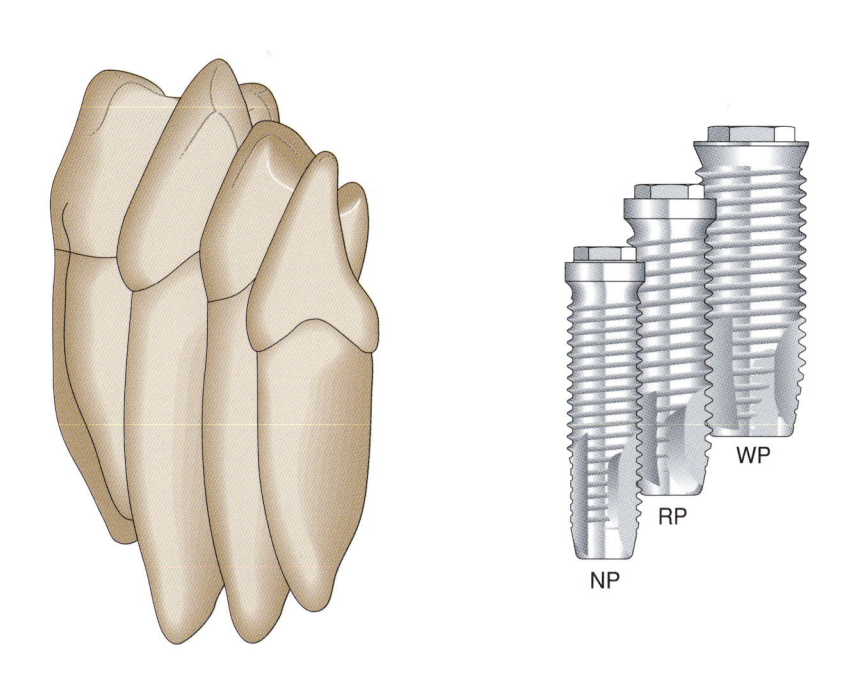

図4-4　ブローネマルクシステムのインプラントは、個々の歯根形態への適合性を高めるため、異なった直径をもつインプラントへと進化した。NPはナロープラットフォーム、RPはレギュラープラットフォーム、WPはワイドプラットフォーム。

たとえば、上顎中切歯を修復するときには、レギュラープラットフォーム・インプラントの上に、形態的にもっとも適したアバットメントを選んで連結すればよい（図4-5）。セラワン、セラダプト、タイアダプトなど、さまざまなアバットメントのなかから選ぶことができる。

もっとも問題が起こりやすいのは、上顎側切歯の修復である。ナローあるいはレギュラープラットフォーム・インプラントにセラワンアバットメントを連結すると、クラウンアバットメント・ジャンクションのレベルで直径が4.8mmとなり、天然歯根のCEJレベルでの平均的幅径よりも約0.5〜1.0mm大きくなる（図4-6）。このため、中切歯と犬歯の間のスペースがあまり大きくない場合は、ナロープラットフォーム・インプラントに支台歯形成可能なアバットメント（タイアダプト）を用いるのがベストである（図4-7）。

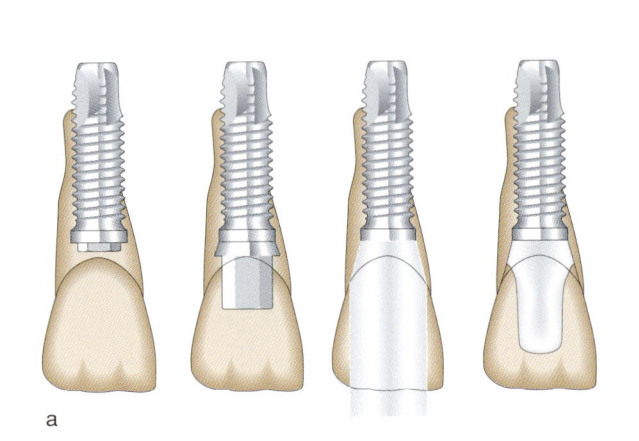

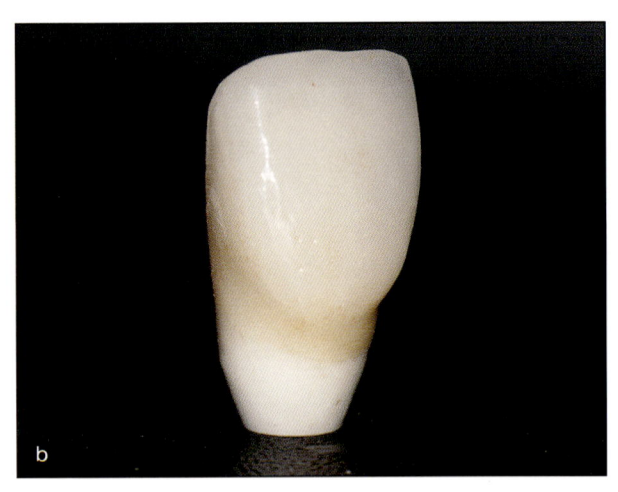

図4-5　(a)レギュラープラットフォーム・インプラントを用いた上顎中切歯の修復。セラワン、セラダプト、タイアダプトの各アバットメントを用いることができる。(b)セラダプトやタイアダプトアバットメントのほうが、天然歯のエマージェンス・プロファイルを再現するには適している。

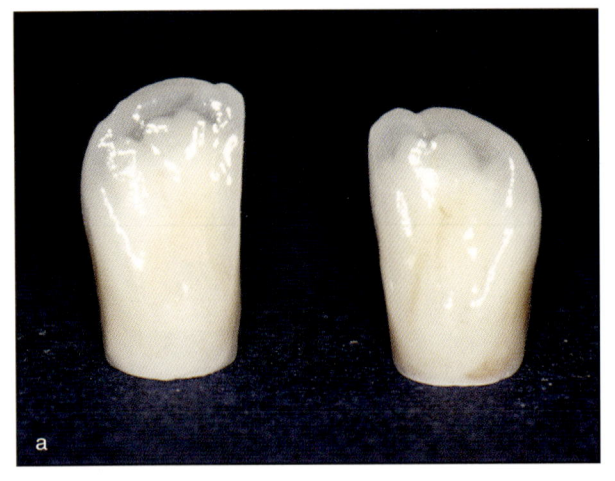

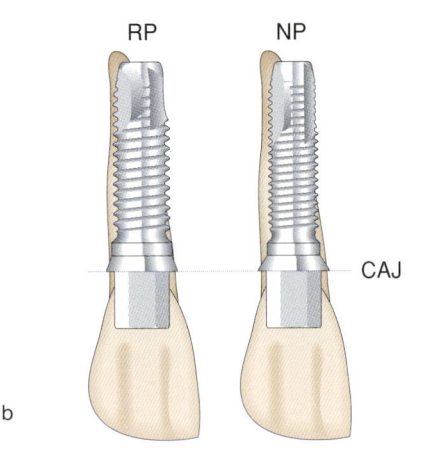

図4-6　(a)ナローならびにレギュラープラットフォーム・インプラントを用い、セラワンアバットメント上に作製した2本の上顎側切歯。この症例では、もっと幅径の小さいアバットメントを用いたほうが、あきらかにより良い結果が得られたであろう。(b)レギュラーおよびナロープラットフォーム・インプラント用のセラワンアバットメントの基底部の形態は同一である（直径＝4.8mm）。RPはレギュラープラットフォーム、NPはナロープラットフォーム、CAJはクラウンアバットメント・ジャンクション。

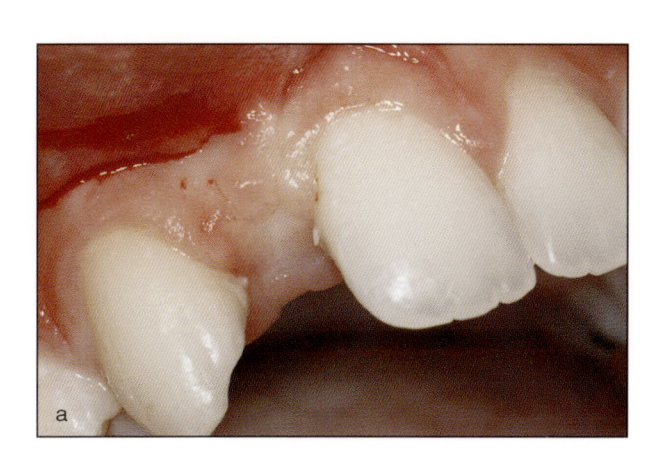

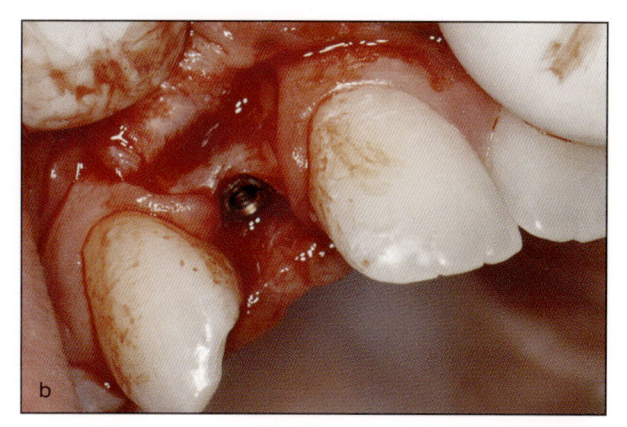

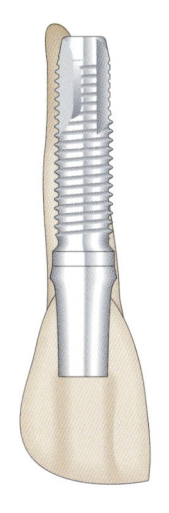

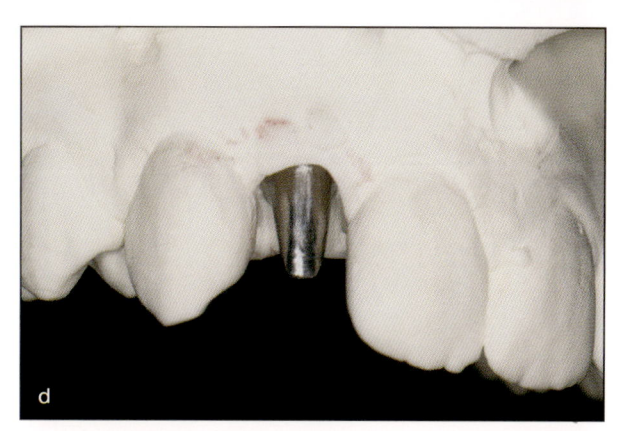

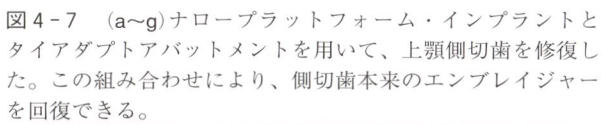

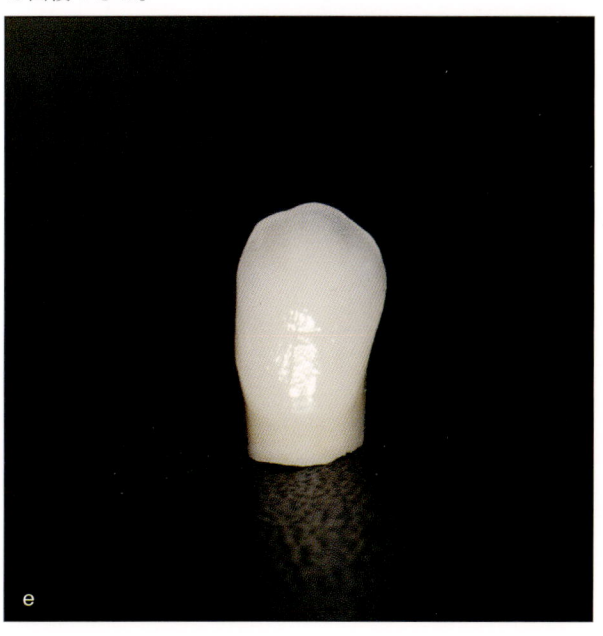

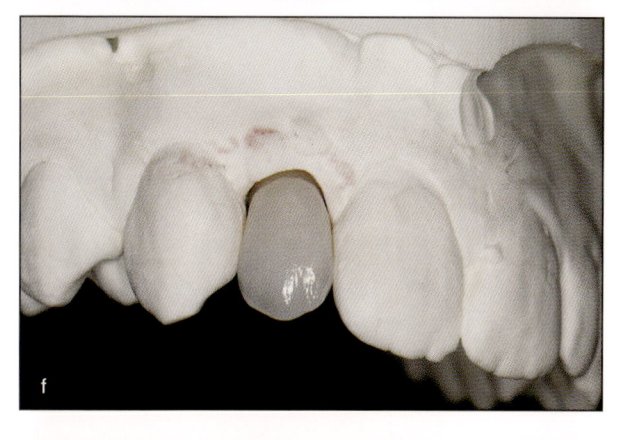

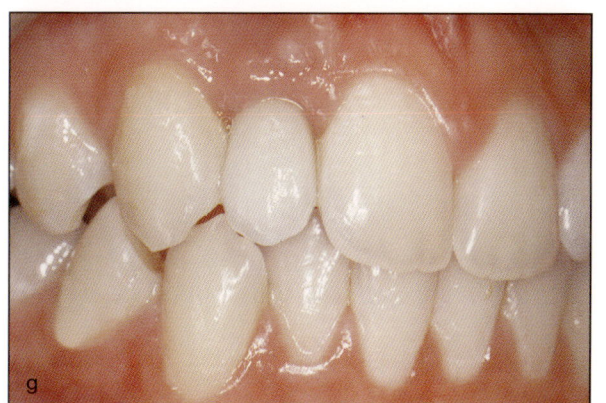

図4-7 （a～g）ナロープラットフォーム・インプラントとタイアダプトアバットメントを用いて、上顎側切歯を修復した。この組み合わせにより、側切歯本来のエンブレイジャーを回復できる。

大臼歯の単独歯欠損症例で両隣在歯間のスペースが狭いときには、レギュラープラットフォーム・インプラントを用いる(図4-8 a～c)。ただし、ワイドプラットフォーム・インプラントを用いることができれば、生体力学的により有利な状況が得られる。

ワイドプラットフォーム・アバットメントの幅径は天然歯の大臼歯の形態に近いため、より自然なエンブレイジャーを付与することができる(図4-8 d)。WheelerとAsh(1984)(表4-1参照)によると、上顎大臼歯歯頸部の平均的幅径は8 mmである。一方、ワイドプラットフォーム・アバットメントの基底部の幅径は6 mmであるため、天然歯の形態に適合させるには、近遠心側それぞれに1 mmずつの厚みを追加するだけですむ。

ワイドプラットフォームを用いるための絶対条件は、頰舌方向に十分な量の骨が存在することである。歯槽骨頂の頰舌的幅径が小さい場合、両隣在歯間の欠損スペースが十分に大きければ、レギュラープラットフォームまたはナロープラットフォーム・インプラントを2本用いてもよい(図4-9)。インプラントクラウンは通常、アバットメントを用いずに直接インプラントに連結することができ、根分岐部をもつデザインとなる。

欠損歯を取り巻く状況は、それぞれに異なっているため、外科担当医と補綴医の双方が、欠損スペースと補綴コンポーネントの寸法との関係を熟知しておく必要がある(図4-10)。インプラントシステムが発展していくにつれて、欠損部の修復がより効果的に行えるようになった。

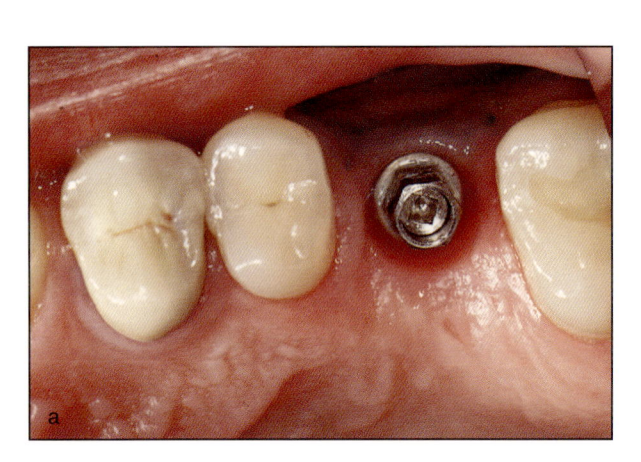

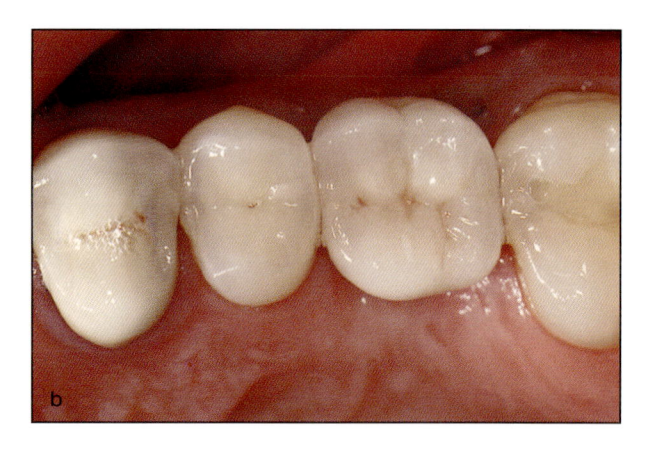

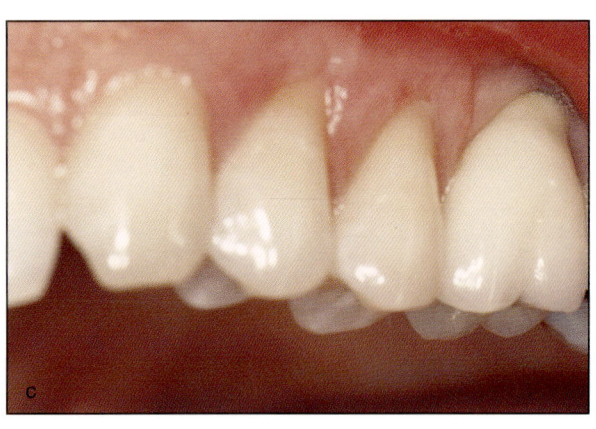

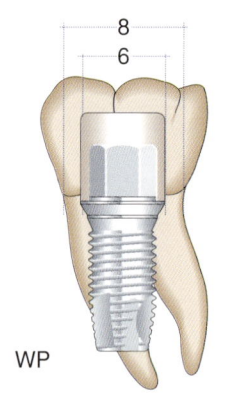

図4-8 (a～c)レギュラープラットフォーム・インプラントとセラワンアバットメントを用いて、上顎第一大臼歯を修復した。欠損スペースの近遠心径が通常より小さいため、レギュラープラットフォーム・インプラントを用いた。(d)ワイドプラットフォーム(WP)・インプラントにセラワンアバットメントを連結した状態と下顎大臼歯の関係を示すシェーマ。

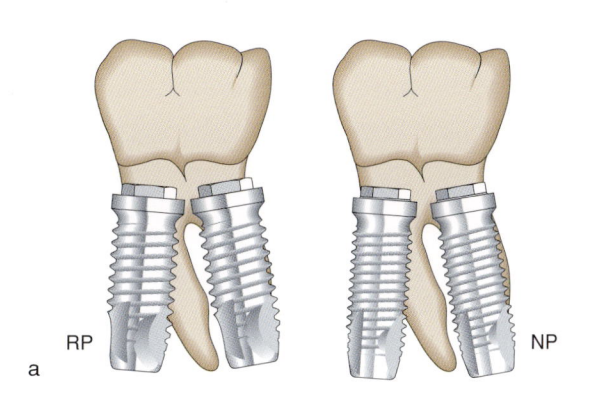

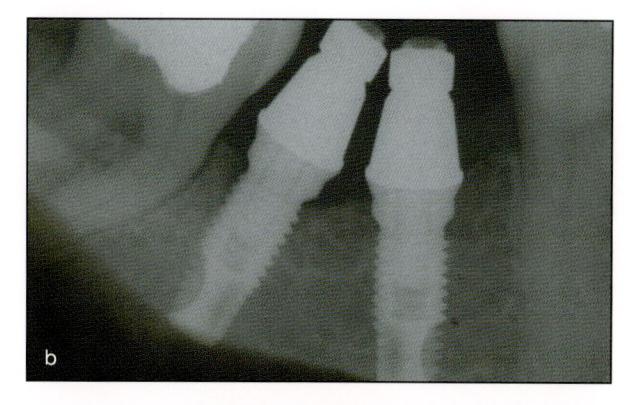

図4-9　(a)レギュラーあるいはナロープラットフォーム・インプラント(順に左と右)を2本用いて、大臼歯の複根を修復することができる。(b、c)この方法では、インプラントクラウンは根分岐部を有するデザインとなり、アバットメントを用いる場合と用いない場合がある。

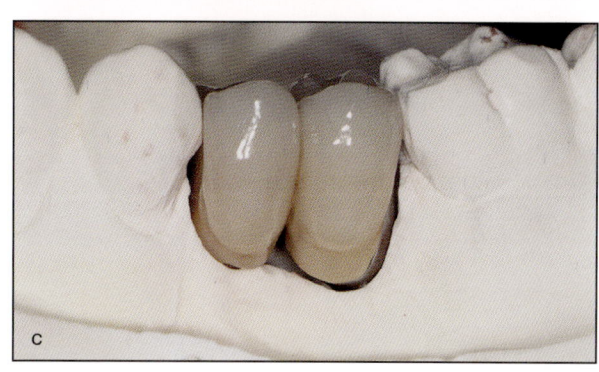

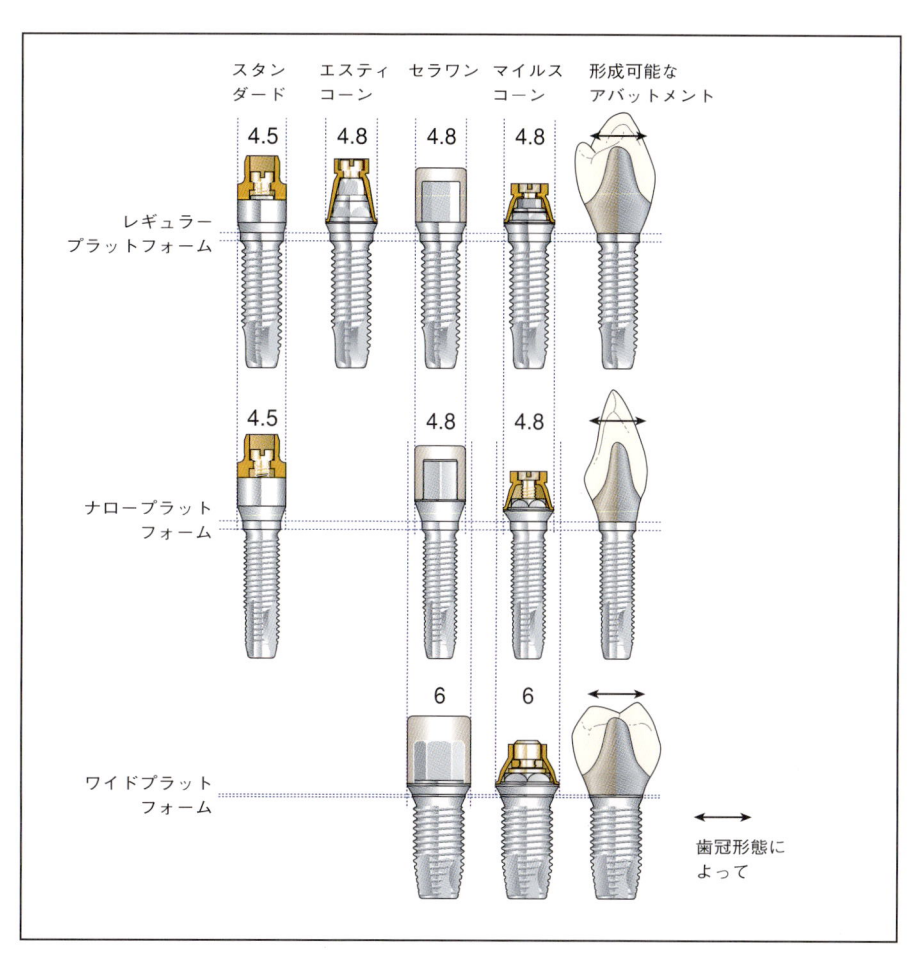

図4-10　さまざまな補綴コンポーネントの寸法(単位はmm)。

インプラント埋入時に考慮すべきこと

インプラント埋入時にどの程度の正確性が要求されるかは、個々の症例によって異なる。たとえば下顎無歯顎症例では、正確性が必要となるのは頬舌方向のみである。一方、部分欠損症例では、上顎や下顎との違い、隣在歯や対合歯の位置などにより、より正確な位置づけが必要となる。もっとも難しいのは単独歯欠損症例であり、とくに上顎前歯部の場合、1mm以下あるいは10度にも満たない位置異常でも、全体的な治療結果が不良となる危険性をはらんでいる（図4-11）。

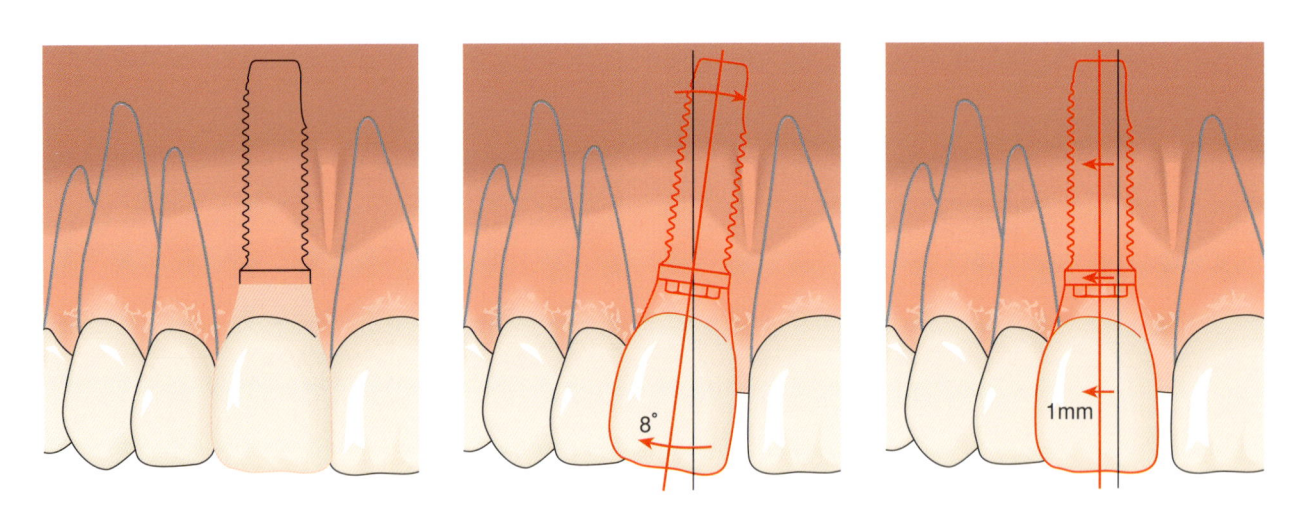

図4-11 上顎前歯部の単独歯欠損症例では、インプラントを理想的な位置と傾斜で埋入することが、きわめて重要である。

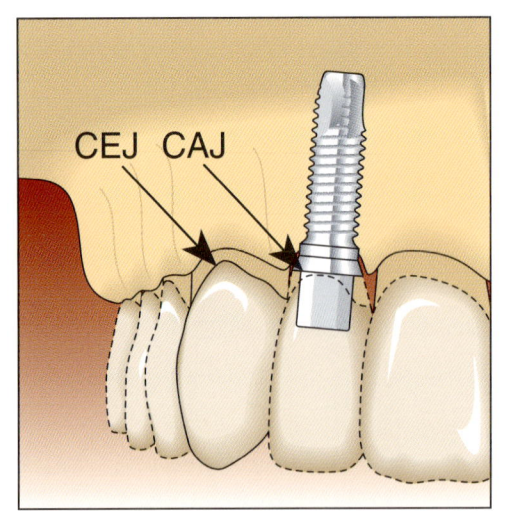

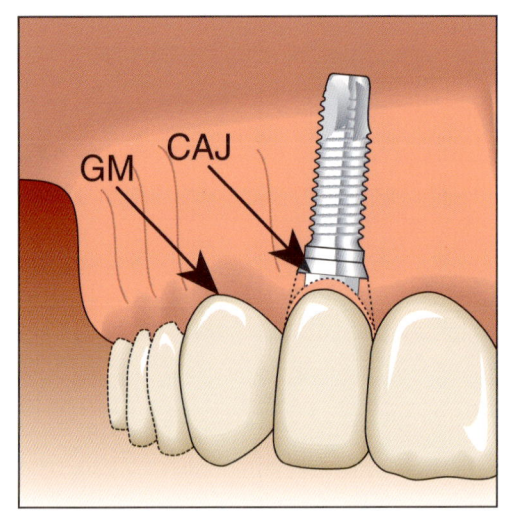

図4-12 隣在歯の歯周組織が正常な状態であるときのインプラントの理想的な位置。インプラント支持の修復物のクラウンアバットメント・ジャンクション（CAJ）は、隣在歯のセメント-エナメル境（CEJ）のもっとも根尖寄りの部分の高さとほぼ一致する。GMは歯肉縁（gingival margin）を意味する。

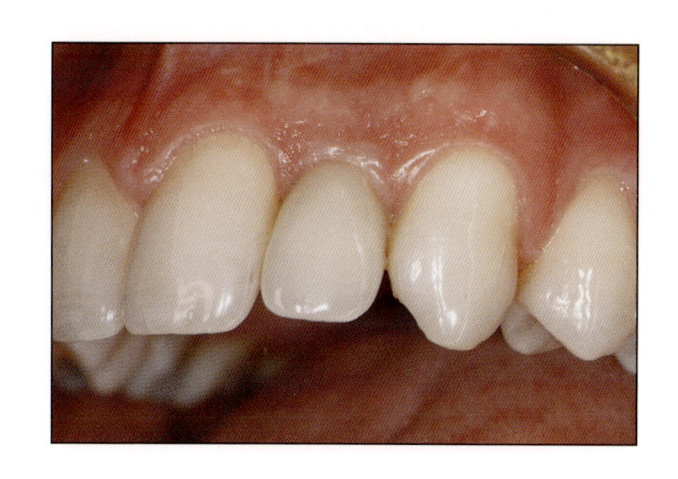

図4-13　歯周組織が正常な側切歯を修復した。

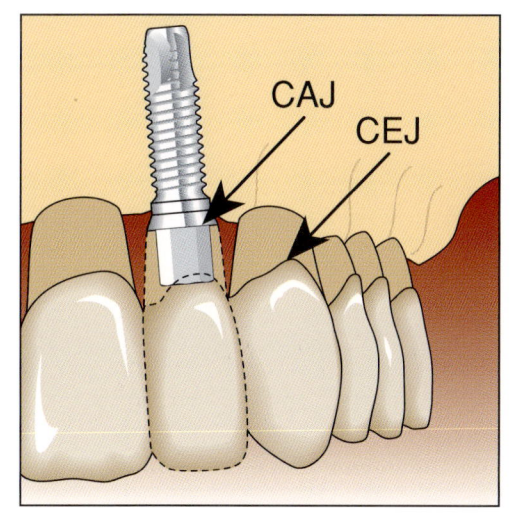

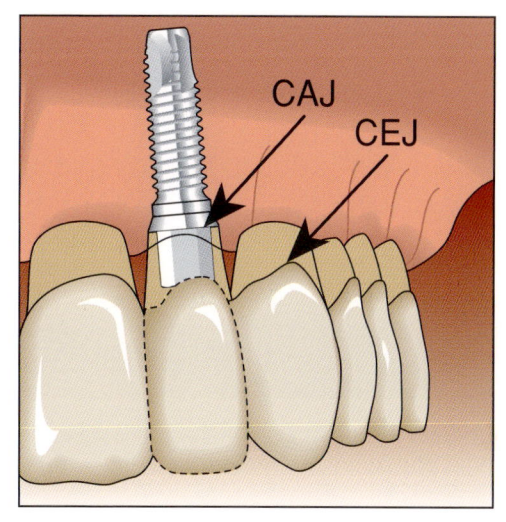

図4-14　隣在歯の歯周組織支持が減少している場合のインプラントの理想的な位置。クラウンアバットメント・ジャンクションは、少し歯肉縁下に位置づける。CAJ：クラウンアバットメント・ジャンクション、CEJ：セメント-エナメル境。

　上部構造をインプラントに装着して審美的に満足できる治療結果を得ることができるかどうかは、クラウンアバットメント・ジャンクションのもっとも歯冠寄りの部分を歯肉縁下約0.5〜3.0mmに位置づけられるかどうかにかかっている。すなわち、部分欠損症例で両隣在歯の歯組織支持が正常であるならば、クラウンアバットメント・ジャンクションの位置が隣在歯のCEJの最も根尖寄りの部分の高さと、ほぼ一致することが必要となる（図4-12、4-13）。

　隣在歯のCEJの位置が頬舌面と隣接面で著しく異なる場合には、クラウンアバットメント・ジャンクションをより深い位置（約3mm）に設定しなければならない。また、歯周組織支持が減少し、歯根面が露出しているような症例では、歯周組織が正常な場合よりも浅い位置にクラウンアバットメント・ジャンクションを設定することが多いが、やはり歯肉縁下（約1〜2mm）に位置させるようにしなけれ

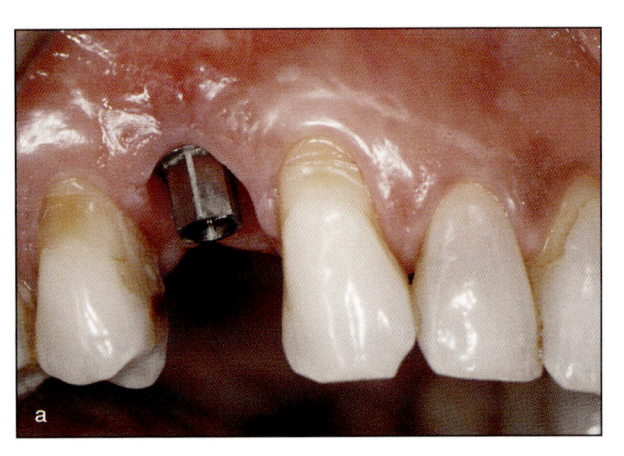

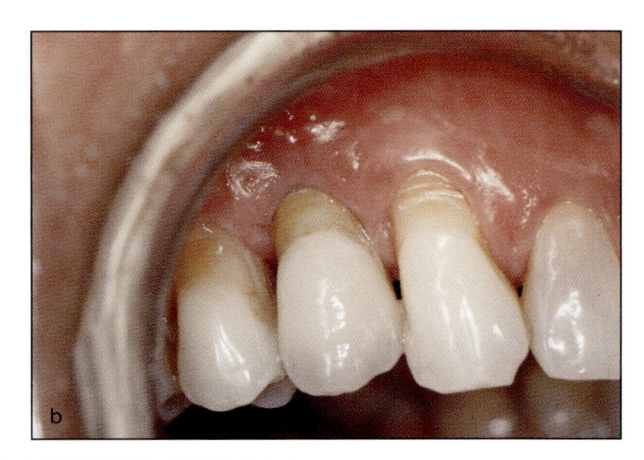

図4-15 (a、b)歯周組織支持の減少が認められる症例に、第一小臼歯と側切歯の修復を施した。

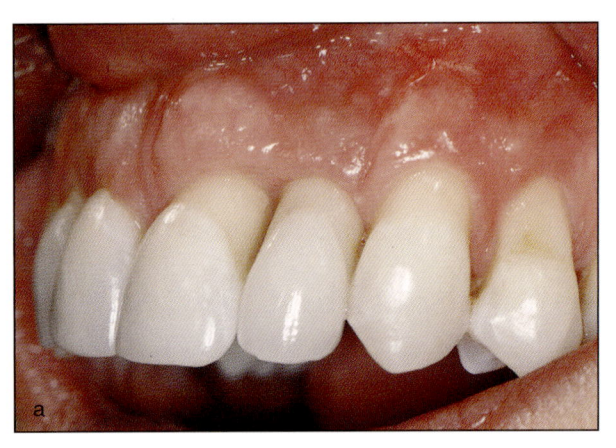

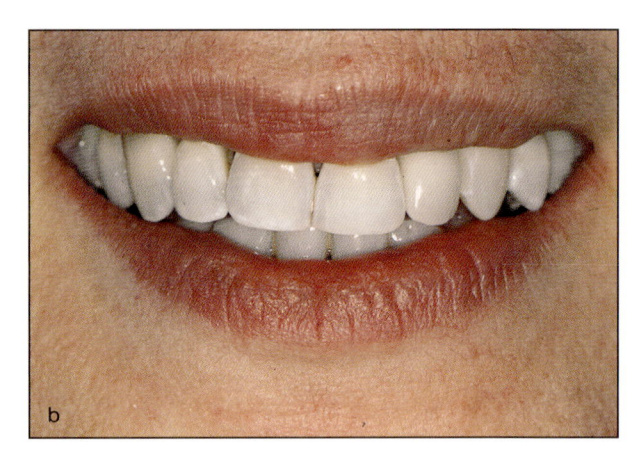

図4-16 (a、b)インプラントを正確に位置づけることにより、これらの歯に自然観を与えることができた。

ばならない(図4-14〜4-16)。

このような位置にクラウンアバットメント・ジャンクションを設定するためのインプラント埋入法については、第6章で詳細に紹介する。

下顎前歯部を除き、前歯部または小臼歯部でインプラント補綴を行う場合、インプラント間の理想的な近遠心的距離は、通常、7〜12mm(表4-1参照)である。個々のインプラントが1つの歯冠を支持するときには、距離が最小(7mm)となり、2本のインプラント間にポンティックを設けるならば距離を より大きくとる。また、大臼歯部では、インプラント間距離を9mmとする(図4-17〜4-19)。この考え方は、無歯顎症例、部分欠損症例のいずれにも適用することができる。

リッジオーグメンテーションを行うと、第二次手術時に高度な軟組織マネージメントができるため、より正確なインプラントの位置設定が可能となる。その結果、エマージェンス・プロファイル、機能、生体力学、発音、審美性などの点で、よりすぐれたインプラント補綴を行うことができる。

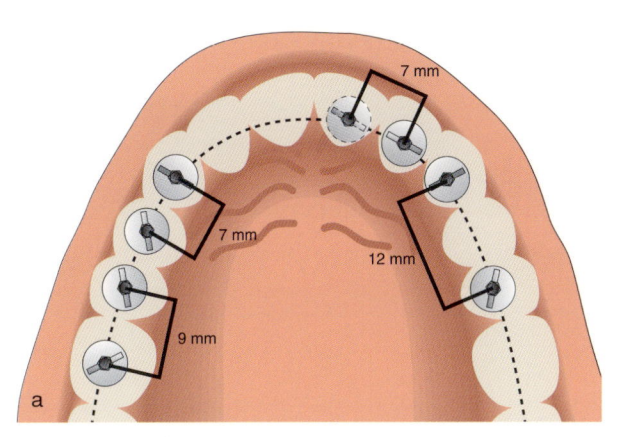

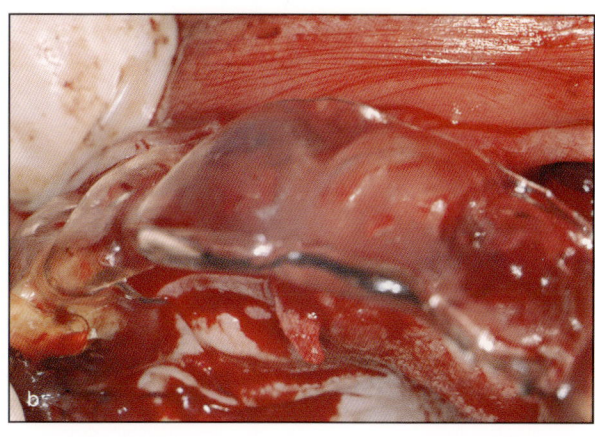

図4-17　(a)上顎歯列のさまざまな部位に埋入するインプラント間の適正な距離を示すシェーマ。(b)上顎無歯顎症例の手術に用いるサージカルガイド(口腔内写真)。

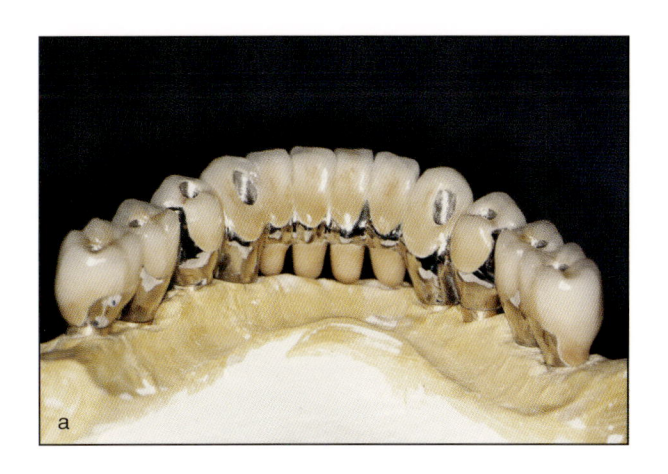

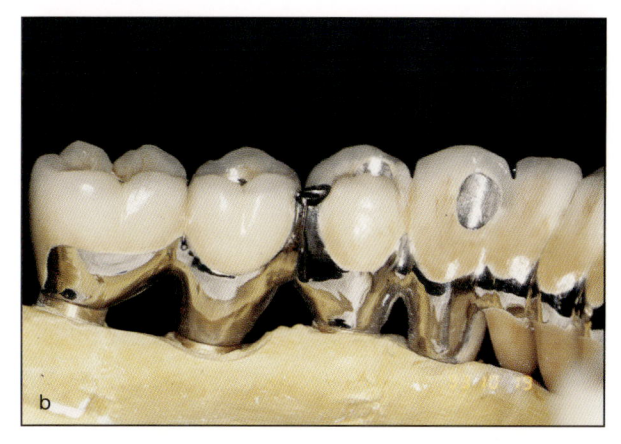

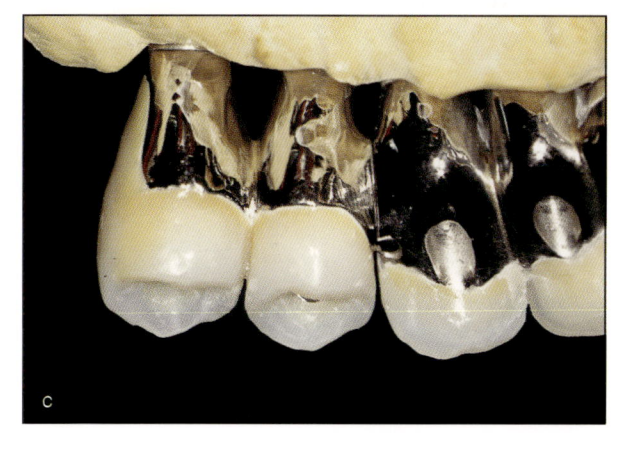

図4-18　(a～c)本文中で述べた考え方にしたがって行ったインプラント補綴。インプラント間のスペースが十分に設けてある。また、適正な埋入角度によって、生理的なエンブレイジャーが得られるとともに、審美補綴を行うことができた。

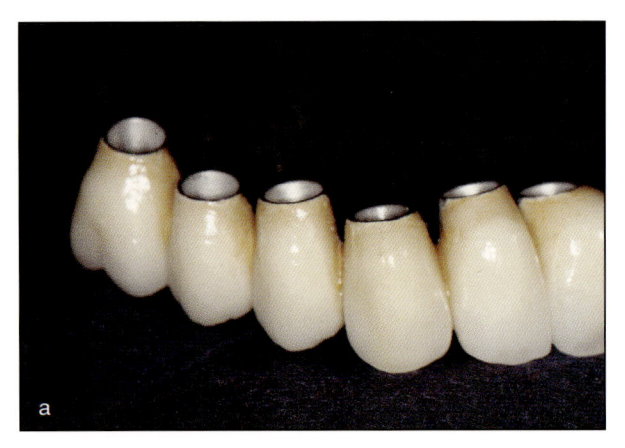

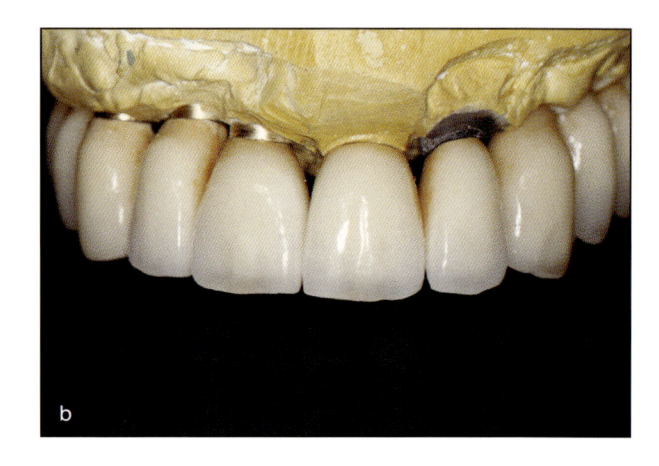

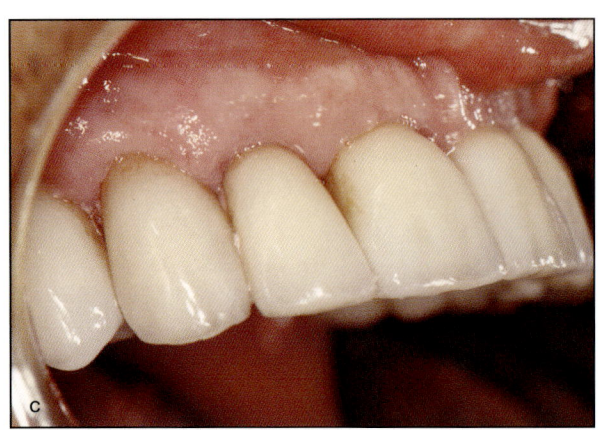

図4-19 (a～c)適正な傾斜と適正なインプラント間スペース(フィクスチャーの中央から隣在するフィクスチャーの中央までが7mm、大臼歯部では9mm)を与えることにより、審美的、機能的に最適な治療結果を得ることができる。

インプラント間のスペースと角度

　インプラントやアバットメントは、種類があるので歯のさまざまな形態に合わせることができるとはいえ、骨内へのインプラント埋入は、骨吸収の度合いで決まる局所の骨形態に、どうしても左右される。インプラント埋入では2つのキー・ファクター、すなわちインプラント間のスペースと角度が治療結果に大きな影響を与える。

　すべての歯がそろった天然歯列では、切歯、犬歯、小臼歯の中心から中心までの距離は7～8.5mmの間で、人によってさまざまである。また、小臼歯と大臼歯、大臼歯と大臼歯の間の距離は9～12mmの間となる(図4-17)。

　上顎用のサージカルテンプレートは、通常、水平的骨吸収の量を考慮に入れず、歯の理想的な位置を基準として作製されている(図4-20)。ところが、骨吸収が顕著な症例では、顎骨の円周が小さくなり、インプラント埋入に不利な状況となる。少なくとも審美的見地からすると、このような状況への適切な臨床的対応は、インプラント支持の固定式ブリッジに用いるアバットメントの本数を減らすことである(図4-21～4-22)。

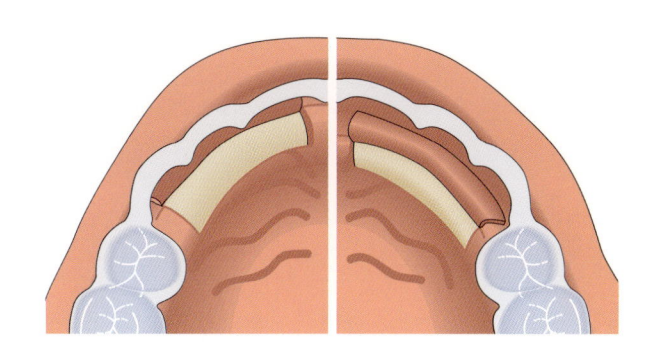

図4-20 程度の異なる骨吸収とサージカルテンプレートの関係を示すシェーマ。

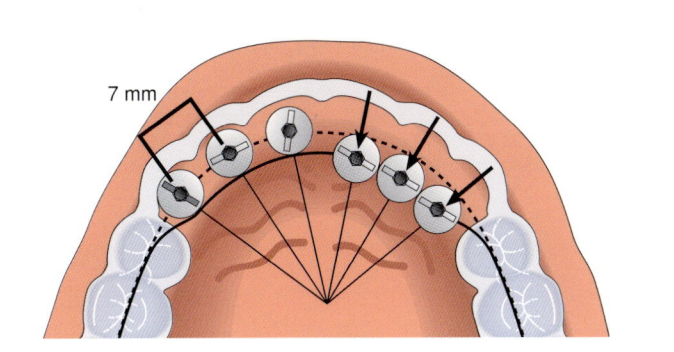

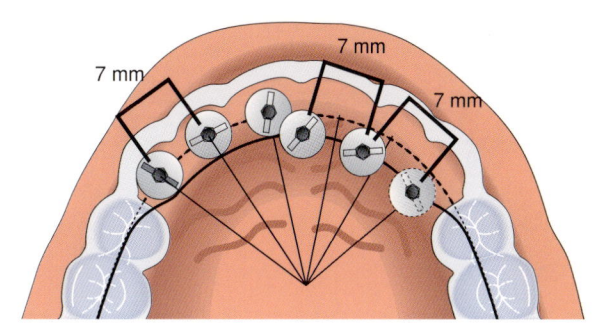

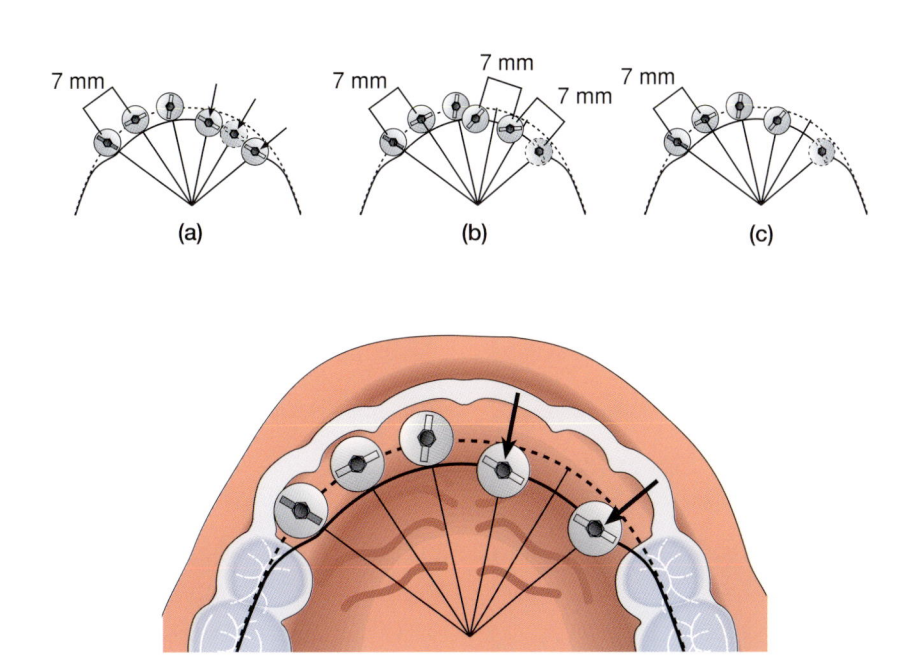

(a)　　　　　(b)　　　　　(c)

図4-21 (a〜c)上顎での水平的骨吸収と、その結果として生じるインプラント埋入上の問題を示すシェーマ。

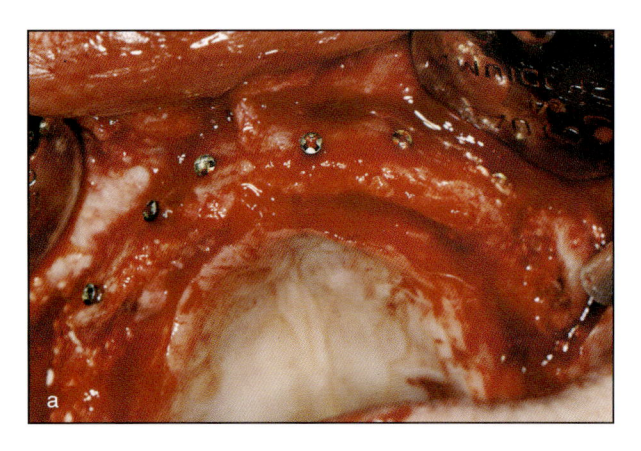

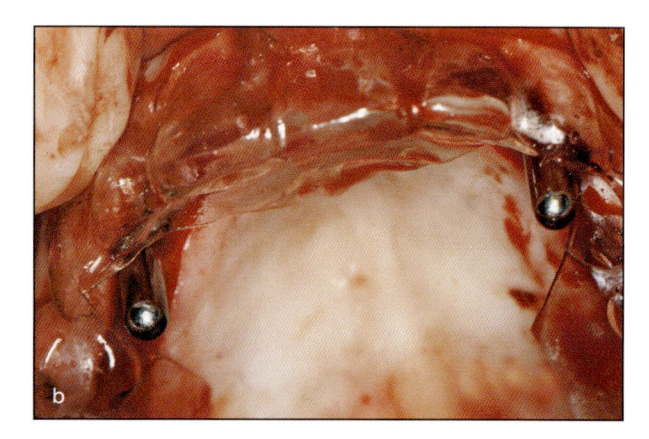

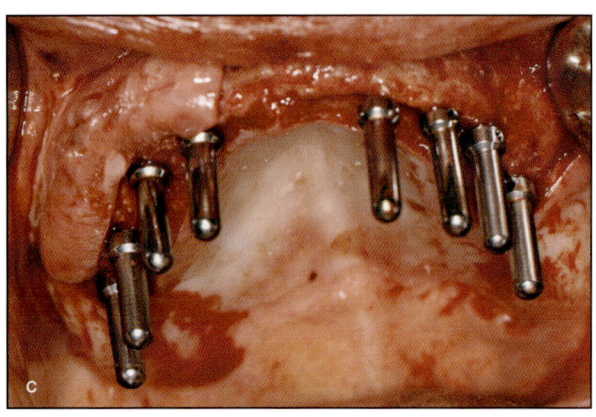

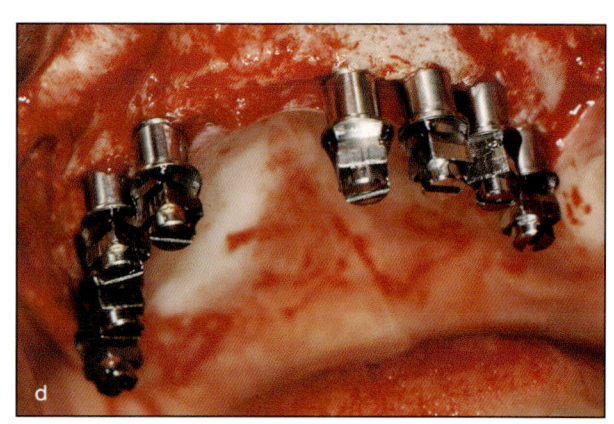

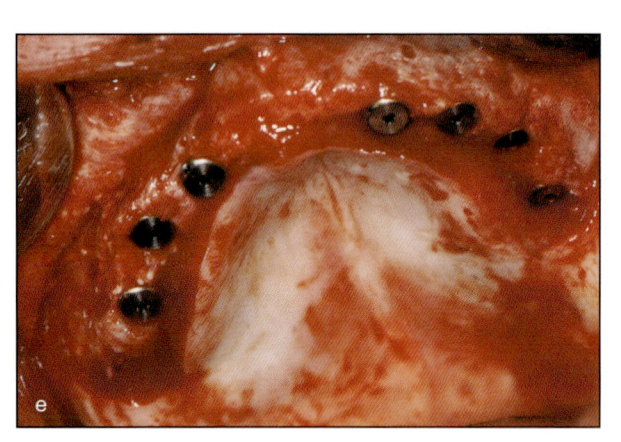

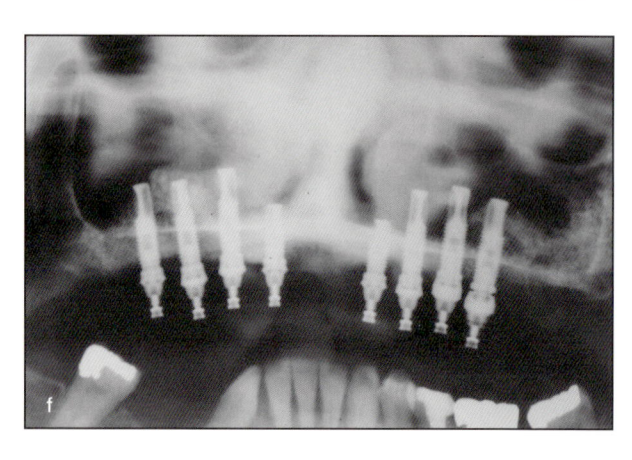

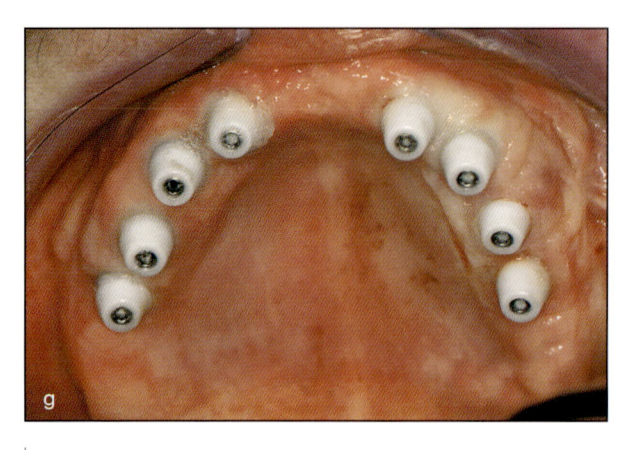

図4-22 (a～g)高度な骨吸収の起こった上顎に骨移植（オンレーグラフトとサイナスリフト）を行って治療した。インプラント埋入は、犬歯部から開始し、側切歯、そして小臼歯へと進めた。中切歯の領域にはインプラントを埋入しなかったが、これにより、ポンティック、リップサポート、審美性などの点で、補綴治療に柔軟性をもたせることができた。（骨移植：P. K. Moy、インプラント埋入：P. Palacci、第二次手術と補綴治療：J-L. Vionnet）。

咬合：咬頭対小窩の関係

　歯は通常、咬頭対小窩の関係を保って咬合し、その結果、軸方向に荷重が加わることが多い。ところが、インプラント治療後では、顎骨が水平的ならびに垂直的骨吸収を示すことが多く、結果として上下顎の位置関係が変化することになる（図4-23、4-24）。

　前章で述べたように、インプラントに対しては軸方向の荷重が望ましい。したがって、インプラント埋入時には、対合歯列に対してできる限り軸方向の荷重が加わるように常に配慮すべきである。小臼歯ならびに大臼歯部では、インプラントに軸方向の荷重が加わるようにすると、クロスバイトになることが多い（図4-25）。

前歯部への埋入

　審美的および生体力学的に最適な治療結果を得るためにもっとも重要な要素の1つは、外科と補綴の治療計画のすり合わせである。前歯部では、アクセスホールが人工歯冠の切縁の舌側、あるいは口蓋側に開口するようにインプラントを埋入しなければならない（図4-26）。インプラントの埋入角度に顕著な差異があると、良好な審美性が得られにくくなる（図4-27）。審美性を得るためには、複数のインプラントを埋入する場合、互いにある程度の平行性をもたせるべきである。このため、最初に埋入するインプラントをどの位置にするか、どのくらいの傾斜にするかによって、続いて埋入するインプラントがその影響を受けることになる。

　以上に述べたインプラント埋入のガイドラインは、小臼歯ならびに大臼歯部にも適用することができる。

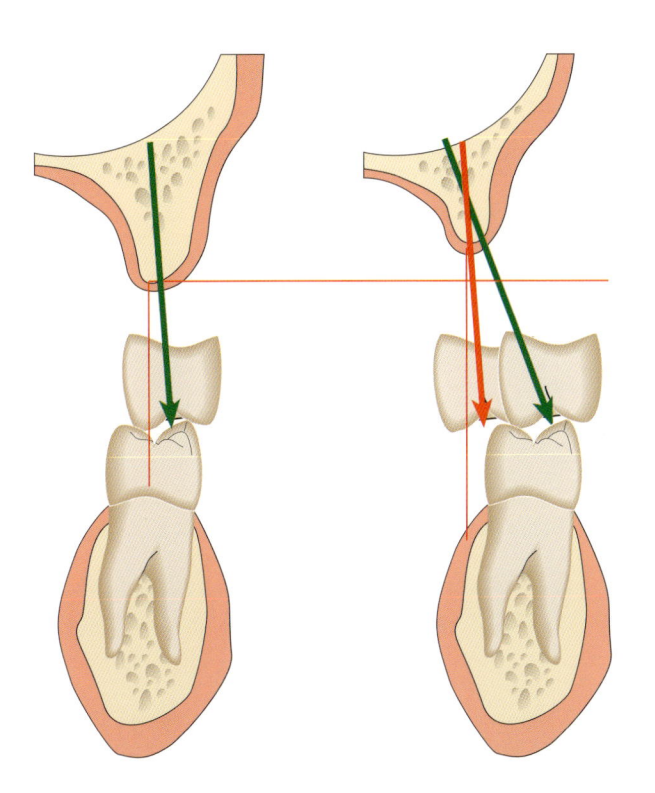

図4-23　適切な上下顎間関係と水平的ならびに垂直的骨吸収によってあまり適切ではなくなった顎間関係を示すシェーマ。

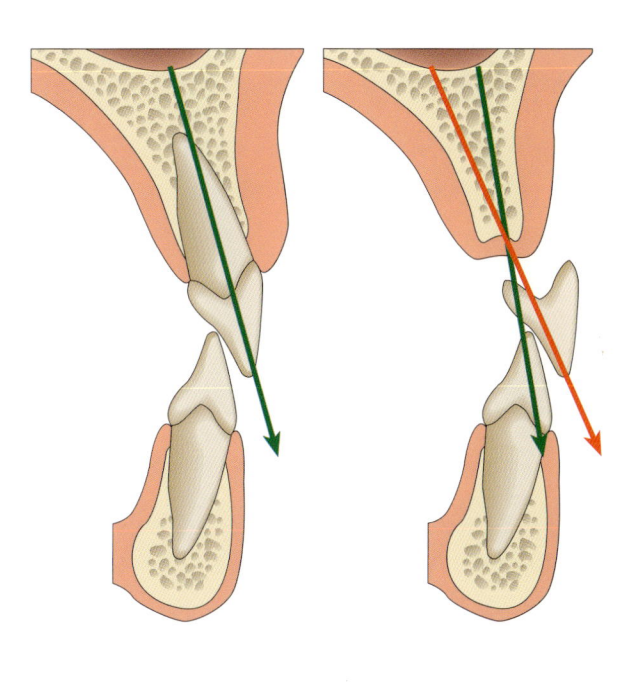

図4-24　上顎前歯部でアクセスホールを適切な位置に開口させるためにはインプラントの埋入角度が重要であることを示すシェーマ。

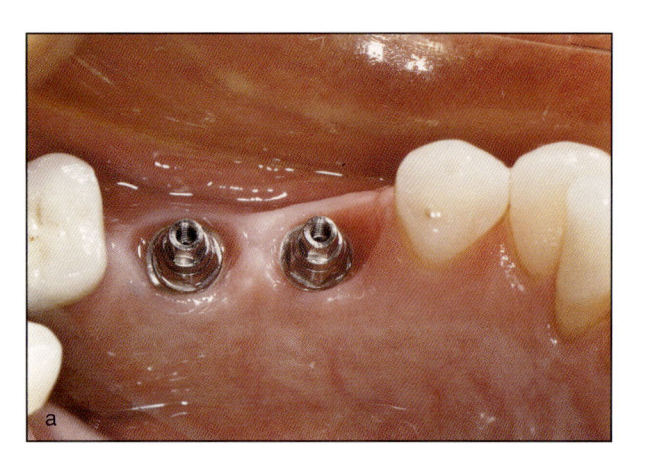

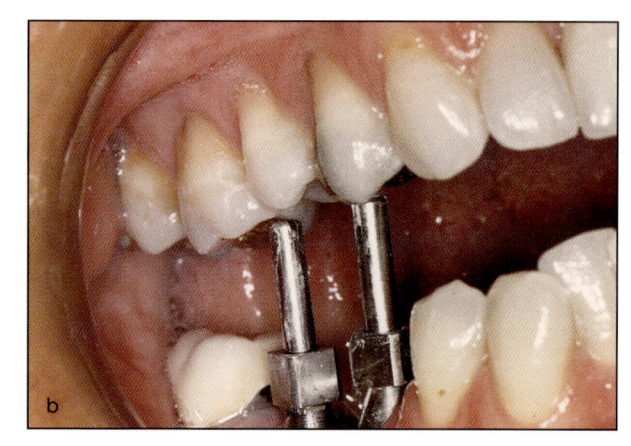

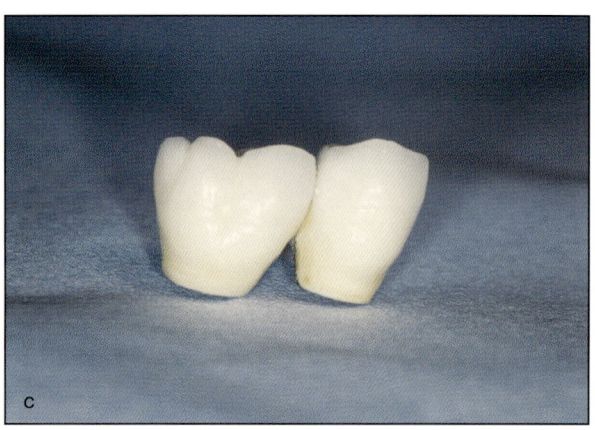

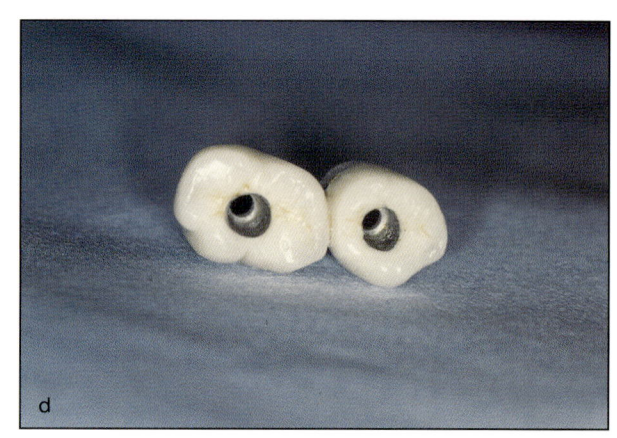

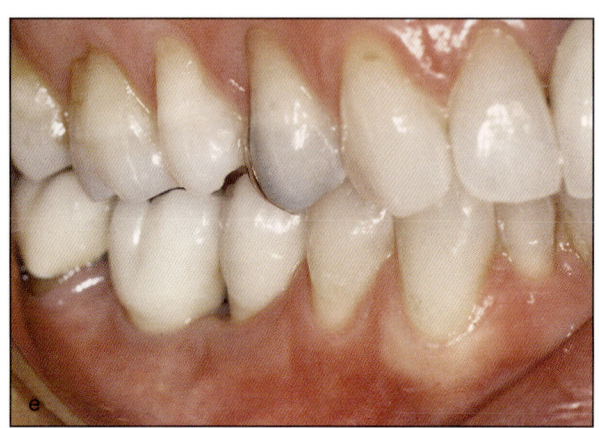

図4-25 （a〜e）下顎小臼歯と大臼歯の修復。この2本のインプラントの中心から中心までの距離は9mmである。2本のインプレッションコーピングが連結されている臨床写真では、咬頭対小窩の関係が示されている。また、インプラントの位置が適切であることから、良好な歯冠形態となっている。

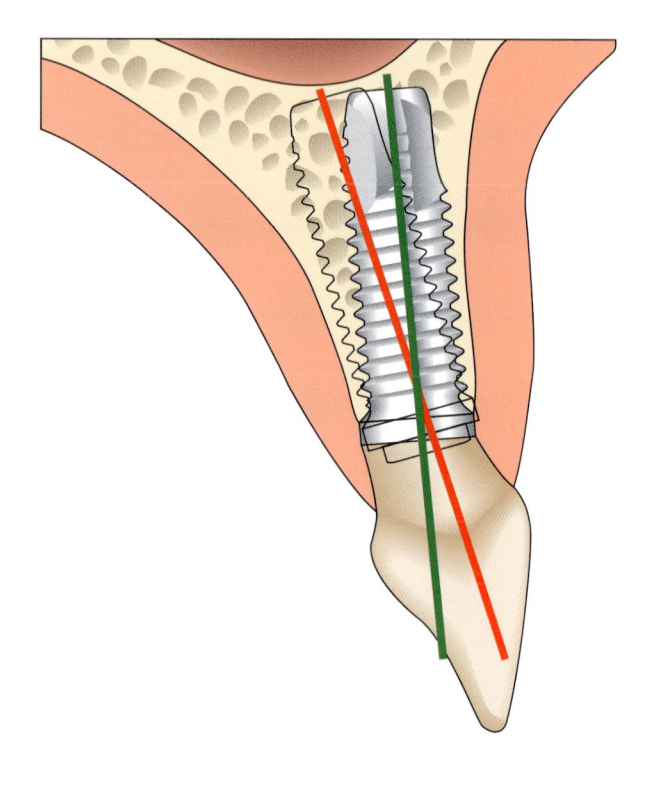

図4-26 上顎前歯部の治療では、インプラントがわずかに唇側に傾斜し過ぎるだけで、治療の成功が危うくなる可能性がある。

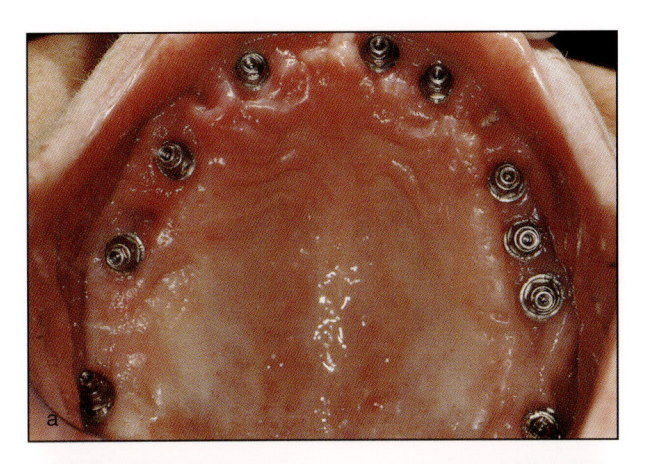

図4-27 （a〜e）本章で提示した最適なインプラント埋入の概念を示す臨床症例。(a)と(b〜e)のどちらの症例においても、最適なインプラント埋入が行われている。インプラント間のスペースならびに角度が適切に付与されているため、エマージェンス・プロファイルと歯冠形態が最適なものとなっている。

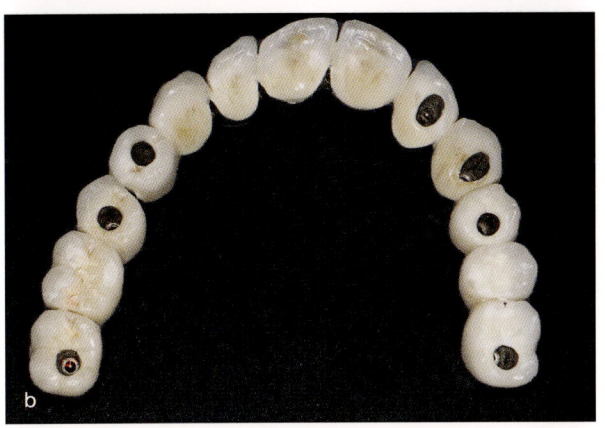

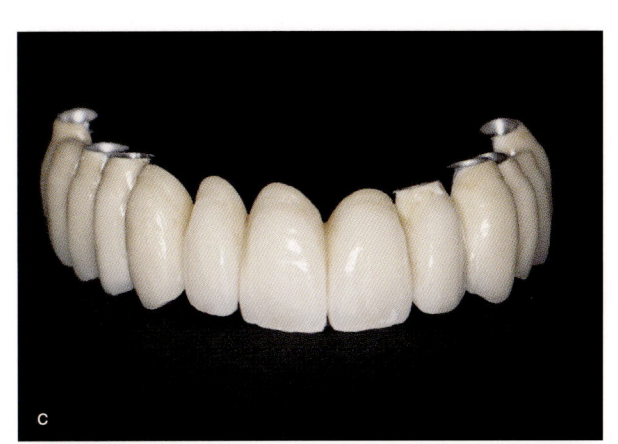

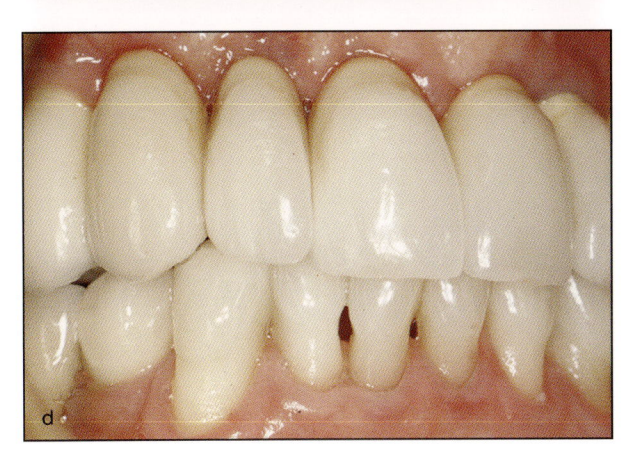

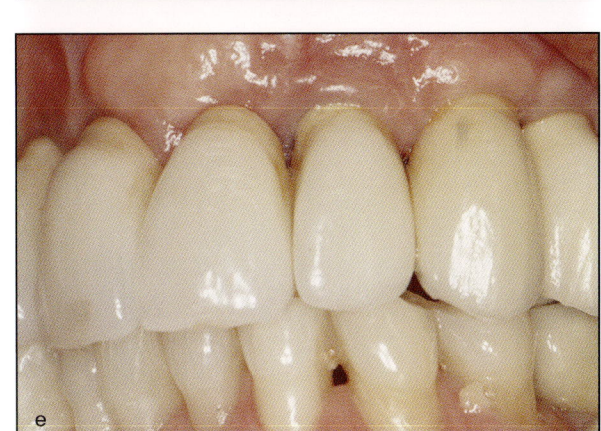

結論

　個々の部位における解剖学的制約を受け入れながらも、生物学的、生体力学的ならびに審美的要素を考慮し、最適なインプラント埋入を行いやすくするため、新しいコンポーネント類が開発された。これらのコンポーネントの特徴ならびに使用法については、第9章で述べる。

参考文献

Wheeler RC, Ash M (eds). Wheeler's Atlas of Tooth Form, ed 4. Philadelphia: Saunders, 1984.

第5章

上顎前歯部の分類法

Patrick Palacci, DDS, Ingvar Ericsson, LDS, Odont Dr

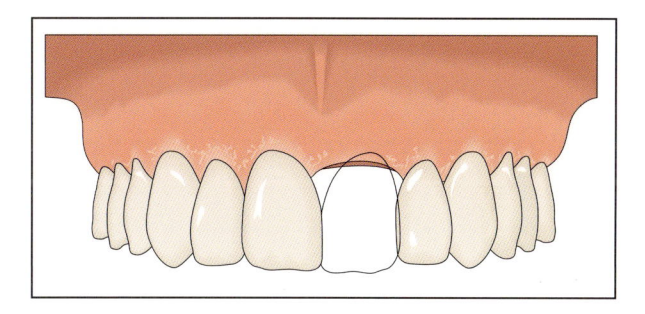

1985年にLekholmとZarbは、インプラントの支持力を分析するため、骨形態と骨質による顎骨の分類法を提示した。この分類では、下顎骨と上顎骨を横断面の形態により、5つのグループに分けた（図5-1）：

A．歯槽骨の大部分が存在する。
B．残存歯槽骨頂が中等度の吸収を示している。
C．残存歯槽骨頂が高度な吸収を示している（基底骨のみが残存している）。
D．基底骨が軽度の吸収を示している。
E．基底骨が著しく吸収している。

また、骨質については4つのグループに分類している：

1．顎骨のほとんどが均質な緻密骨で構成されている。
2．皮質骨の厚い層が緻密な海綿骨を取り囲んでいる。
3．皮質骨の薄い層が緻密な海綿骨を取り囲んでいる。
4．皮質骨の薄い層が密度の低い海綿骨を取り囲んでいる。

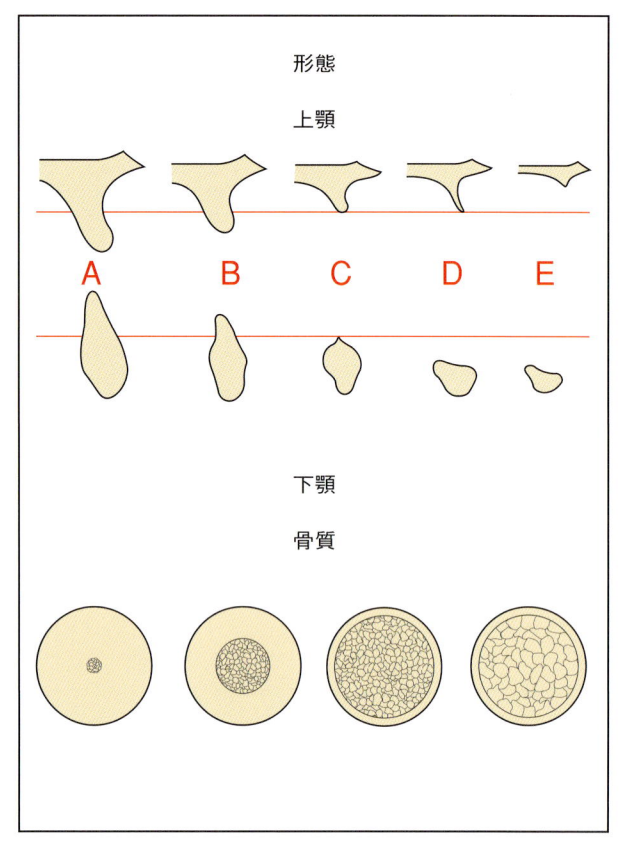

図5-1　LekholmとZarbによる骨形態と骨質の分類（1985）。

この分類に加え、顎堤粘膜の厚みも考慮に入れる必要がある。

LekholmとZarbの分類を用いると、顎骨の形態と骨質によってどのような外科手術法が適しているかがわかる。しかしながら、上顎前歯部においては、リップラインの高低や口唇の可動域を考慮に入れなければならない。すなわち、リップラインの位置や口唇の可動域の広さによっては、最適な審美性を追求するために新たな外科手術を行う必要性が生じる。

Seibert（1983）によると、歯牙欠損部の顎堤欠損は3つに分類することができる（図5-2）。

1．Ⅰ級：頬舌的な顎堤の喪失が認められ、垂直的な高さは正常である。
2．Ⅱ級：垂直的な顎堤の喪失が認められ、頬舌的な幅は正常である。
3．Ⅲ級：Ⅰ級とⅡ級の組み合わせ（高さと幅の両方を喪失）。

歯間乳頭は、2本の歯の間にある歯周軟組織の一部であり、セメント-エナメル境（CEJ）の歯冠側に位置している（図5-3）。その形態は、(1)歯と歯のコンタクトの仕方、(2)歯の隣接面の幅、そして(3)CEJの走行に、よって決まる。このため、歯列の前歯部においては、歯間乳頭はピラミッド状または円錐形となる。

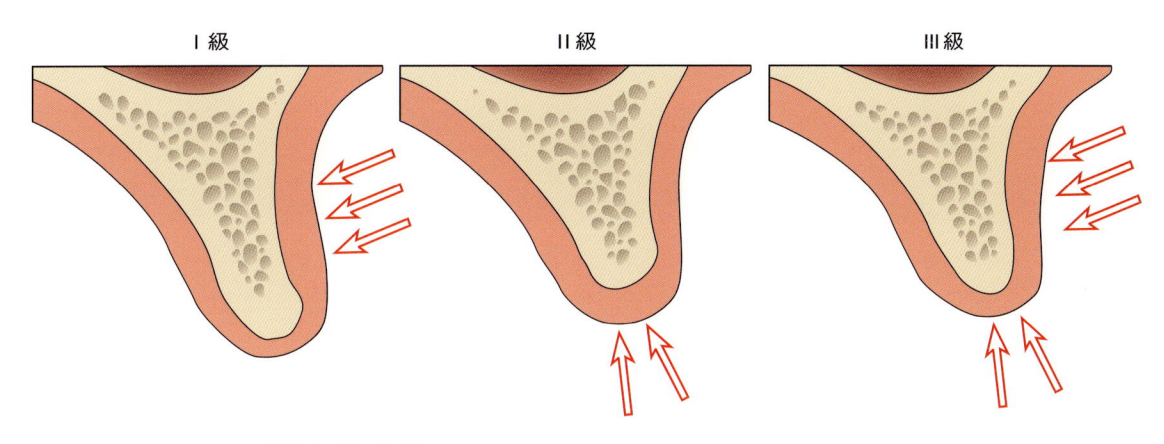

図5-2　Seibert(1983)による顎堤欠損の分類。

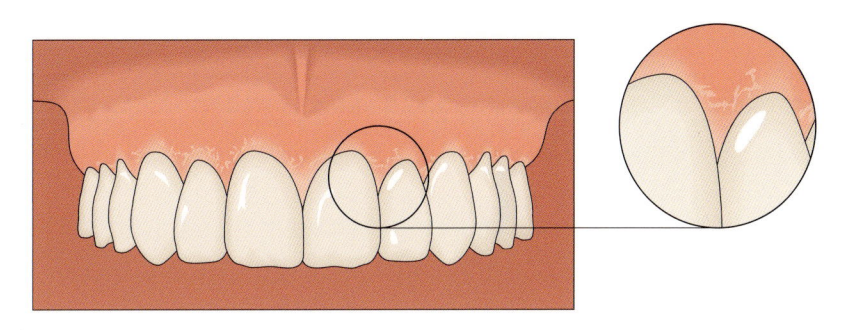

図5-3　歯間乳頭。

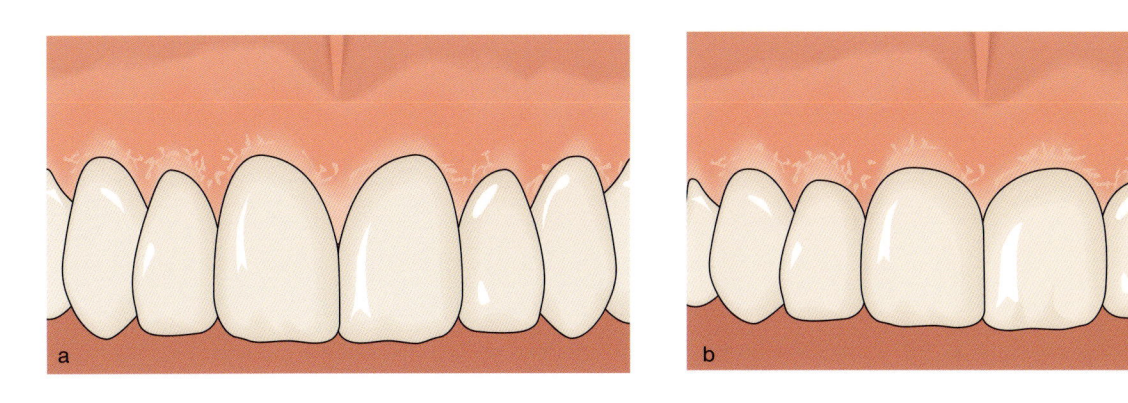

図5-4　(a)"スキャロップ状に薄い"歯肉構造。(b)"平坦で厚い"歯肉構造。

　歯肉には大きく分けて、"スキャロップ状に薄い"構造と"平坦で厚い"構造の2つのタイプがあると、文献(たとえばOlssonとLindhe 1991、Olssonら1993、ならびにSeibertとLindhe 1997)に記されている(図5-4)。歯肉構造は、主として歯の形態ならびに隣接面のコンタクトエリアの位置と大きさによって決定される。

上顎前歯部の分類法

図5-5〜5-8 軟組織と硬組織の垂直的高径の分類。

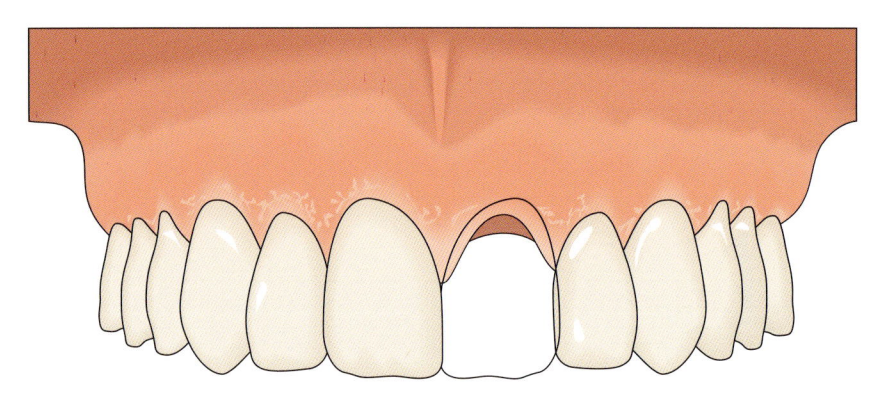

図5-5 クラスⅠ。

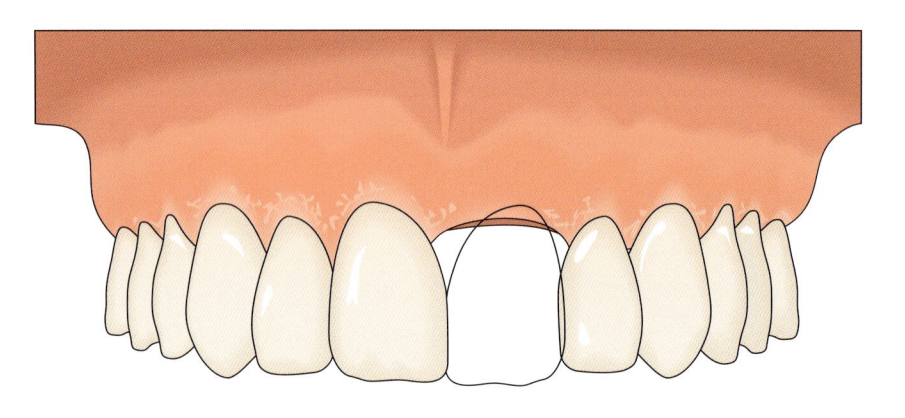

図5-6 クラスⅡ。

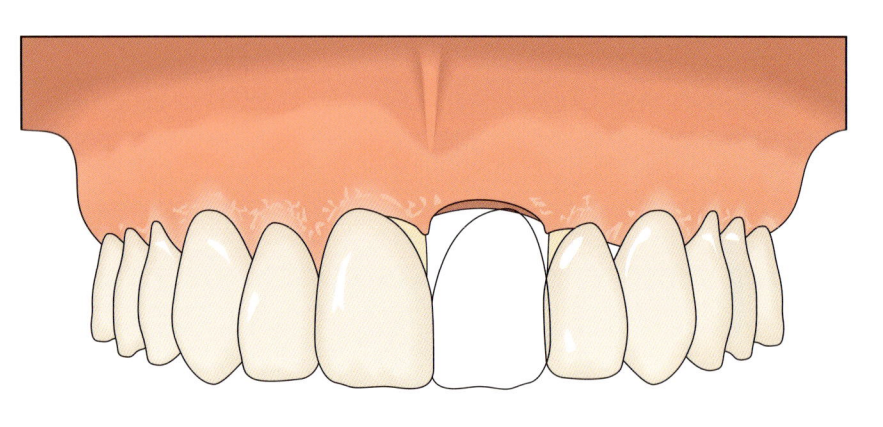

図5-7 クラスⅢ。

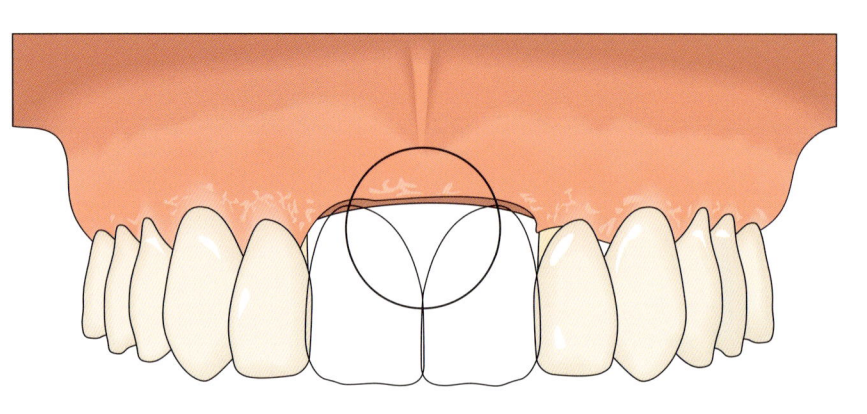

図5-8 クラスⅣ。

図5-9～5-12　軟組織と硬組織の水平的幅径の分類。

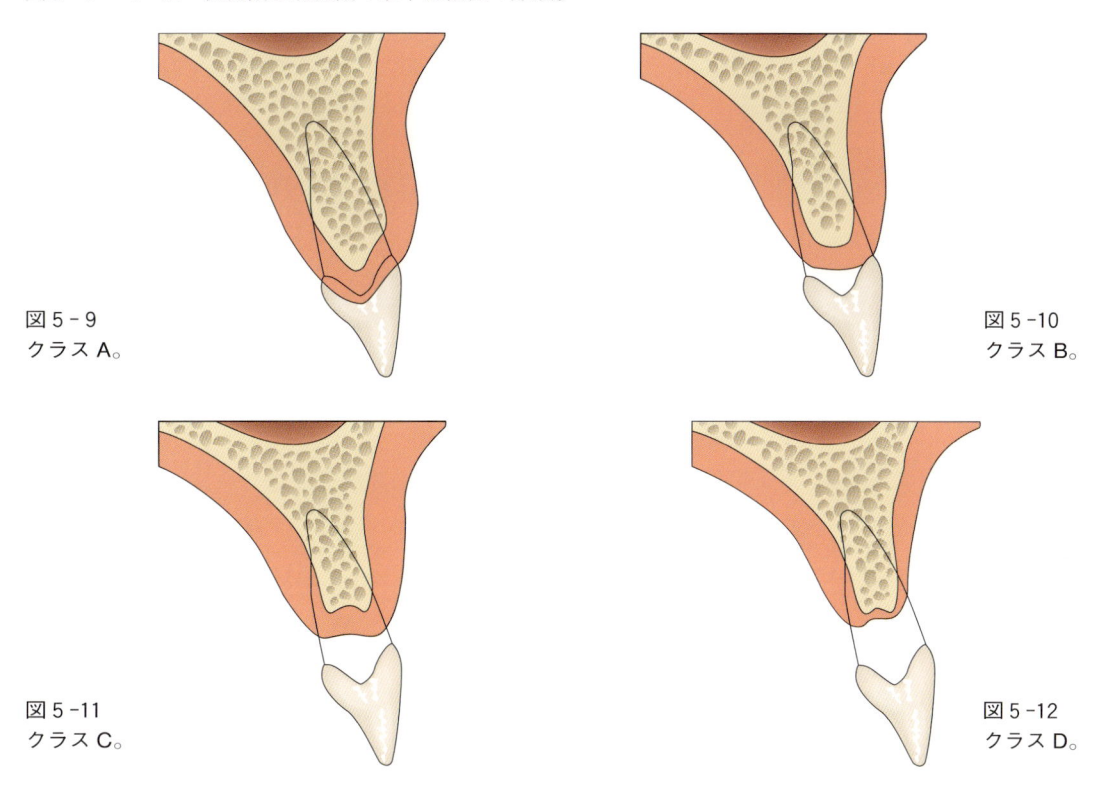

図5-9
クラスA。

図5-10
クラスB。

図5-11
クラスC。

図5-12
クラスD。

最適な審美性を得るための上顎前歯部分類法

　上顎前歯部の全体的な形態(軟組織も含めて)を分類することにより、インプラント治療の対象となる部位の解剖学的条件の評価が行いやすくなる。ここに示す分類法は、軟組織、硬組織、もしくは両方の垂直的および水平的な喪失量を基準とし、垂直的な高径と水平的な幅径によって、それぞれを4つのクラスに分類している。

　組織の垂直的な喪失量をもとに、歯間乳頭が完全な状態、あるいはわずかに退縮した状態であれば、クラスⅠと定義する(図5-5)。クラスⅡでは、歯間乳頭の限局的な喪失がみられる(図5-6)。クラスⅢでは歯間乳頭の重度な喪失が認められ(図5-7)、クラスⅣでは歯間乳頭が消失している(図5-8)。

　水平的な喪失量をもとに、クラスAでは、頰側の組織が完全な状態、あるいはわずかに減少した状態にある(図5-9)。クラスBでは、頰側の組織の限局的な喪失が起こっており(図5-10)、クラスCでは頰側の組織の重度な喪失が認められる(図5-11)。そして、クラスDでは頰側の組織に極度の喪失が認められるとともに、付着粘膜の量も減少している(図5-12)。当然、これらのクラス間のさまざまな組み合わせが考えられるので、一人ひとりの患者がその人独自の状態にあると考えなければならない。

　術者が治療全体の複雑性を理解することが、良好な治療結果を得るための鍵となる。治療開始前に上顎前歯部分類法を用いて解剖学的条件を認識しておくと、術者は期待どおりの治療結果を得るために必要な治療方法を正しく選択できる。症例によっては(たとえばクラスⅠA)、通常、適正なインプラントの埋入をして、第二次手術時に最小限の軟組織マネージメントを行うだけでいい。反対に、クラスⅣ

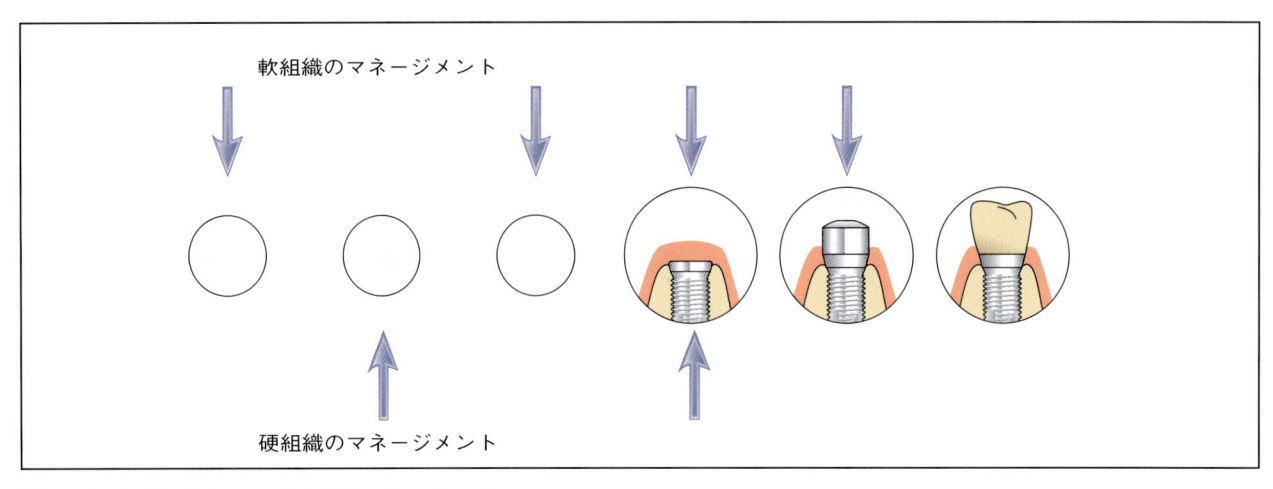

図5-13 治療の流れにおける異なったステップ。

Dの症例で許容しうる結果を得るには、インプラント埋入の術前、術中、あるいは術後に、硬組織や軟組織に対する外科手術を追加する必要性が生じることがある。

機能あるいは保存という観点からは、付着粘膜が絶対に必要だという科学的根拠は存在しない（Wennströmら 1994）。しかし、審美性や口腔衛生の観点からは、適切な量のインプラント周囲付着粘膜が存在するほうが望ましい。

このように最終的な審美的および機能的な治療結果は、三大要素、すなわち顎骨、軟組織、そして補綴物のデザインと密接な関係をもっている。欠損歯の修復は、とくに上顎前歯部においては、治療の一部をなすに過ぎない。このほかに、歯槽骨、軟組織、あるいはその両方を修復するという側面があり、正常な顎骨形態を再び構築することは、審美性確立のための重要な鍵である。

上顎前歯部の分類を理解することにより、術者は機能および審美性の点で、安定した予知性の高い治療結果を得ることができるであろう。

治療方針

インプラント治療の成功には、以下の4つの要素が係わっている：

1．インプラント手術前のオーグメンテーション
2．正確なインプラント埋入
3．インプラント周囲軟組織のマネージメント
4．補綴治療の質

たとえば歯間乳頭を再生するのに十分な量の軟組織を得るときなど、軟組織のオーグメンテーションを行うことで治療後の審美性を高めることができるときがある。顎堤の吸収、採取可能な軟組織の質と量、そして将来的なリッジオーグメンテーションの必要性などによって、軟組織のオーグメンテーションは、硬組織のオーグメンテーションの術前、術後、術中、あるいは第一次手術や第二次手術と同時に行うことができる（図5-13）。

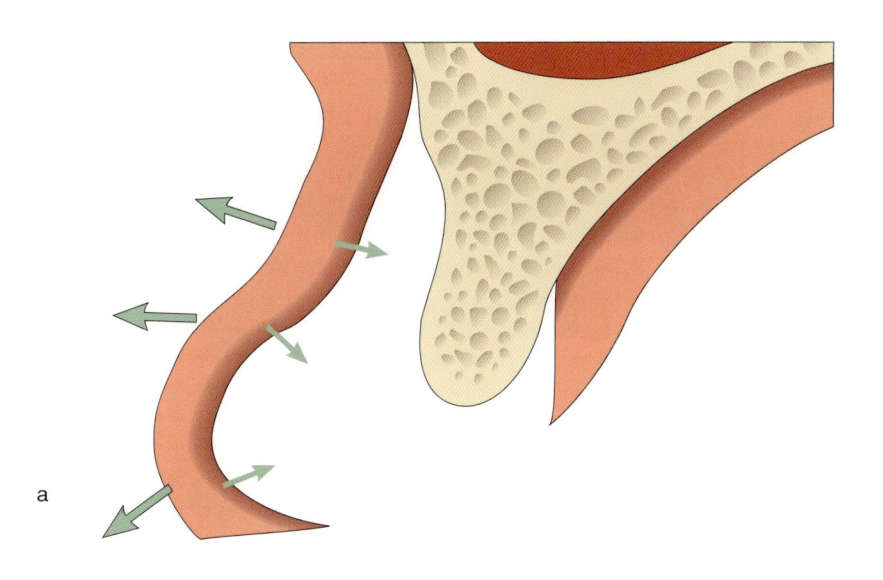

インプラント埋入前のオーグメンテーション

　顎堤の形態によっては、さまざまな方向(歯冠側、頬側、あるいは両方)への軟組織のオーグメンテーションが必要となることがある(図5-14)。前述した上顎前歯部の分類を基準に硬組織のオーグメンテーションも行うことで、最適な位置へのインプラント埋入やインプラント周囲の軟組織の増加を図ることができる(図5-15)。また、なかにはインプラント埋入の前に軟組織と硬組織の両方のオーグメンテーションを行わねばならない症例もある(図5-16)。

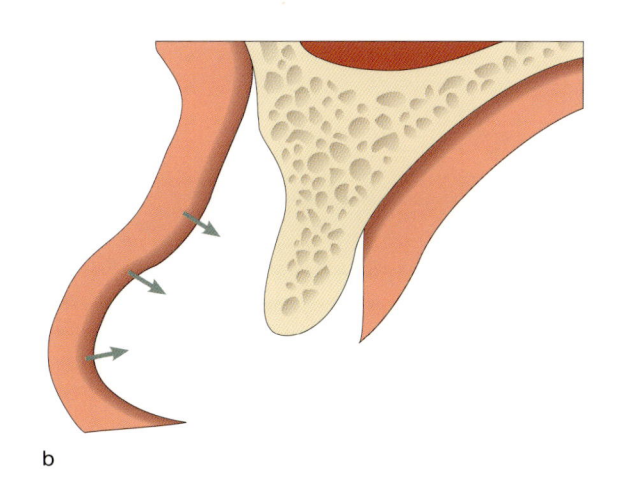

図5-14　さまざまな方向への軟組織のオーグメンテーション。(a)移植片の置き方によって、異なった方向に顎堤のオーグメンテーションを行うことができる。(b、c)顎堤のオーグメンテーションには、軟組織と硬組織の両方を用いることができる。

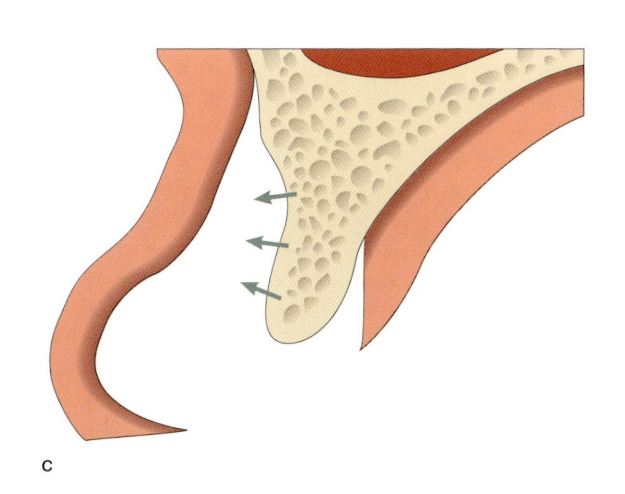

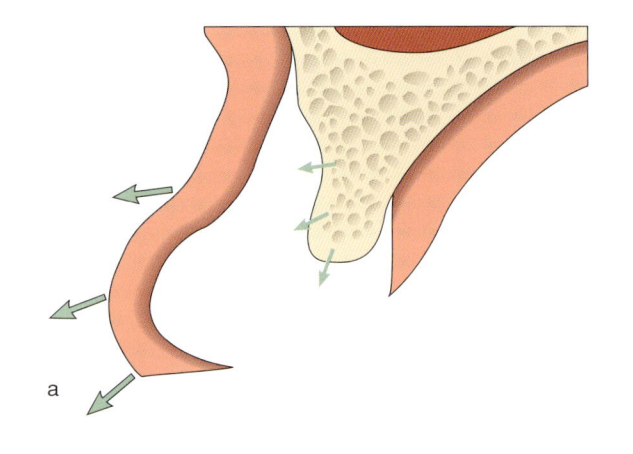

正確なインプラント埋入

　外科手術を一切追加することなく、あるがままの顎骨に対してインプラント埋入を行える症例もある。一方で、インプラント埋入時に硬組織のマイナーオーグメンテーションを行ってインプラント周囲粘膜を増加させる必要がある症例も存在する。また、症例によっては、軟組織のオーグメンテーションを行い、そうすることで第二次手術時に軟組織形態を容易にコントロールできるようにして、治療結果の向上を図る場合もある(図5-16)。

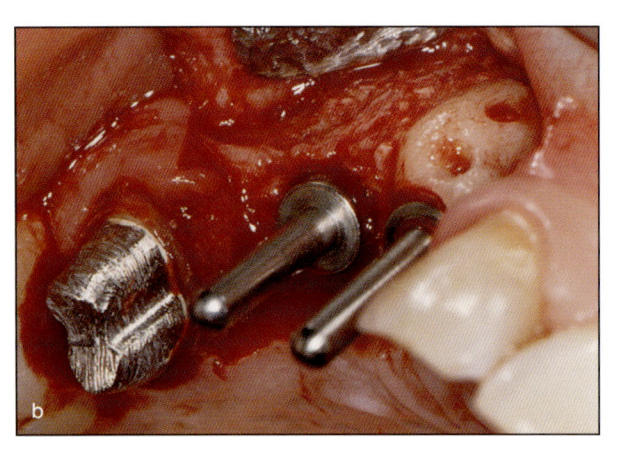

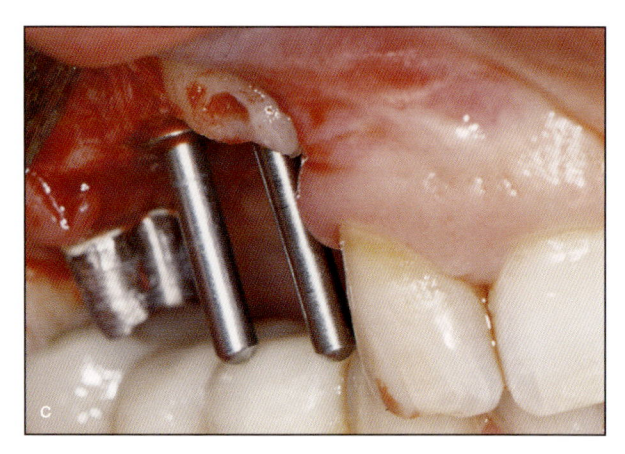

図5-15　(a)さまざまな方向への硬組織のオーグメンテーション。(b、c)上顎犬歯部で骨量が不足している症例において硬組織の移植を行うことにより、最適なインプラント埋入が行えるとともに、硬組織を被覆する軟組織に十分な支持を与えることができる。

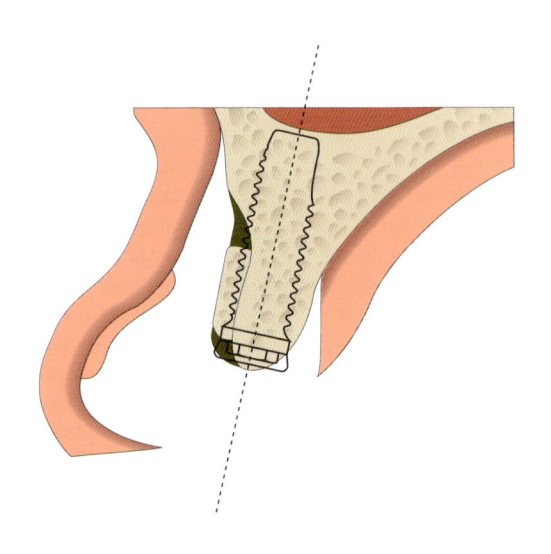

図5-16　インプラント手術前に硬組織や軟組織のオーグメンテーションを行うことにより、顎堤のカントゥアを回復するとともに、最適な位置でのインプラント埋入を行うことができる。

インプラント周囲軟組織のマネージメント

前に実施した手術で臨床的に良好な状況が得られていれば、別の外科手術を行うことも可能である。場合によっては、そのままインプラント埋入手術に進むこともできる。また状況によっては、歯間乳頭再生術を単独で、あるいは軟組織のオーグメテーションを併用して行わなければならない場合もある。

補綴物の質

これまでに述べたさまざまな術式によって、最終的な審美性が決まる。インプラントを最適な位置に正確に埋入できれば、補綴治療が単純化されるとともに、良好なエマージェンス・プロファイル、健全なインプラント周囲粘膜が得られ、口腔清掃がらくになり、良好な発音を得られ、そして生体力学的原則との調和が生まれる（図5-17）。

インプラントを正確に埋入することの必要性は、上顎前歯部で最も要求される。たとえば無歯顎の治療を行う場合なら、1本もしくは複数のインプラントの位置が数mmずれても、あるいは傾斜が数度異なったりしても、おそらく治療結果に影響を与えることはないであろう。しかし、これとは対照的に上顎前歯部では、インプラントの位置が1mmずれても、傾斜が10度ばかり異なっても、治療全体の成否に大きな影響を与えることになる。

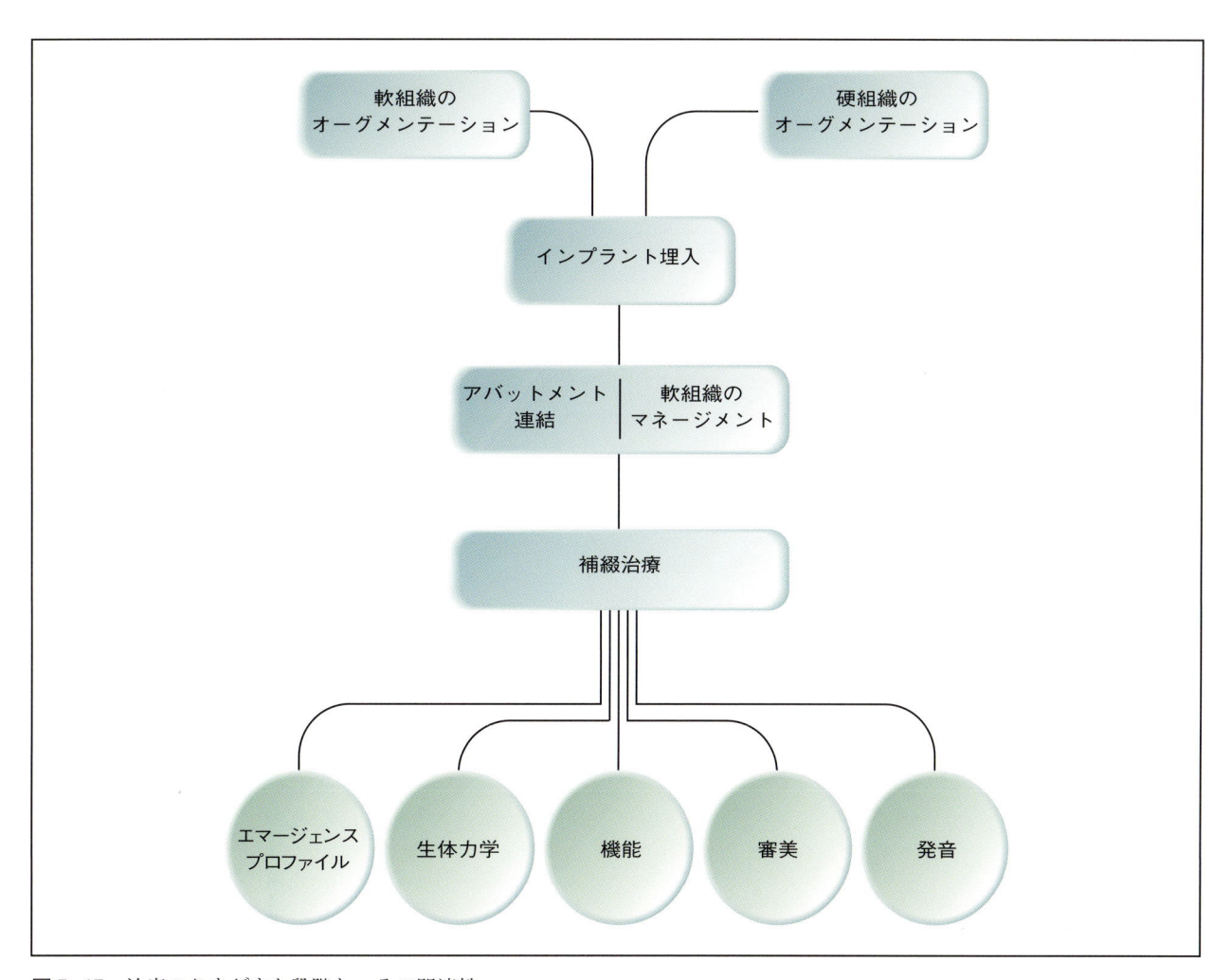

図5-17　治療のさまざまな段階と、その関連性。

治療の流れ

　術前にそれぞれの術式の限界を見きわめ、患者に説明しておかねばならない。手術の複雑性と必要な回数は、残存する顎骨の量と密接に関連している。また、リップラインの位置、口唇の可動域、さらに患者のニーズや期待によっては、容認しうる治療結果を得るために、より高度な外科手術が必要となる場合もある。いずれにせよ組織の欠損がわずかであるか、まったく認められない症例であれば、インプラント治療は簡単である。

　以下に、上顎前歯部分類法に基づいた治療のさまざまな流れを示す：

- クラスⅠA：追加的手術は行わない。
- クラスⅡB：第一次手術時に軟組織のオーグメンテーション。第二次手術時に歯間乳頭再生術。
- クラスⅢC：インプラント埋入手術前にオーグメンテーション手術が必要となる場合がある。第一次手術時に硬組織のオーグメンテーションか軟組織のオーグメンテーション、もしくは両方。第二次手術時に歯間乳頭再生術と、必要ならば軟組織のオーグメンテーション。
- クラスⅣD：インプラント埋入手術前に硬組織のオーグメンテーションを行い、必要ならば軟組織のオーグメンテーションを行う。第一次手術時に硬組織のオーグメンテーションか軟組織のオーグメンテーション、もしくは両方。第二次手術時に歯間乳頭再生術、軟組織のオーグメンテーション、もしくは両方。

　外科手術を1回追加するたびに、失敗のリスクが増大する。言い換えれば、応用しうるもっとも単純な治療法を用いることが望ましい。

　外科担当医は硬組織と軟組織の生物学的許容範囲を越えないように留意する必要がある。たとえば、クラスⅣDからいきなりⅠAに到達することは不可能である。1回の手術で許されるのは、せいぜい一段階（たとえばⅢCからⅡB）の上を目指すことまでである。

　オーグメンテーション手術の目標は、第二次手術時にできる限りクラスⅠAに近づくことである。また、このような手術を無歯顎患者に行ったとしても、治療効果には一定の限界があることを明記しておきたい。

　本章で述べた治療の考え方を、症例で示す（図5-18）。

結論

　インプラント治療を開始する前に、まず患者の置かれた状況を注意深く評価しなければならない。本章で述べた分類法を用いることで、術者は上顎前歯部の状態をより正確に把握することができる。さらに、この分類法は、治療全体を生物学的視点で考えるうえでの、有用なガイドとなる。

参考文献

Lekholm U, Zarb GA. Patient selection and preparation. In: Brånemark P-l, Zarb G, Albrektsson T (eds). Tissue Integrated Prosthesis: Osseointegration in Clinical Dentistry. Chicago: Quintessence, 1985: 199–210.

Olsson M, Lindhe J. Periodontal characteristics in individuals with varying form of the upper central incisors. J Clin Periodontol 1991;18:78–82.

Olsson M, Lindhe J, Marinello CP. On the relationship between crown form and clinical features in the gingiva in adolescents. J Clin Periodontol 1993;20: 570–577.

Seibert J. Reconstruction of deformed, partially edentulous ridges, using full thickness onlay grafts, II. Prosthetic/periodontal interrelationships. Compend Contin Educ Dent 1983;4:549–562.

Seibert J, Lindhe J. Esthetic in periodontal therapy. In: Lindhe J, Karring T, Lang NP (eds). Clinical Periodontology and Implant Dentistry, ed 3. Copenhagen: Munksgaard, 1997:647–681.

Wennström JL, Bengazi F, Lekholm U. The influence of the masticatory mucosa on the peri-implant soft tissue condition. Clin Oral Implants Res 1994;5:1–8.

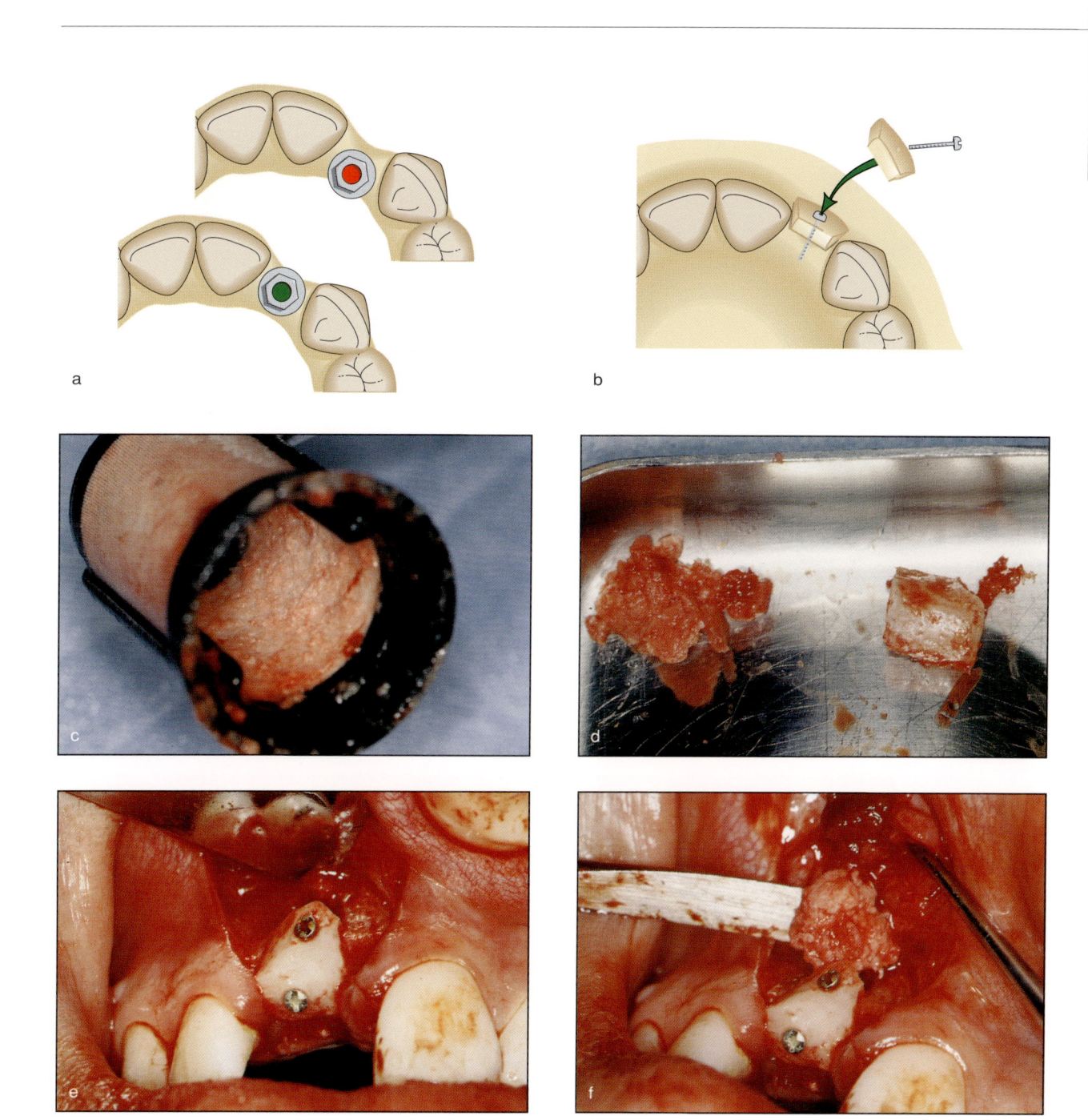

図5-18 (a)唇側に骨吸収が認められる症例でのインプラント埋入の選択肢。緑色のインプラントは、隣在歯との関係では最適な位置に埋入されているが唇側の骨壁が欠損しているため、治療全体のリスクが高くなる。(b)このインプラントを適正な位置に埋入するには、唇側に骨移植を行って適切な骨形態を回復する必要がある。(c)ドリリング時にボーンコレクターを用いれば、大量の骨を採取することができる。(d)オトガイ部からブロック状に採取した皮質骨を用いて、適切な骨形態を回復することができる。ボーンコレクターで採取した骨の量に留意。(e)骨欠損のある部位に、フィクセーション・スクリューを用いて、形態修正を施したブロック状皮質骨を固定する。(f、g)移植片を固定したら、採取した骨片を移植部位に充填し、隙間を埋める。(h)術後4ヵ月での咬合面観。顎堤の形態は改善されている。(i〜l)フラップを起こすと、硬組織の量の著しい増加が認められた。この状態ならば、シェーマに示したような最適な位置にインプラントを埋入できる。(m、n)6ヵ月後、歯間乳頭再生術を併用して第二次手術を行った。

上顎前歯部の分類法

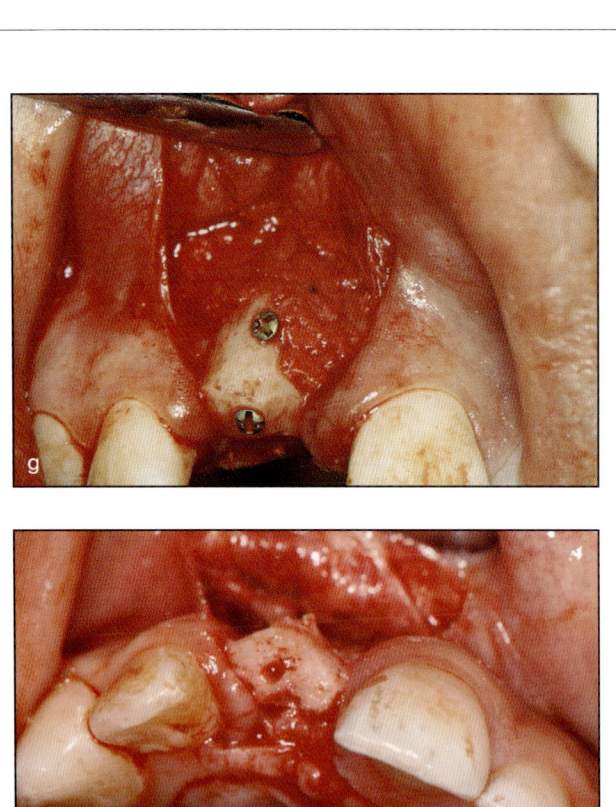

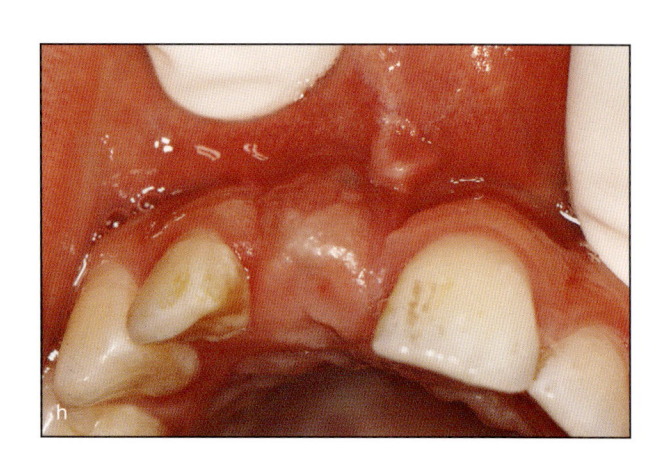

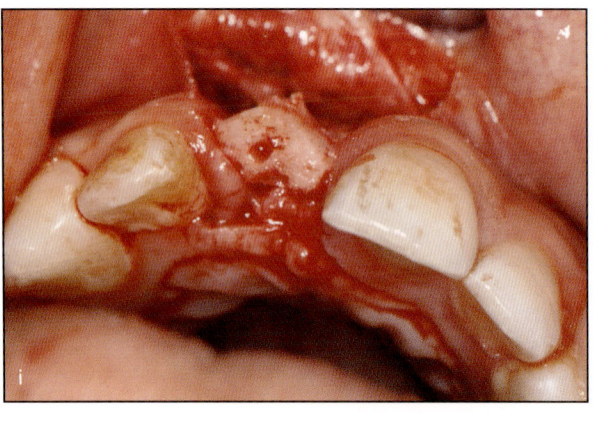

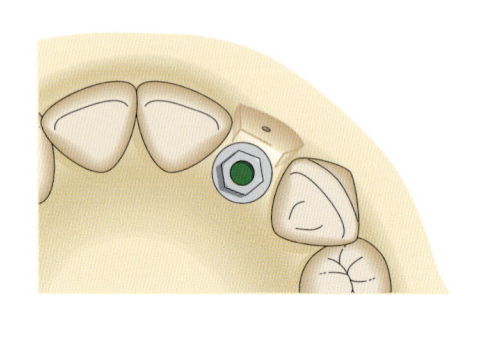

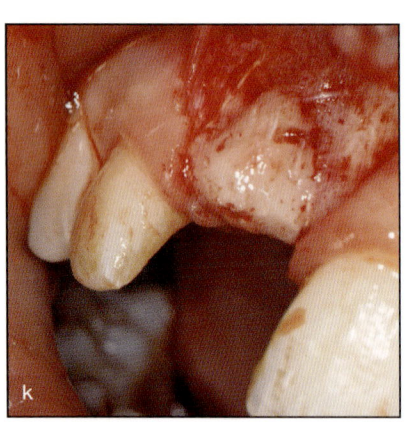

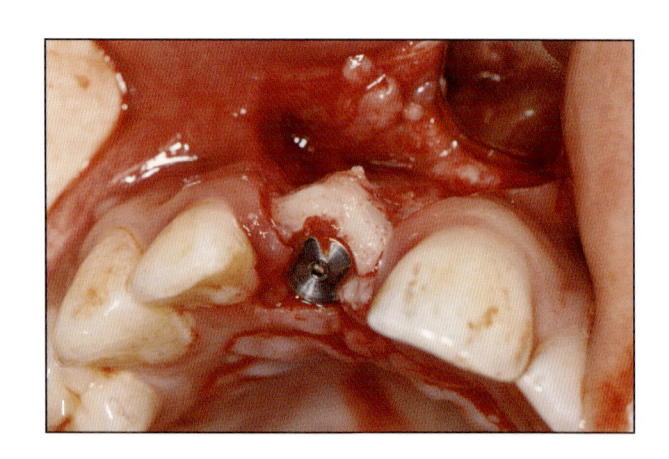

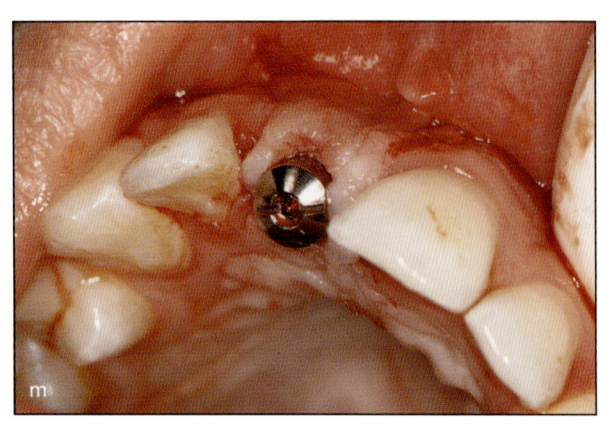

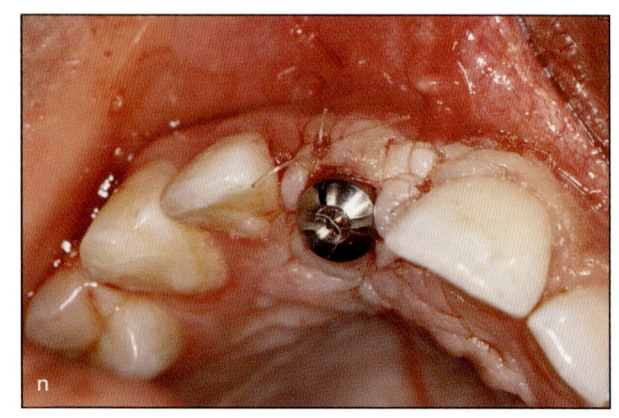

100

第6章
最適な位置へのインプラント埋入

Patrick Palacci, DDS

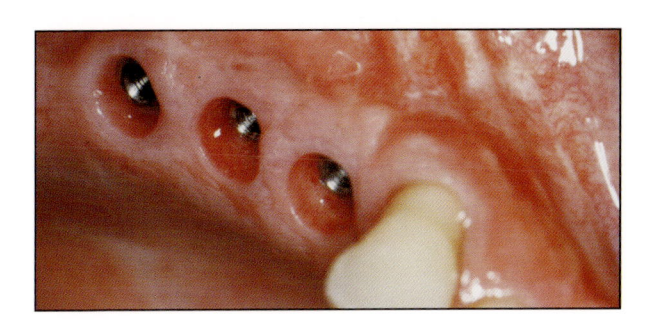

インプラント治療を成功に導くためには、適正な治療計画立案が重要な要素となる。外科的ならびに補綴的側面の両方を含むことではじめて完全な治療計画となるわけであるが、外科的な観点からは、将来的にインプラントを埋入する位置を慎重に検討することが必要不可欠である。これまでは、外科担当医は主として、ディレクション・インディケータとともにサージカルテンプレートを用いる方法に依存してきた。しかしながら、これらのツールを用いたとしても、最終の修復治療結果をイメージすることが難しい場合がある。このため、著者はノーベル・バイオケア社と共同で、外科手術前の評価とその後のインプラント埋入を容易にするための術前・術中用コンポーネントを設計・開発した。このコンポーネントを用いれば、生物学的、生体力学的、そして審美的原則にしたがったインプラント埋入を、容易に行うことができる。

これまでの章で、以下のことを述べた。

1. インプラント間には一定のスペースが必要である。インプラントの中心から中心まで少なくとも7mmの距離を置くと、インプラント間で3mm、アバットメント間で2mmのスペースが得られる。
2. このスペースは、どのプラットフォーム（ナロー、レギュラー、ワイド）を用いるか、またポンティックの有無も含めたフィクスチャー埋入の仕方によって異なる。
3. 理想的には、それぞれの歯冠は、インプラント体から立ち上がる仮想の円柱の延長線上に存在する。
4. 高度な骨吸収が水平方向に認められるときには、固定式補綴物の支持に必要なインプラントの本数に影響がおよぶ。補綴歯数とサージカルテンプレートを用いて埋入するインプラントの本数は、必ずしも一致しない。
5. プラットフォームの選択は、インプラント治療対象部位の歯列内での位置と、両隣在歯間のスペースの大きさを考えて行う。

外科手術前の治療計画は、通常、術者の経験に基づいた患者の評価をベースとして立案する。上顎と下顎の模型を咬合器にマウントし、歯列弓のなかで歯が理想的な位置を占めるようにワックスアップを行う。このことは、サージカルテンプレートは理想的な状態にみえても、将来インプラントを埋入する部位の解剖学的形態については、まったく配慮していないことを意味する。したがって、実際にインプラントを埋入する位置と傾斜は、必ずしもサージカルテンプレートと一致しない。プリサージカルポジショニング・ガイドは、術前の評価と実際の埋入手術の相関関係を高めるためのツールである。

プリサージカルポジショニング・ガイド

インプラント補綴の治療計画を考える際に臨床家は、埋入するインプラントの本数と直径に関する難問にしばしば直面する。プリサージカルポジショニング・ガイドは、このような問題解決を図るために考案された。このガイドは、(1)術前に口腔内で最終的なインプラント支持の補綴物をイメージする、(2)作業模型上でX線診査用のテンプレートの作製を容易にするとともに、サージカルテンプレートを適切に設計する、(3)埋入手術中に最適な位置にインプラントを埋入しやすくする、といった目的で用いることができる。

図6-1に、さまざまなプリサージカルポジショニング・ガイドを示す。図6-1a～dは、複数のインプラントで補綴物を支持する症例に用いるガイド。また、図6-1e～gは、ナロー、レギュラー、あるいはワイドプラットフォームのインプラント上に単独歯のインプラント修復を行うときに用いる。

複数歯欠損および単独歯欠損症例用のガイド

図6-2に示すガイドは、レギュラープラットフォームのインプラント2本で2-ユニットのインプラント・ブリッジを支持させたい場合、近遠心的なスペースが十分あるかどうかの判定に用いる。図

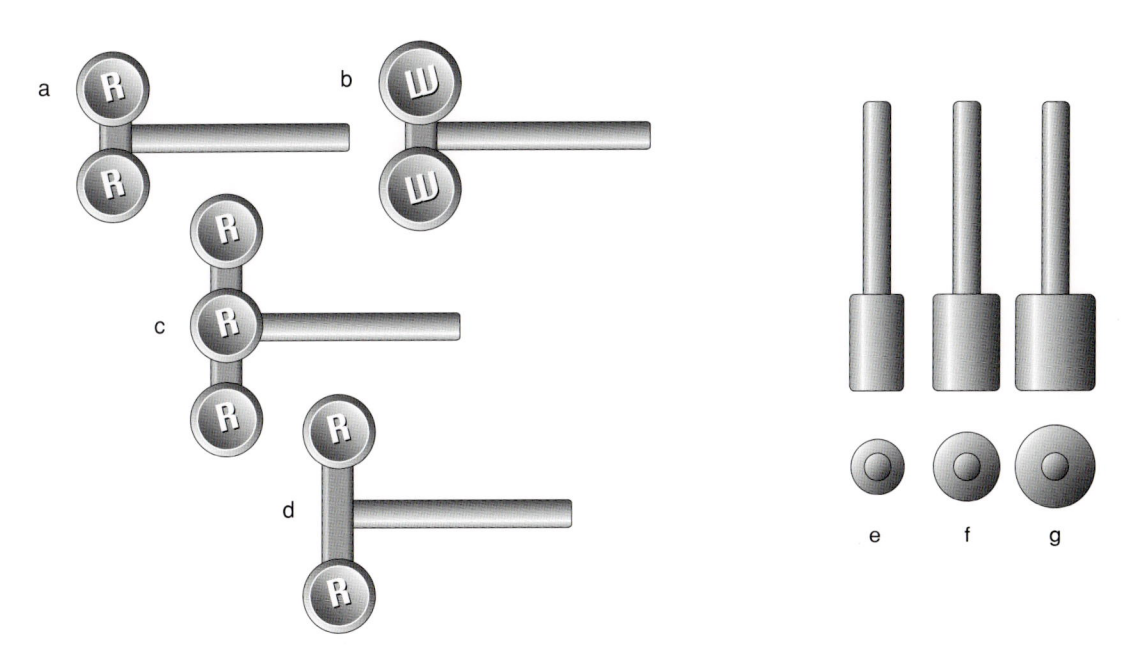

図6-1　(a、b)レギュラープラットフォームまたはワイドプラットフォームのインプラント2本で支持するインプラント補綴物に用いるプリサージカルポジショニング・ガイド。(c、d)レギュラープラットフォーム・インプラントを何本用いるのが適しているかを決めるためのガイド：3-ユニットのブリッジを3本または2本のインプラントで支持する症例用。(e〜g)ナロー、レギュラー、あるいはワイドプラットフォーム・インプラントを単独歯欠損症例に用いるときのガイド。

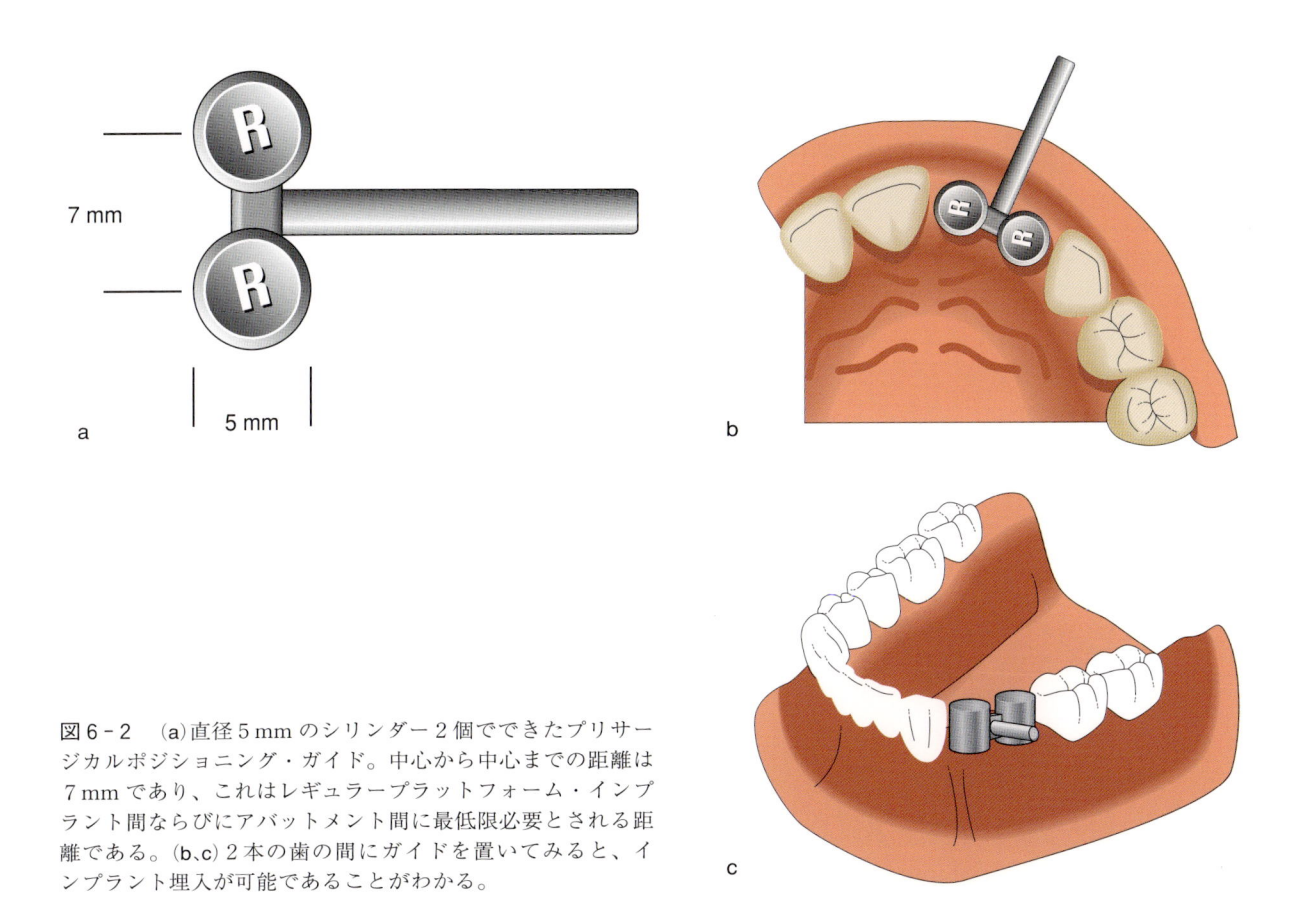

図6-2　(a)直径5mmのシリンダー2個でできたプリサージカルポジショニング・ガイド。中心から中心までの距離は7mmであり、これはレギュラープラットフォーム・インプラント間ならびにアバットメント間に最低限必要とされる距離である。(b、c)2本の歯の間にガイドを置いてみると、インプラント埋入が可能であることがわかる。

図6-3 (a)直径6mmのシリンダー2個でできたプリサージカルポジショニング・ガイド。中心から中心までの距離は8mmで、ワイドプラットフォーム・インプラントを2本連続で埋入するために必要なスペースである。(b、c) 2本の歯の間にガイドを置いてみて、ワイドプラットフォーム・インプラント上に2本のクラウンを作製することが可能であることを確認する。

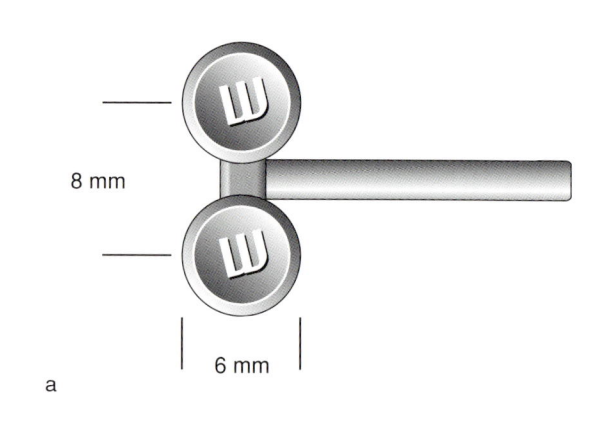

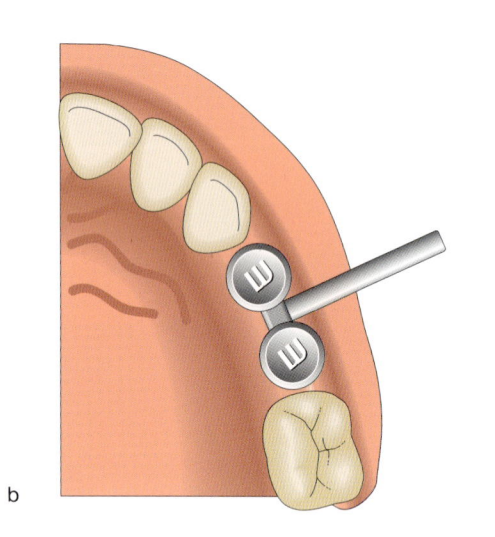

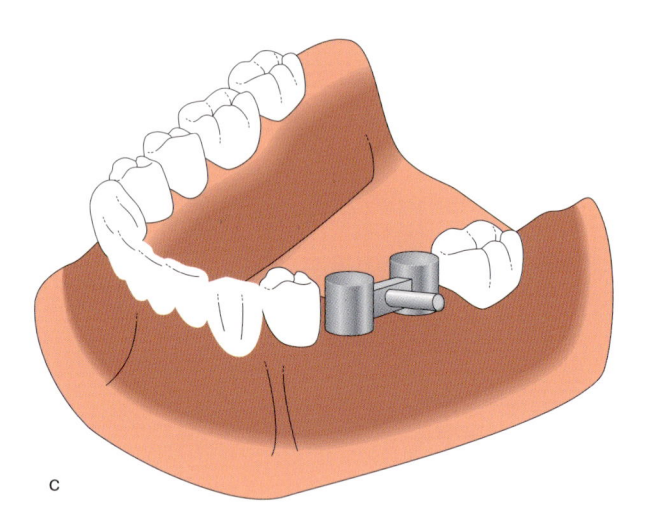

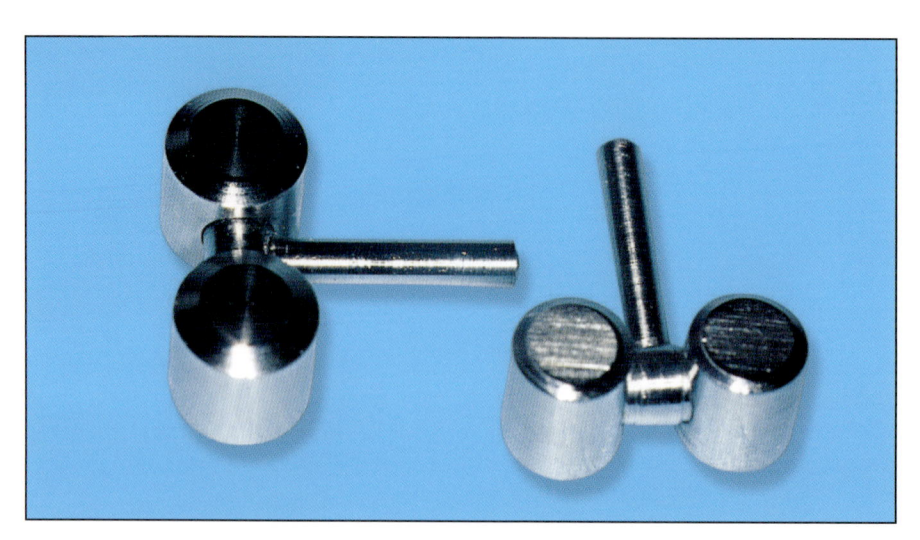

図6-4 ワイドならびにレギュラープラットフォーム用のプリサージカルポジショニング・ガイド。

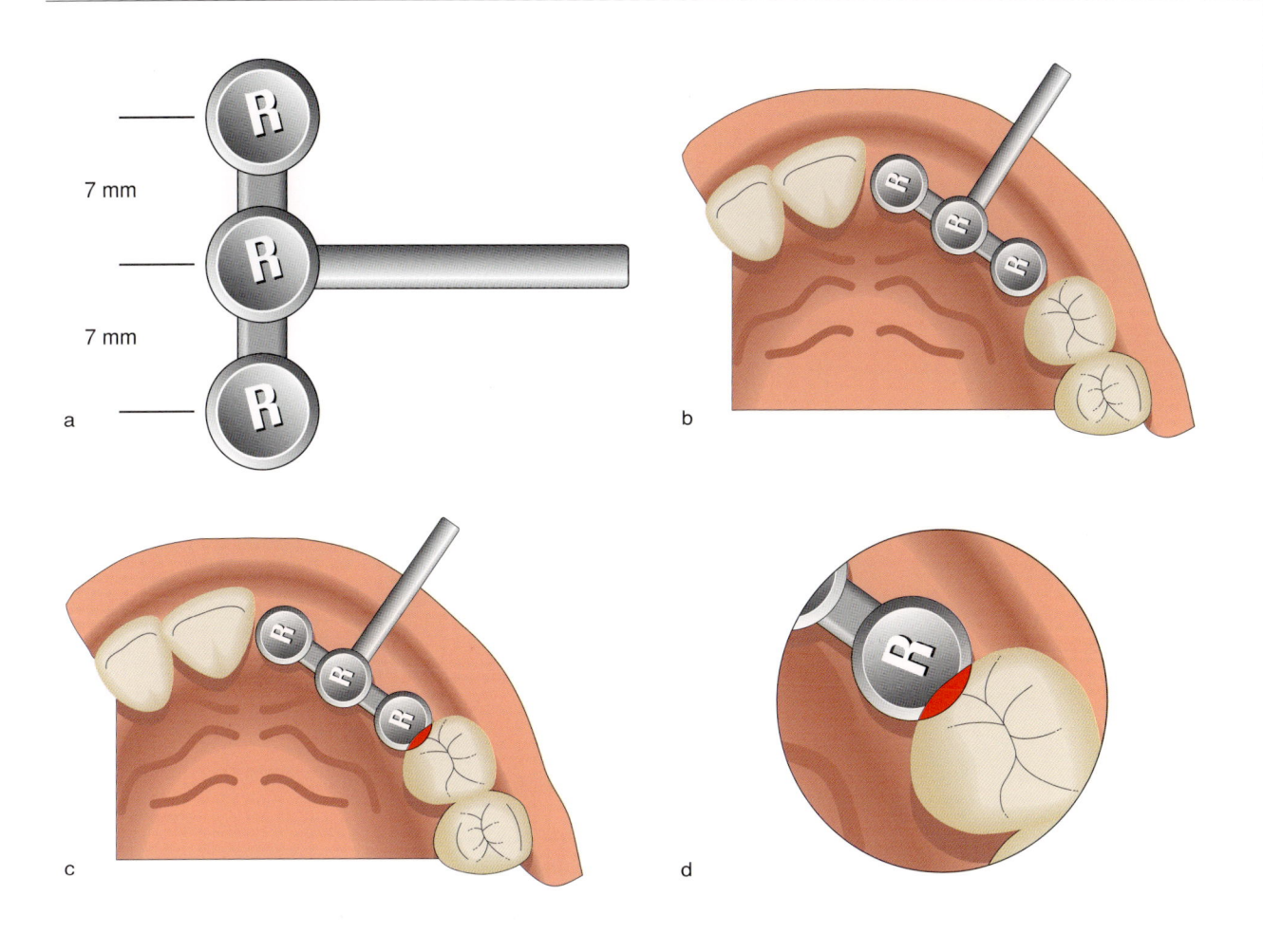

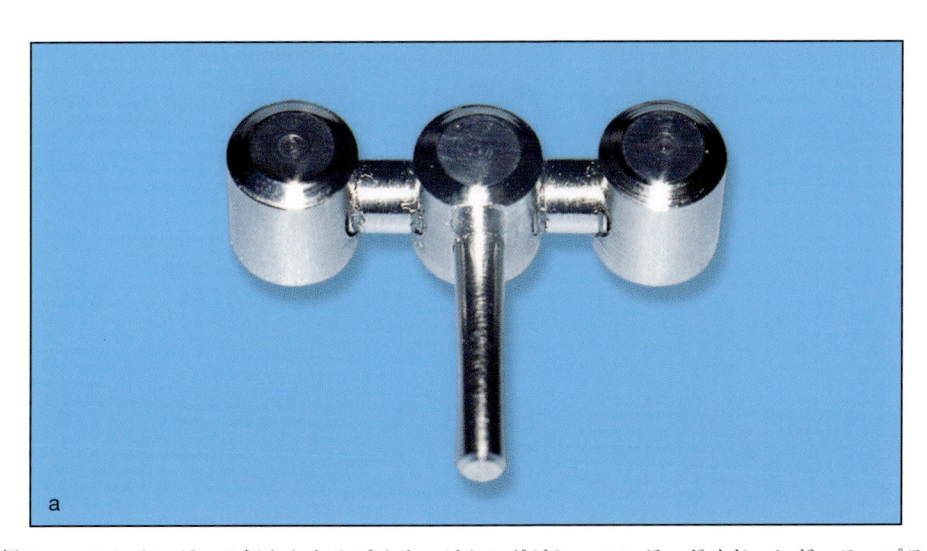

図6-5　(a)直径5mmのシリンダー3個からなるプリサージカルポジショニング・ガイド。レギュラープラットフォーム・インプラントを3本連続して埋入できるかどうかの判定に用いる。(b～d)上顎に骨吸収が認められる場合には、喪失した3本の天然歯を3本のインプラントで支持する補綴を行えるとは限らない。ここに示す臨床的状況では、レギュラープラットフォーム・インプラントを3本埋入するために必要なスペースが存在しない。(e)レギュラープラットフォーム・インプラント3本で3-ユニット・ブリッジを支持する症例の検討に用いるプリサージカルポジショニング・ガイド。

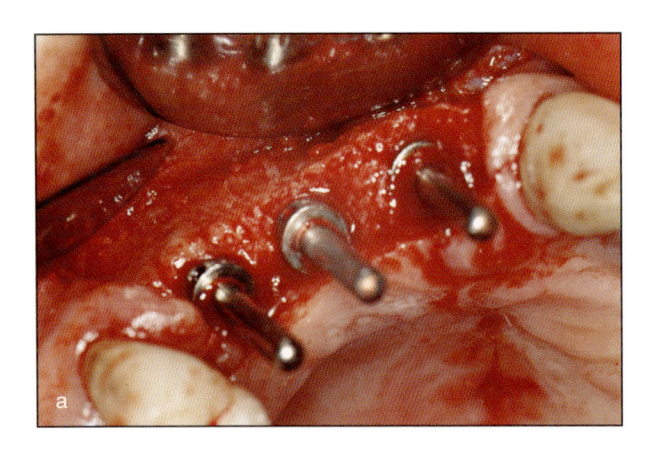

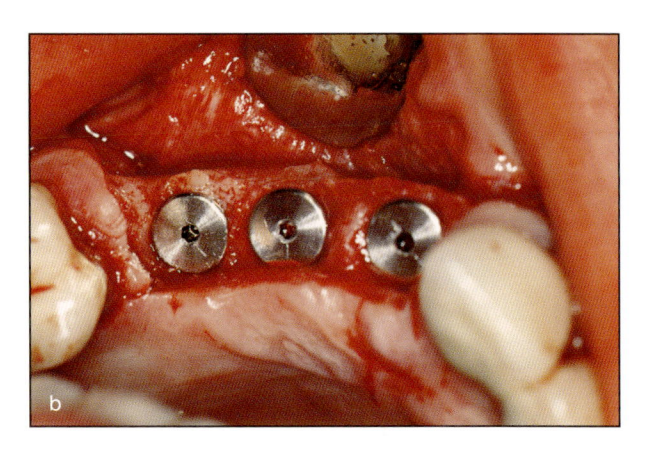

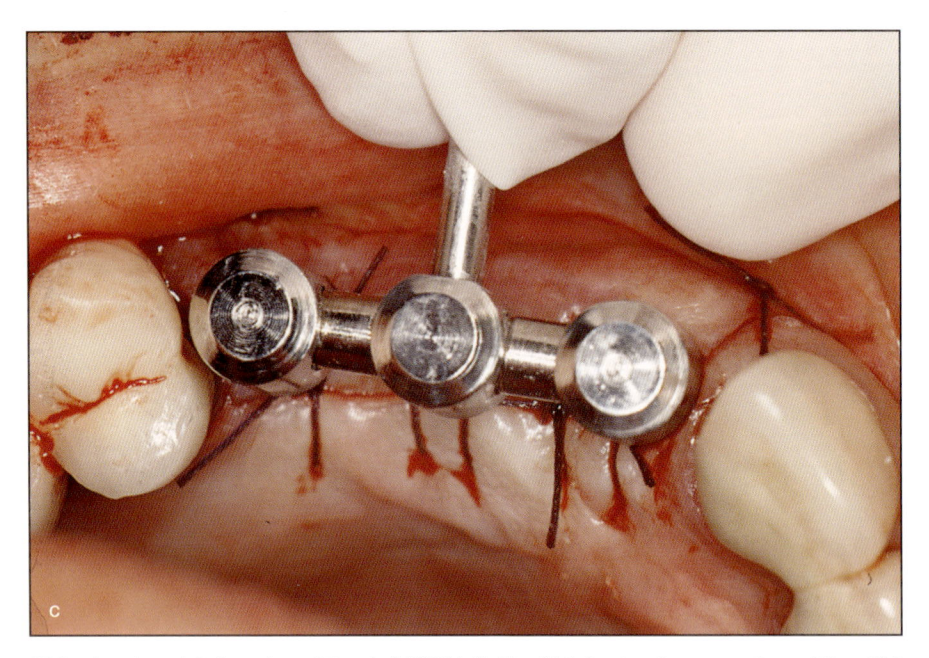

図6-6 (a〜c) 3本のインプラントを適正な位置へ埋入して、3-ユニット・ブリッジを支持する症例。プリサージカルポジショニング・ガイドとインプラントポジショニング・ガイドの相関関係が明瞭に示されている。3-ユニットのプリサージカルポジショニング・ガイドを口腔内ならびに模型上で用いることにより、両隣在歯との間に十分な近遠心的スペースを保った状態でインプラントを埋入できることがわかった。プリサージカルポジショニング・ガイドでの計測を参考にすると、インプラントポジショニング・ガイドで最適な位置づけを正確に行うことができる。

6-3は、ワイドプラットフォームのインプラント2本で2歯欠損のブリッジを考えるときに、近遠心的スペースが不足していないかを確認するためのガイドである。図6-4では、ワイドプラットフォームとレギュラープラットフォームのガイドを並べているので、両者のサイズの違いが明瞭である。

図6-5と6-6のガイドは、レギュラープラットフォームのインプラント3本で、3-ユニット・ブ

リッジの支持に必要な近遠心的スペースが十分あるかどうかの確認に用いる。また、図6-7は、レギュラープラットフォームのインプラント2本で、3-ユニットのブリッジを支持するための近遠心的スペースの存在を確認するためのガイドを示す。

図6-8に示すガイドは、ナロー、レギュラー、もしくはワイドプラットフォームのインプラント1本で、単独歯欠損症例の治療を行うことが可能かどうかを判定するために用いる。図6-9にこのガイドの使用法を示す。この患者では、明らかにナロー

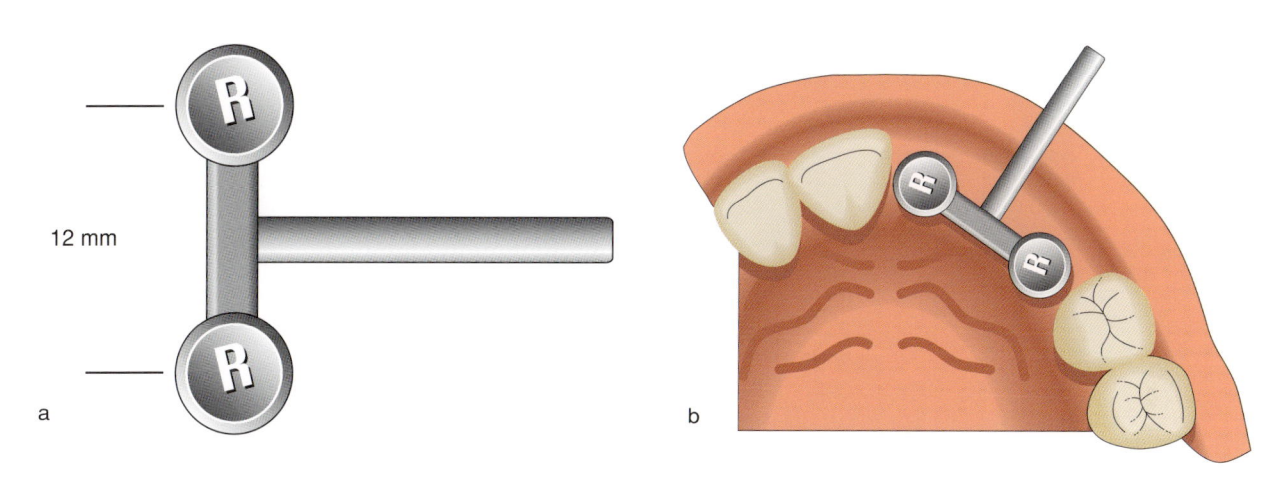

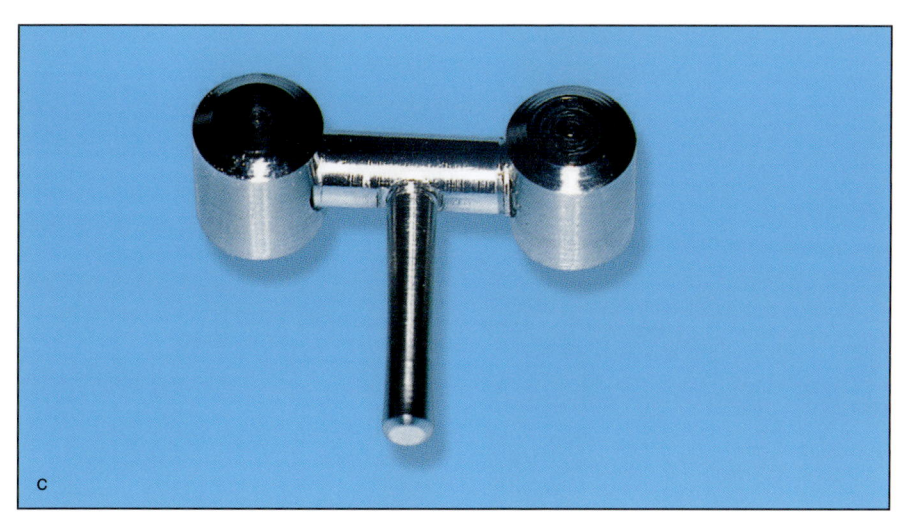

図6-7 （a～c）2本のインプラントで3-ユニット・ブリッジを支持するときに用いるプリサージカルポジショニング・ガイド。中心から中心の距離は12mmである。このガイドを3-ユニット用のガイドとともに用いると、ブリッジの支持に用いるインプラントの数を2本にするか3本にするかを決定できる。

プラットフォームのインプラントしか用いることができない。

臨床的には、患者が初診で来院した時点でプリサージカルポジショニング・ガイドを口腔内で用いることにより、インプラント治療の方向性を大まかに把握することができる(図6-10)。さらに、ガイドを模型上で用いて治療方針をイメージすることも

直径
4 mm
5 mm
6 mm

a

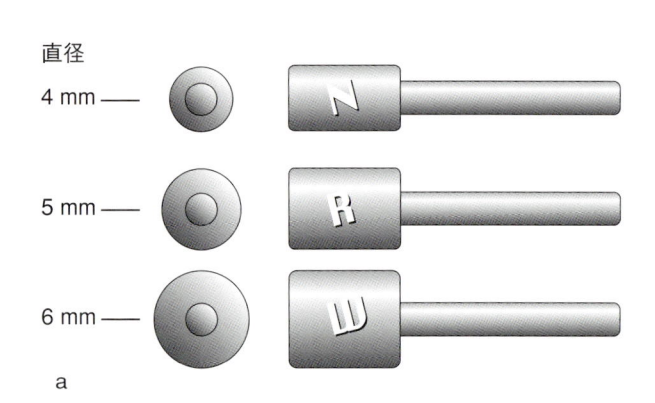

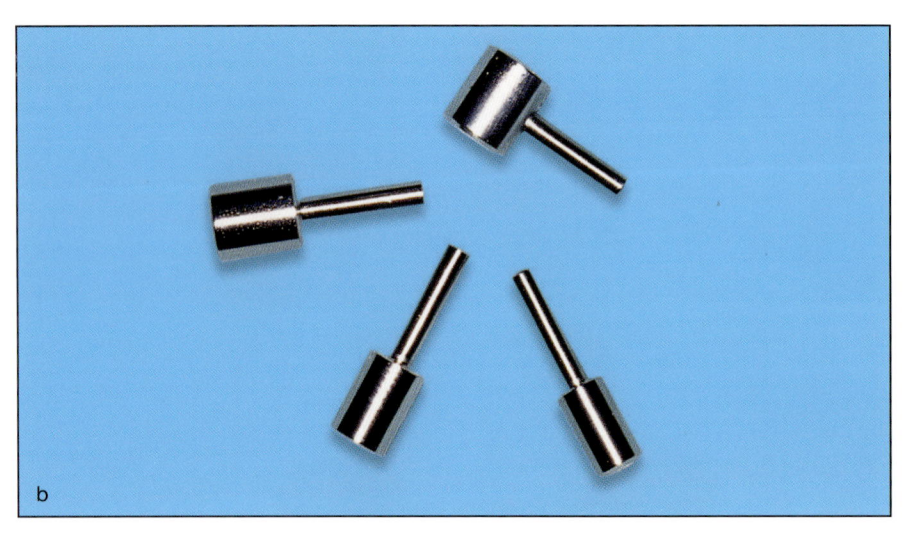

図6-8 (a、b)単独歯欠損症例に用いるプリサージカルポジショニング・ガイド。ナロー、レギュラー、そしてワイドプラットフォーム・インプラントに用いることができる。

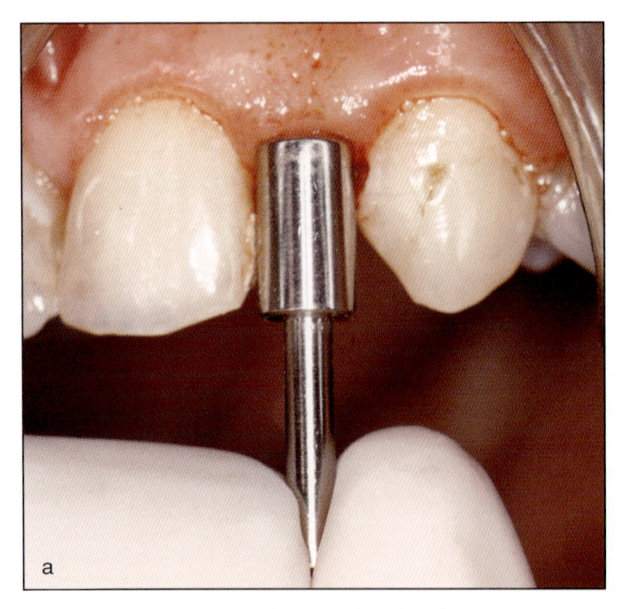

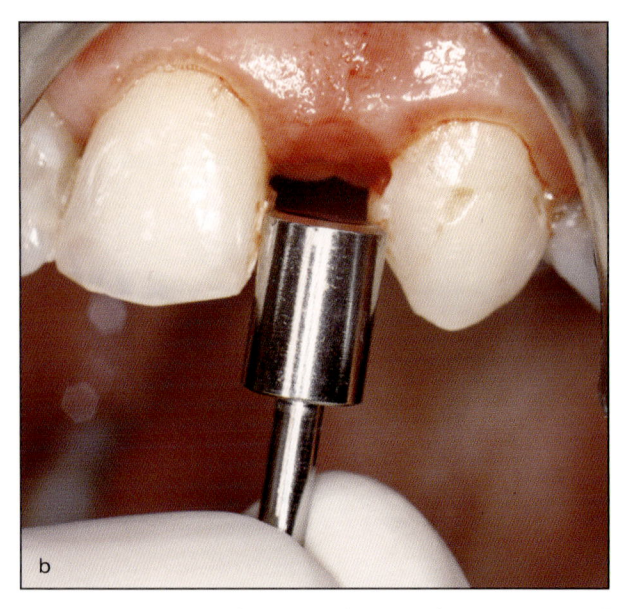

図6-9 (a、b)上顎側切歯の修復を行うとき、プリサージカルポジショニング・ガイドを用いることで、術者はレギュラープラットフォームとナロープラットフォームのどちらにするかを選択できる。この症例では、ナロープラットフォーム・インプラントを選択すべきであることが明白である。

できる(図6-11)。この方法を用いれば、X線診査用のテンプレートやサージカルテンプレート、あるいはどちらも容易に作製することができる。

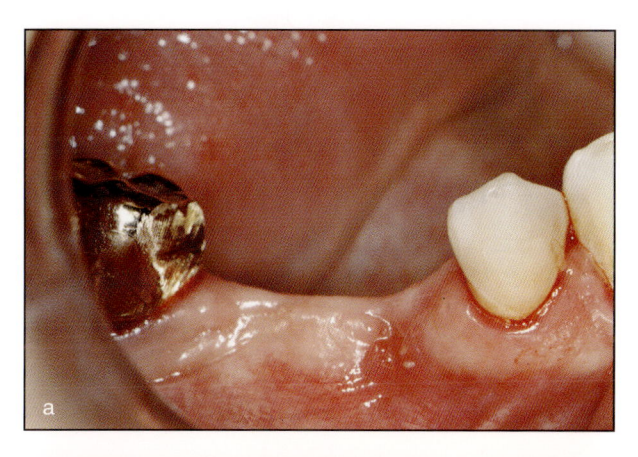

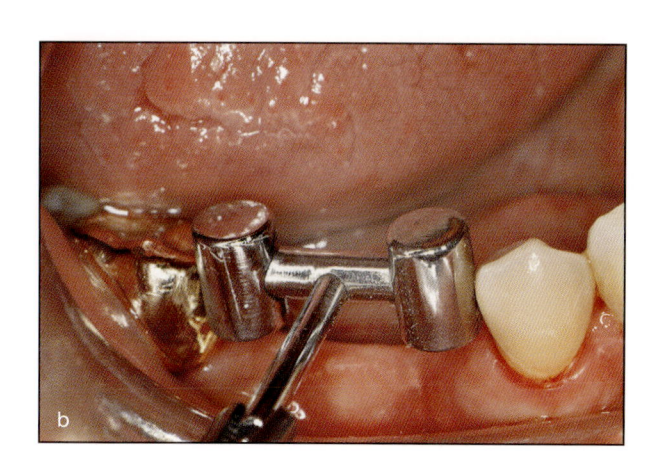

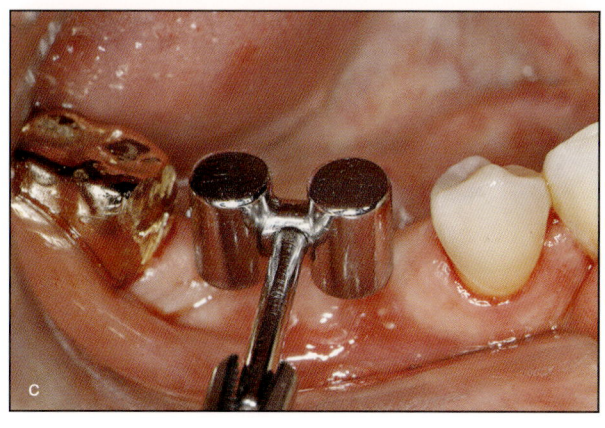

図6-10 (a〜c)初診時であっても、欠損部位にプリサージカルポジショニング・ガイドをあてがうことで、さまざまな治療の選択肢をイメージすることができる。この症例では、2本のインプラントの間にポンティックを設ける設計(そうすると、シリンダーが隣在歯に接触する)よりも、2本のインプラントを隣接させる選択肢のほうが望ましい。

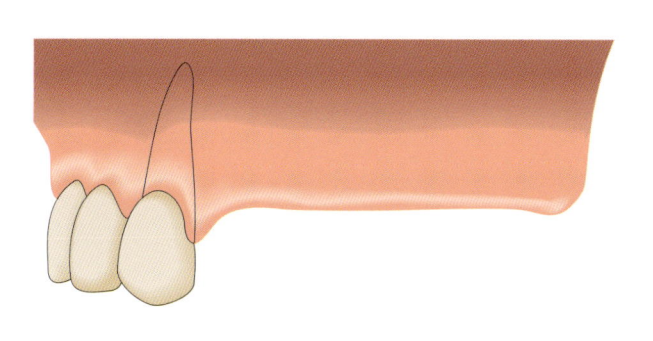

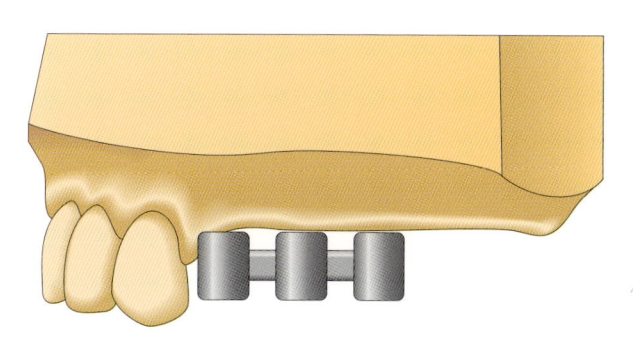

図6-11 (a,b)欠損部位において(たとえば、小臼歯と大臼歯が欠損した上顎で)、プリサージカルポジショニング・ガイドを口腔内ならびに模型上にあてがうと、将来、補綴物によって占められるスペースが示される。

X線診査用ならびに外科手術用テンプレート

　X線診査用のテンプレートは、プリサージカルポジショニング・ガイドを用いるとともに、テンプレート内にX線不透過性の材料を設置することによって示される最適なインプラント埋入位置を参考にして設計する（図6-12）。X線診査（たとえば、スキャノラテクニックを用いて）の際に、口腔内でX線診査用のテンプレートを用いることにより、望ましいインプラント埋入位置、ならびにそこにインプラントを埋入するためには何が必要であるか（図6-12参照）について、客観的な情報が得られる。CT撮影を行うときに、デンタスキャンなどのプログラムを用いれば、1対1の倍率の写真が得られる。この場合には、X線写真の上にプリサージカルポジショニング・ガイドを直接置くことによって、望ましいインプラント埋入位置を示すことができる（図6-13）。言い換えれば、X線診査用のテンプレートの使用を、回避することができる。

　サージカルテンプレートは、プリサージカルポジショニング・ガイドを用いて設計し、作製する。このため、サージカルテンプレートを作製する歯科技工士は、インプラント間の適正なスペースを考慮することができる。また、プリサージカルポジショニング・ガイドとインプラントポジショニング・ガイドは、互いを補完しあうように設計されていることを強調しておきたい（図6-14）。

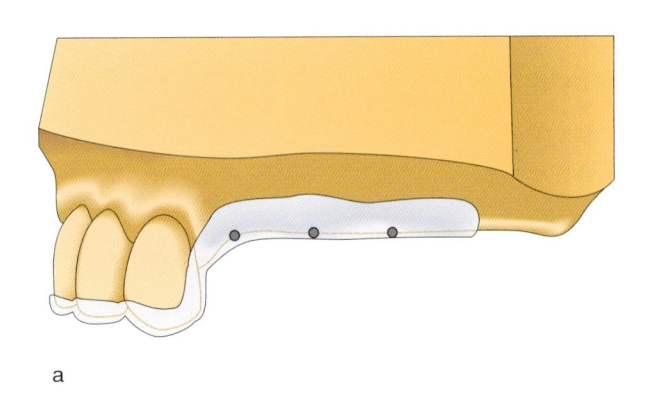

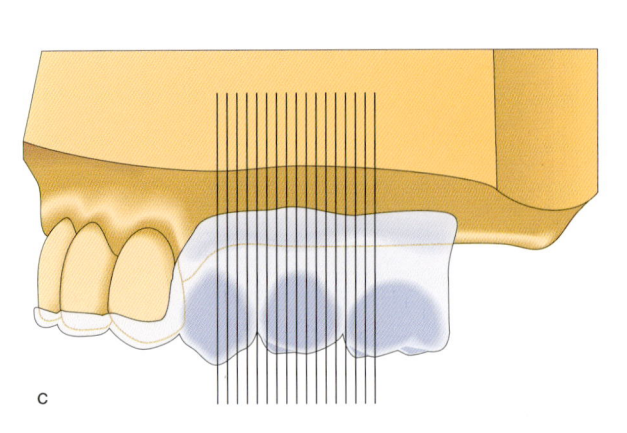

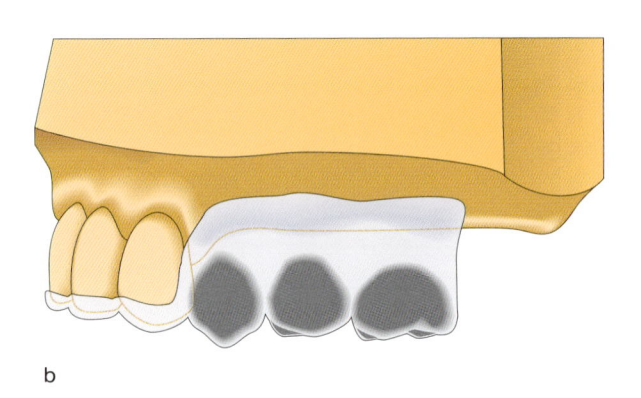

図6-12　(a～c)プリサージカルポジショニング・ガイドを模型上に置いて、この3本のインプラントの将来的な埋入位置をイメージする。さらに、アクリリックレジンを用いてX線診査用のテンプレートを作製する。このテンプレートにチタン製ボール（あるいはガッタパーチャ）を設置すれば、インプラントの最適な埋入位置をイメージすることができる。また、症例によっては、最終補綴物の形態にしたがってテンプレートを作製する場合もある。このときには、インプラント間のスペースやインプラントの位置を考慮しながらプリサージカルポジショニング・ガイドで計測を行い、その結果にしたがって人工歯を排列する。その後、最適な埋入位置を示すように作製したテンプレートを用いて、X線断層撮影を行う。

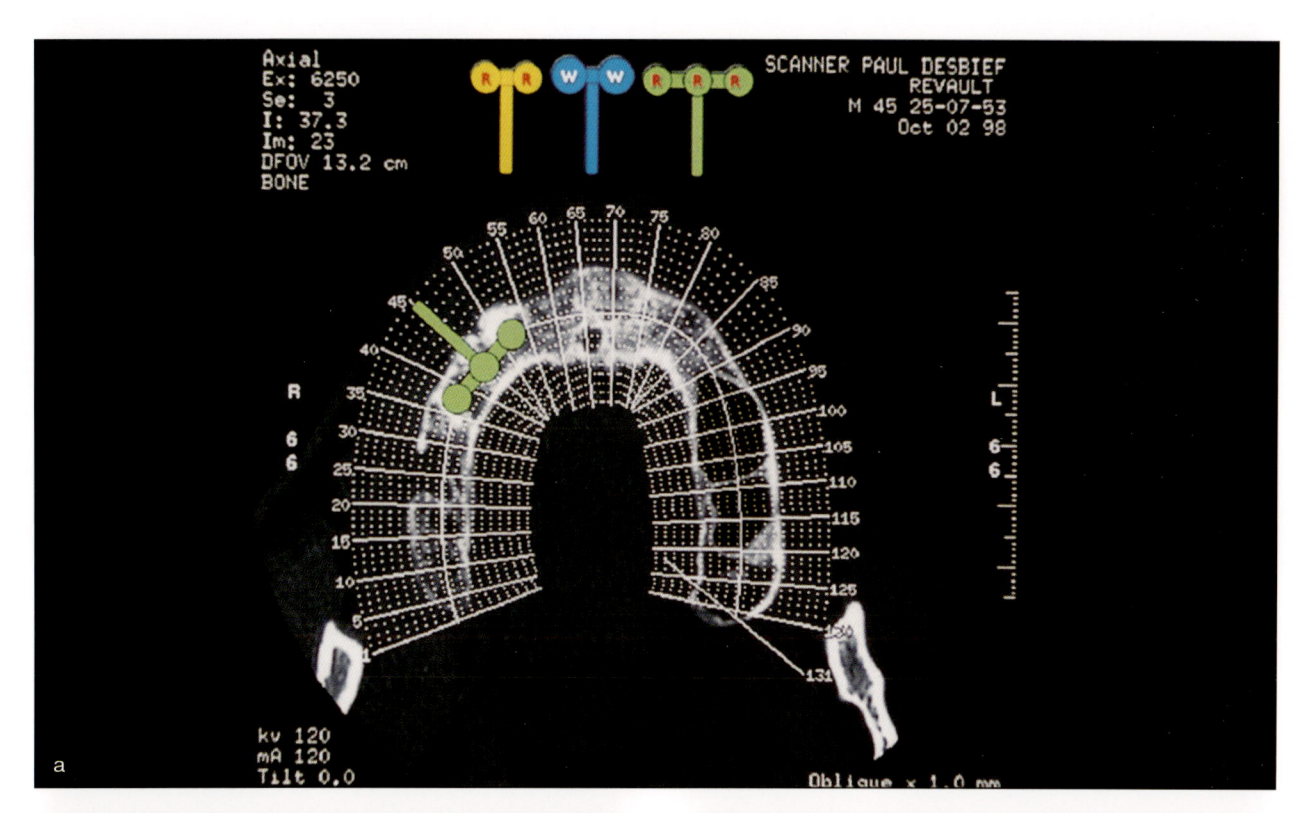

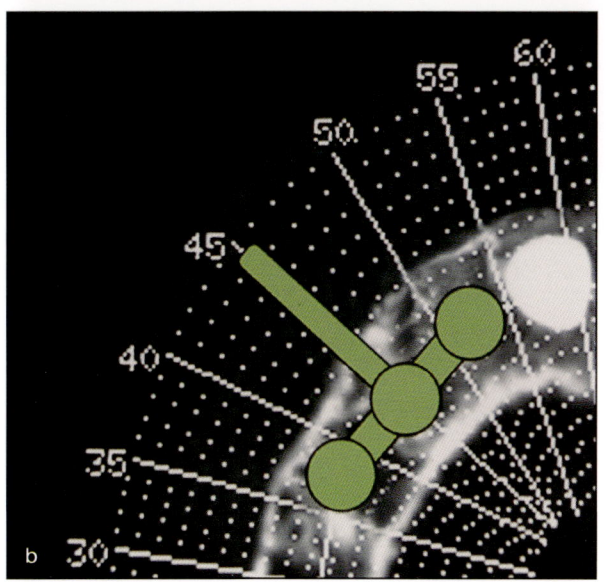

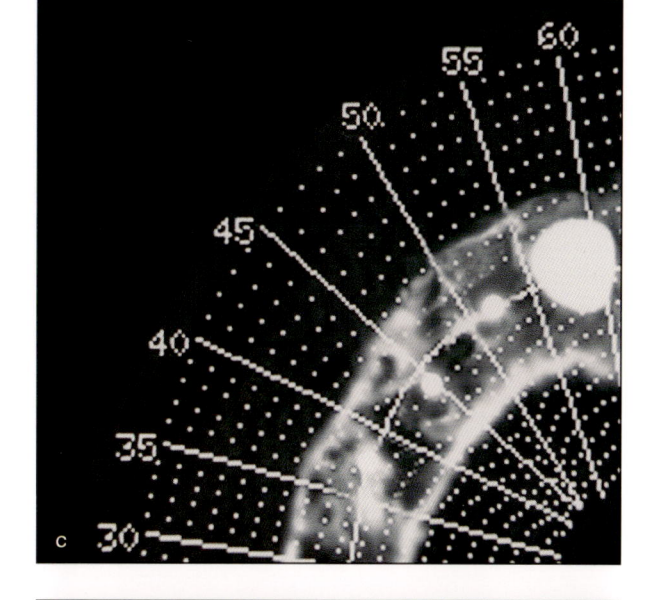

図6-13 （a～d）上顎に3本のインプラントを埋入する症例で、プリサージカルポジショニング・ガイドを、X線写真の上に直接置いた。このような症例では、咬合面観の上にプリサージカルポジショニング・ガイドを置くことによって、将来インプラントを埋入するときに、どの位置が適切であるかを示すことができる（37，45ならびに52の歯の位置での断層写真）。

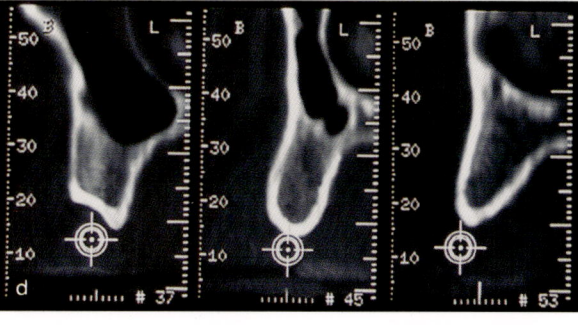

図6-14 (a〜c)模型上の状況と臨床的な状況の間には、緊密な相関関係が存在する。技工士は、歯の解剖学的な位置だけではなく、インプラントの適切な埋入位置を考慮して、サージカルテンプレートを作製する。また、外科医は、プリサージカルポジショニング・ガイドを用いて作製したサージカルテンプレートとともに、インプラントポジショニング・ガイドを用いることができる。この方法を用いることによって、補綴医、歯科技工士ならびに外科医の間のコミュニケーションが最適となる。

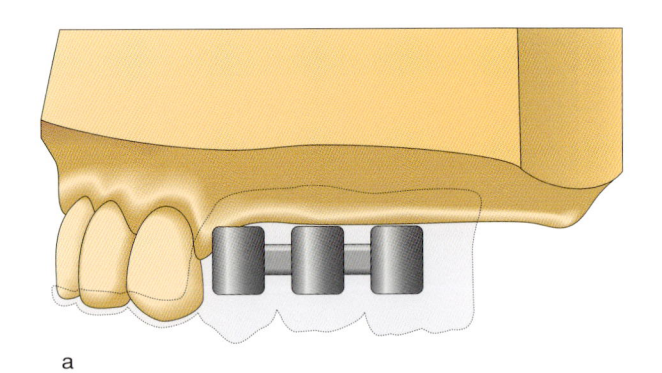

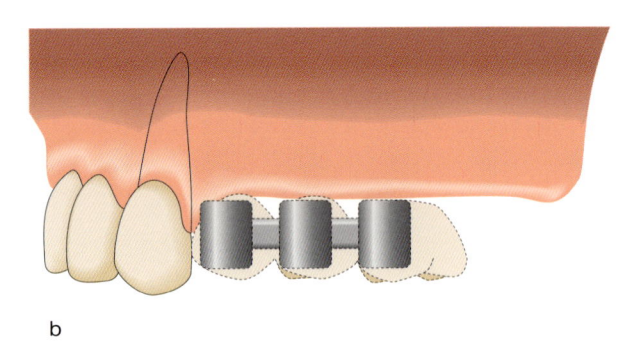

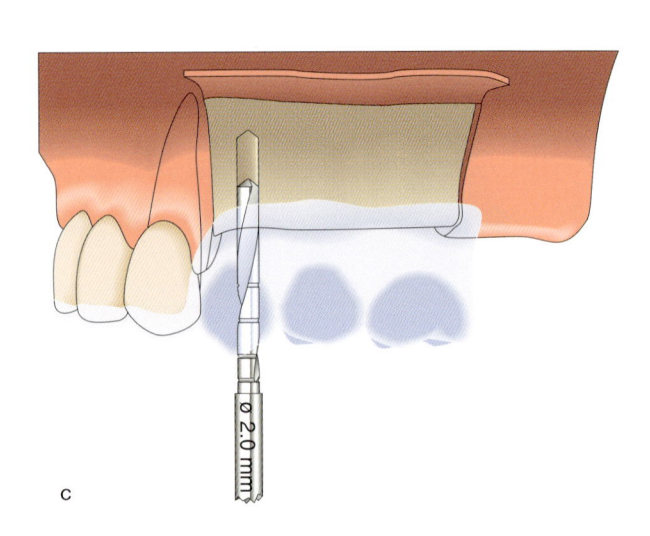

インプラントポジショニング・ガイド

インプラントポジショニング・ガイドのさまざまなコンポーネントによって、ディレクション・インディケーターの機能を補完することができる(図6-15、6-16)。インプラントポジショニング・ガイドには、3つの異なった形状のものがある。すなわち、マイルストーン、ショートフラッグならびにロングフラッグで、ガイドピンの直径は、形成した埋

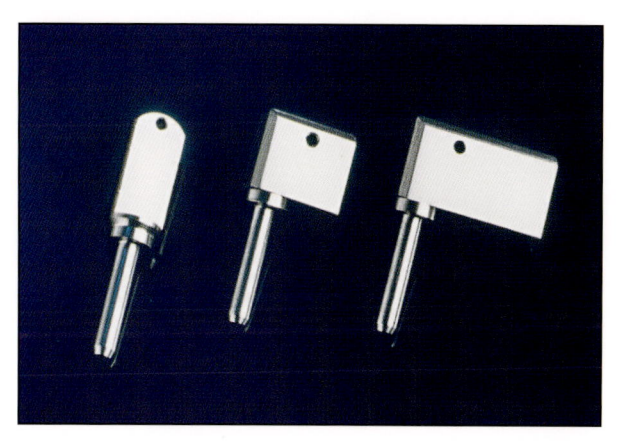

図6-15 インプラントポジショニング・ガイド:マイルストーン、ショートフラッグ、ロングフラッグ。

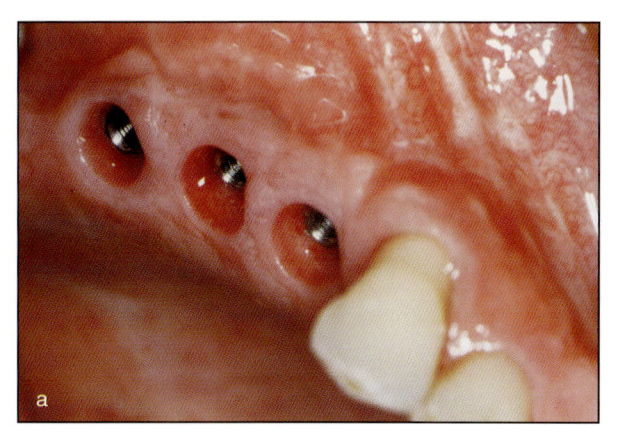

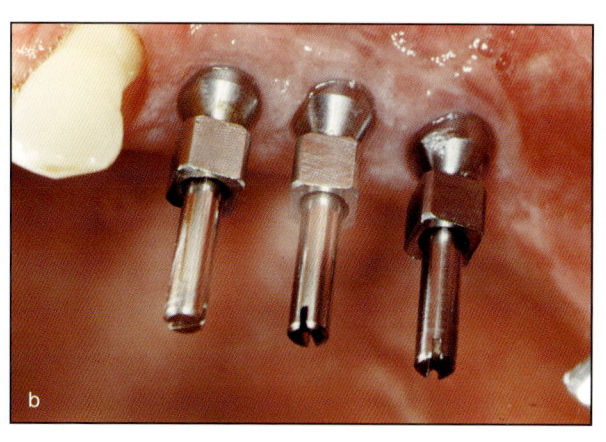

図6-16 (a、b) 3本のインプラントを、上顎の最適な位置に埋入した。インプレッションコーピングを装着してみると、近遠心的スペースならびにインプラントの傾斜が適切であることは明瞭である。

入窩に適合するように2mmと3mmがある(図6-17)。

マイルストーンは主として、最終補綴物をイメージするために用いられ(図6-17dを参照)、一方フラッグは、外科医がインプラントを互いに適切な距離(少なくとも7mm)を保って埋入するためのガイ

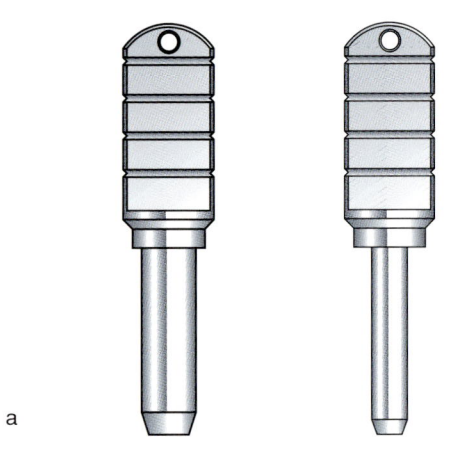

図6-17 (a)直径2mmと3mmのドリルを用いた後に、マイルストーンを挿入する。これにより、これから埋入するインプラントの位置と傾斜ならびにインプラント上に完成される補綴物の位置と傾斜についての正確なイメージを描くことができる。

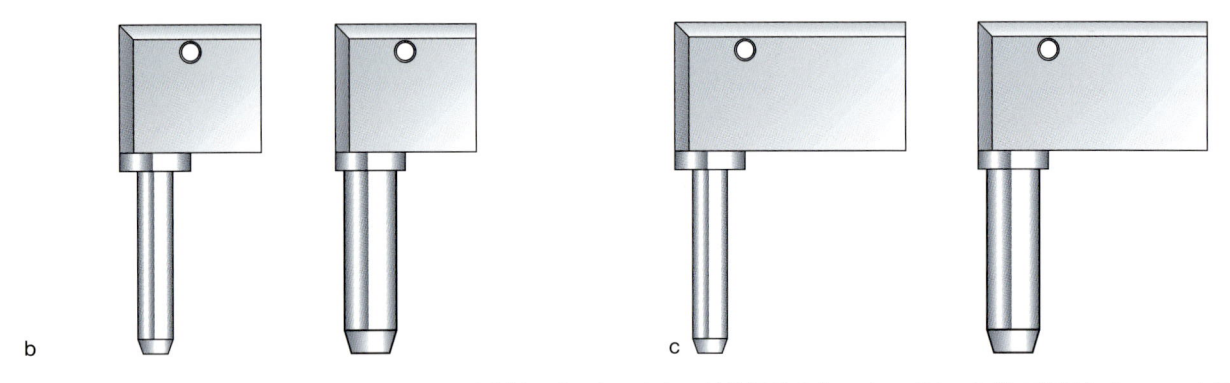

図6-17 (b、c)フラッグ(ショートならびにロング)を用いることにより、外科医は2本のインプラント間の適切なスペースを決定することができる。ショートフラッグは、2本のインプラントの間に必要な最小限のスペースのガイドとして用いられる。一方、ロングフラッグは、ポンティックのある3-ユニット・ブリッジを2本のインプラントで支持する場合に用いる。これらのツールは、直径2mmと3mmがあり、外科手術の異なった段階でそれぞれ用いることができる。

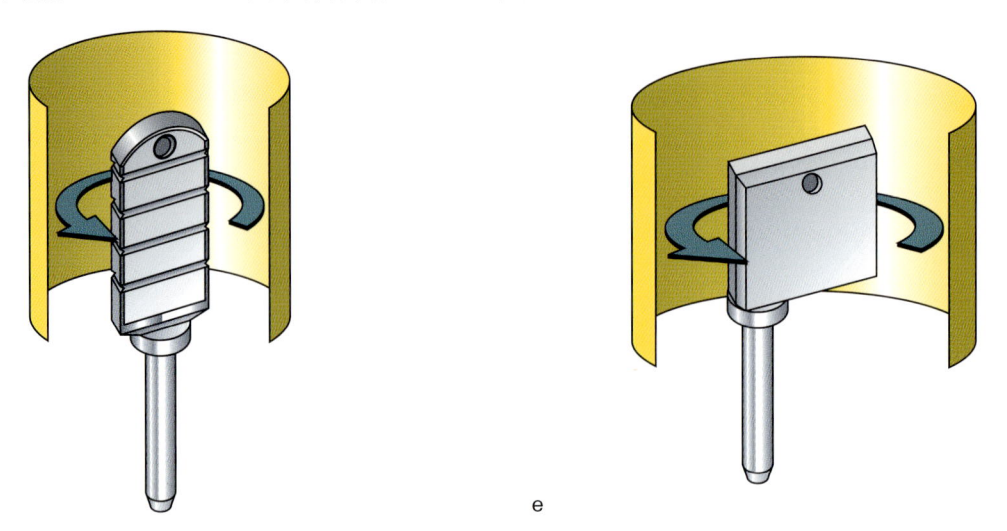

図6-17 (d、e)マイルストーンとフラッグは、回転させることにより、さまざまな目的に使用することができる(エマージェンス・プロファイル、三脚状の配列、複数のインプラント埋入)。

ドとして用いられる(図6-17e参照)。

　インプラント埋入の成功は、インプラントの適切な位置と適切な傾斜が鍵となる。とくに部分欠損患者においては、無歯顎患者よりも失敗の許される余地が少ないため、注意を払う必要がある。たとえば、位置で1mm、傾斜で10度、あるいはその両方の誤差が組み合わされば、良好な治療結果を得ることがきわめて困難となる(図6-18、6-19)。図中の緑の部分は最適なインプラントの埋入を示し、赤の部分はそれよりも好ましくない埋入状態を示している。図6-20に、さまざまなインプラントの位置関係と、それらが最終的な審美的、生体力学的な側面、そして発音に与える影響、ならびに口腔衛生を良好に保てる可能性について列挙する。

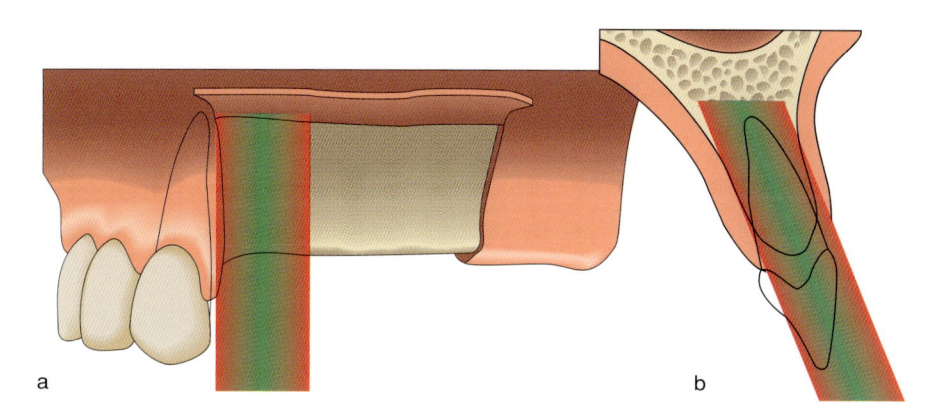

図6-18　インプラント埋入に使用可能な範囲。緑のゾーンは、正しいインプラントの埋入位置を示し、赤いゾーンは、より好ましくない位置を示す。近遠心的な位置(a)、ならびに頬舌的な位置(b)の両方の側面を考慮に入れなければならない。1本のインプラントを埋入するときの最初のステップは、ラウンドバーの使用である。これにより、将来のインプラント埋入位置が決定づけられる。たとえば、隣在歯にあまりに近接してドリリングを行って、最初のホールの位置が悪いと、それに続く埋入窩の位置にその影響が及び、審美性、エンブレージャー、ならびにメンテナンスが不良となる結果を導く。

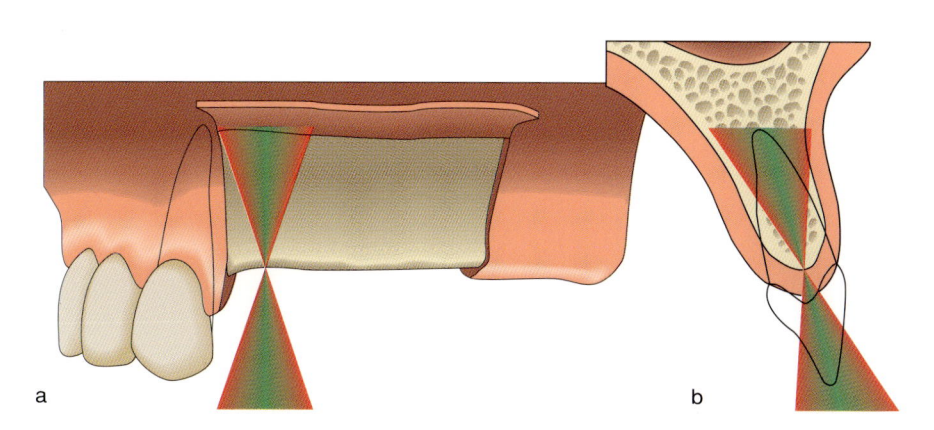

図6-19　インプラントの傾斜の範囲。緑のゾーンは、正しいインプラントの傾斜を示し、赤のゾーンは、好ましくない傾斜(位置づけ)を示す。この点については、近遠心的ならびに頬舌的側面から考慮する必要がある。ドリルを用いるときに、この概念を念頭に置いておくとよい。ドリルの傾斜は、最終的な治療結果に直接的な影響を及ぼす(たとえば、クラウンの装着方向、あるいはアクセスホールの位置)。

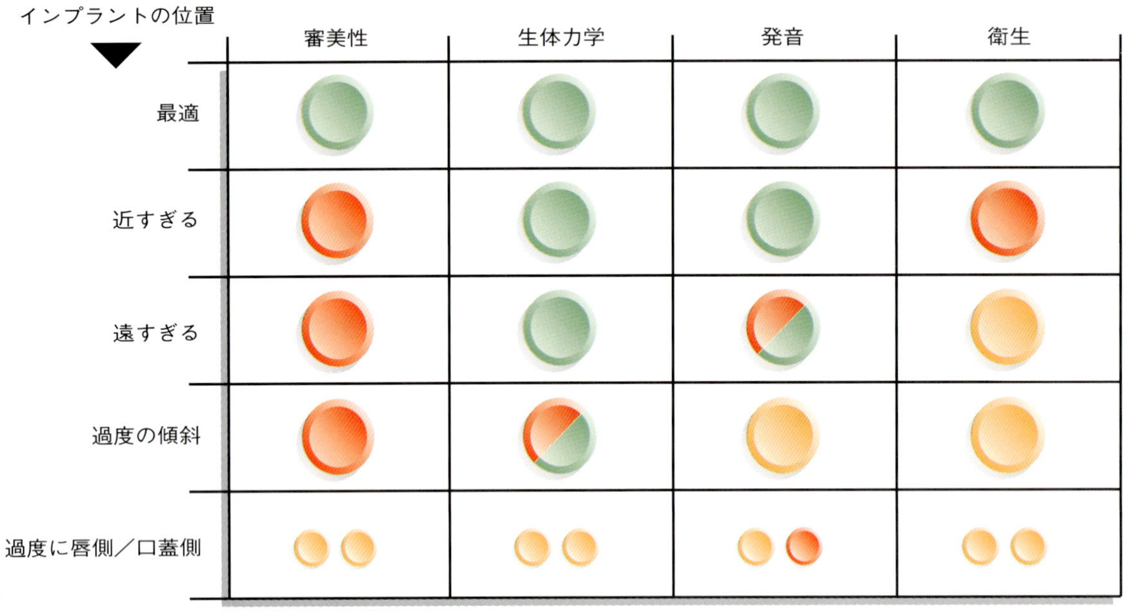

インプラントの位置 ▼	審美性	生体力学	発音	衛生
最適	🟢	🟢	🟢	🟢
近すぎる	🔴	🟢	🟢	🔴
遠すぎる	🔴	🟢	🟠/🟢	🟡
過度の傾斜	🔴	🔴/🟢	🟡	🟡
過度に唇側／口蓋側	🟡 🟡	🟡 🟡	🟡 🔴	🟡 🟡

図6-20　インプラントの位置が最終的な治療結果に与える影響。緑の丸は、許容しうる治療結果を得るための必要条件を示す。一方、黄色の丸は、そうした結果を得ることが困難であることを示す。また赤い丸は、許容しうる治療結果を得るには、さらに重大な問題があることを示す。状況によっては、望ましい治療結果が得られないこともありうる。

図6-21〜6-43に、最適なインプラント埋入を行うための各種ガイドのさまざまな使用方法を示す。また、プリサージカルポジショニング・ガイドを用いた治療の進め方についても、詳細に提示する。外科手術は、サージカルテンプレートとともにラウンドバーを使用して、最初のインプラントの埋入位置を決めることから始まる。次に2mmのツイストドリルを用いて、この最初のインプラントの傾斜を決定する。外科手術のこの段階では、インプラントの位置と傾斜を容易に修正することができる。このとき、将来のインプラント補綴物をイメージするうえで、マイルストーンが大いに役立つ。最初のインプラントの埋入位置が、それ以降のすべてのインプラントに影響を及ぼす。したがって、他のすべてのインプラントが不適切な埋入にならないために、最初のインプラントの埋入位置と傾斜を再確認することが重要となる。図6-21〜6-23に、この方法を用いたドリリングの順序、ならびにプリサージカルポジショニング・ガイドを用いた他の外科的選択肢を示す。

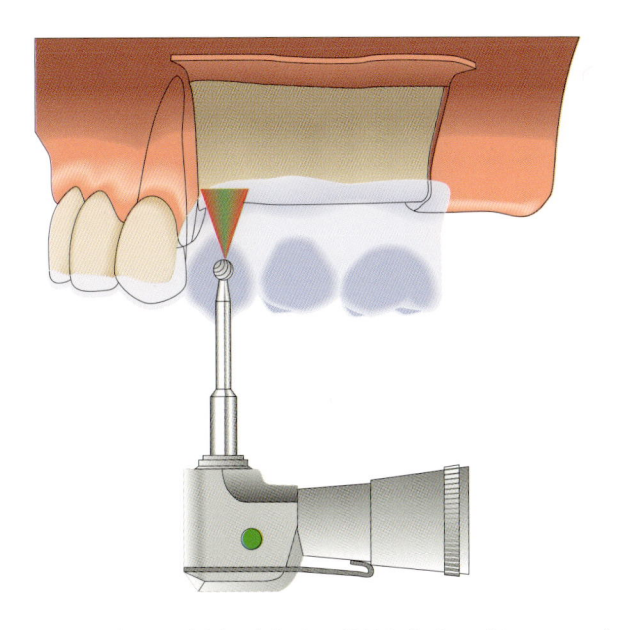

図6-21 個別の症例に合わせて設計したサージカルテンプレートを、上顎左側犬歯の遠心の欠損部位で使用しているところ。サージカルテンプレートを用いることにより、露出した歯槽骨の皮質骨にインプラント埋入窩形成のための起始点を設置することが容易になる。この形成には、ガイドドリル（ラウンドバー）を用いる。骨吸収の高度な症例では、起始点の位置がより重要となる。

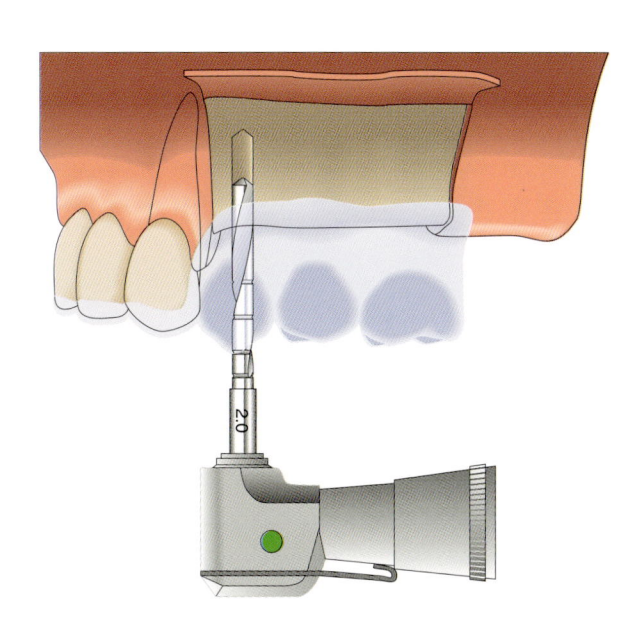

図6-22 ツイストドリルの段階で、サージカルテンプレートを用いる（直径＝2mm）。テンプレートならびに残存する上顎左側犬歯が、外科医がインプラント埋入窩形成のための適切な位置と傾斜をイメージするためのガイドとなる。

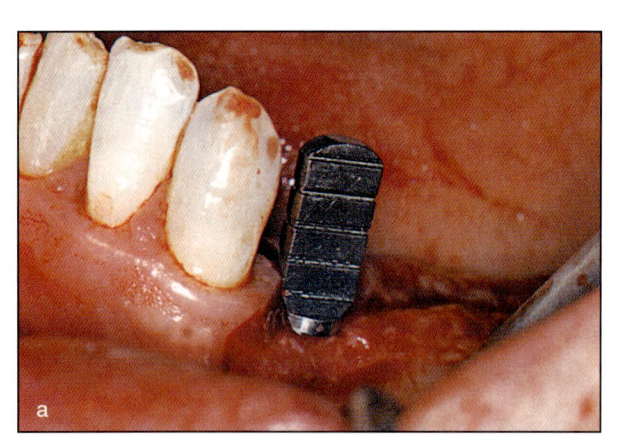

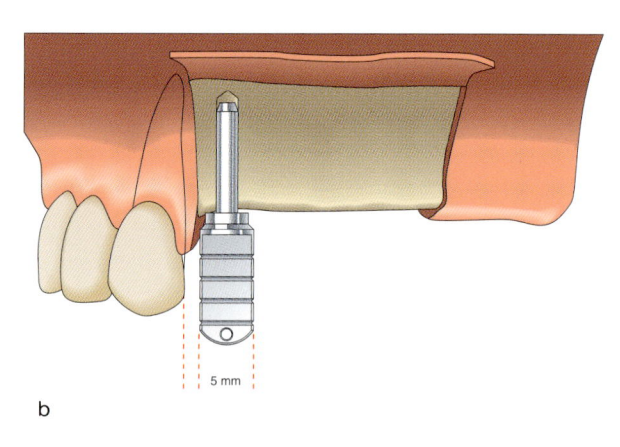

図6-23　(a、b)マイルストーン(直径＝2mm)を用いることにより、インプラント埋入窩の形成を開始(直径2mmのドリルで)するときに、位置と傾斜が容認できる範囲であるかを確認することが容易となる。もしも修正が必要ならば、直径3mmのツイストドリルではなく、ガイドドリルまたは直径2mmのツイストドリルを用いることが好ましい。マイルストーンの基底部は、アバットメントまたはクラウンの基底部と同一の形状を有する。

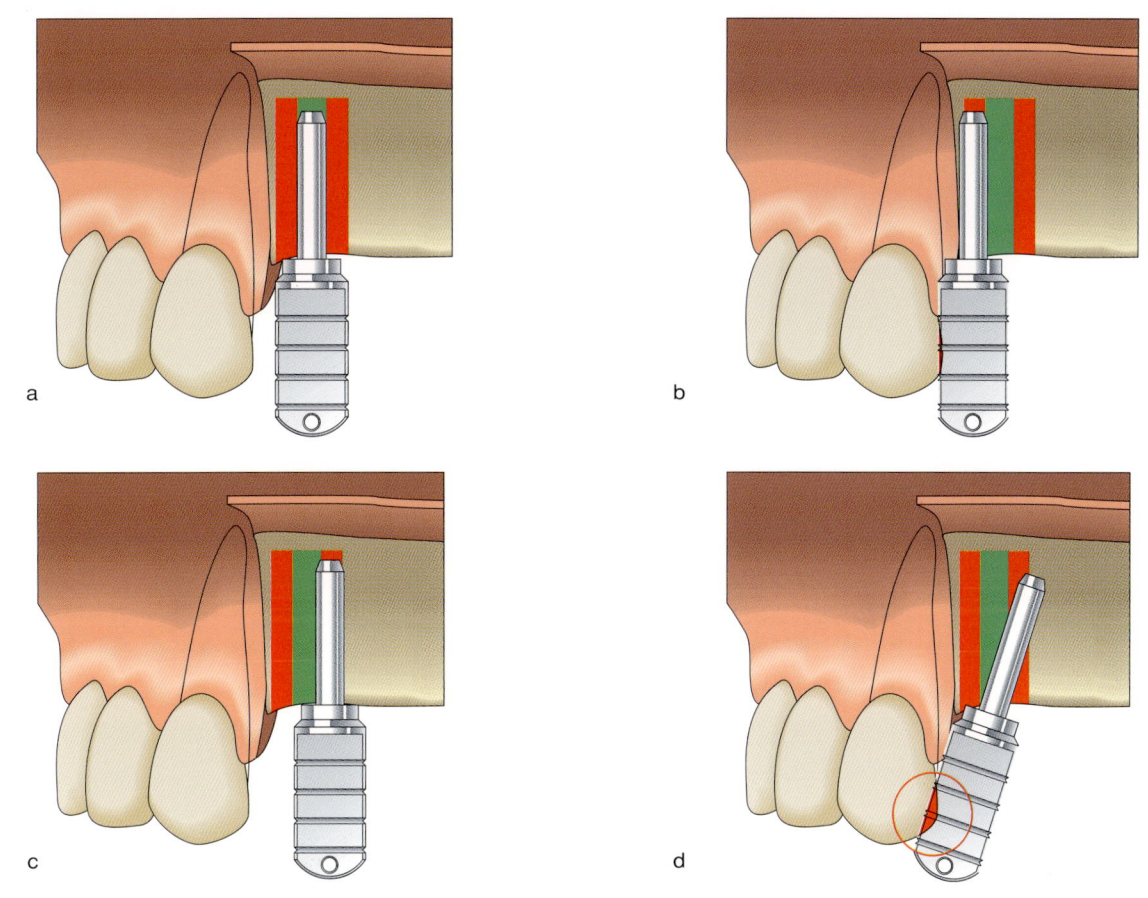

図6-24 (a)インプラント埋入窩の形成が位置と傾斜の点で最適であるとき、ガイド1によってエンブレージャーならびに最終的な歯冠補綴のイメージが示される。(b)ガイド1が隣在歯に接触しているとき、エンブレージャーならびに最終的なクラウンの形態が不十分なものとなる。(c)残存歯とガイド1の間のスペースが広すぎると、良好な歯冠形態ならびにエンブレージャーをつくることが困難となる場合がある。(d)ガイド1を用いることで、インプラント埋入窩の傾斜の不具合がわかる。このような傾斜の場合、インプラント支持補綴物の装着が困難となることもある。

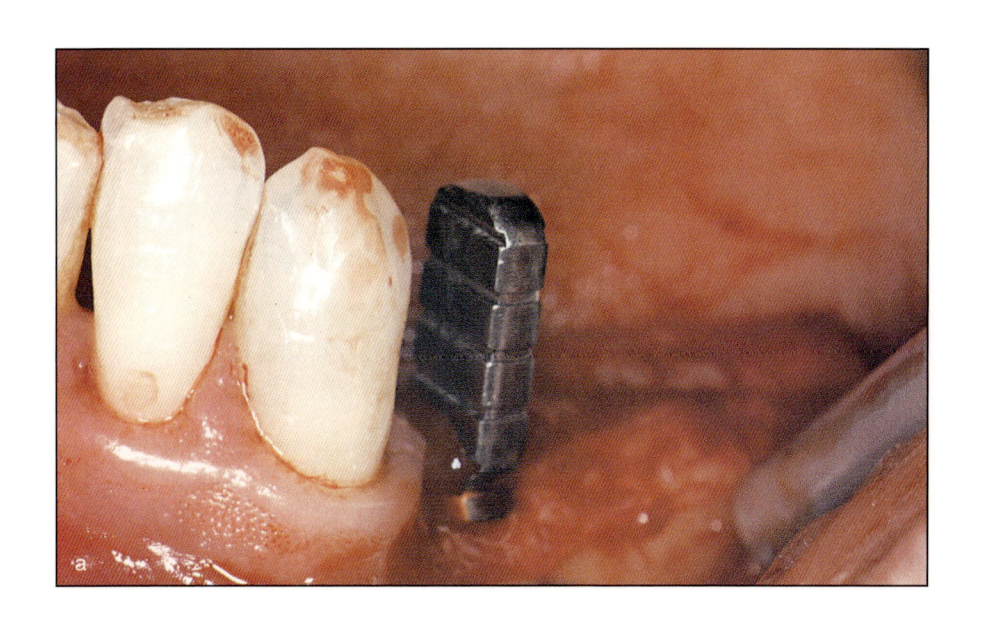

図6-25a

図6-25　(a〜c)マイルストーン(ガイド1)を用いることにより、術者は最終的なクラウンの近遠心的な輪郭、ならびにエンブレージャーのイメージを得ることができる。また、ガイドを90度回転させることにより、クラウンの頬側面の輪郭がイメージできる。(d、e)上顎の小臼歯の修復を行うとき、直径2mmの穴にマイルストーンを挿入することにより、犬歯ならびに対合歯に対する最終補綴物の大きさを示すことができる。このときガイドは、唇側口蓋側方向に位置づける。(f、g)隣在歯に支台歯形成が施されていても、近遠心方向の大きさについて同じ考え方を適応することができる。最初のドリリングが、その後のドリリングのベースとなるため、最初の埋入窩は慎重に計画して、位置づけをする必要がある。

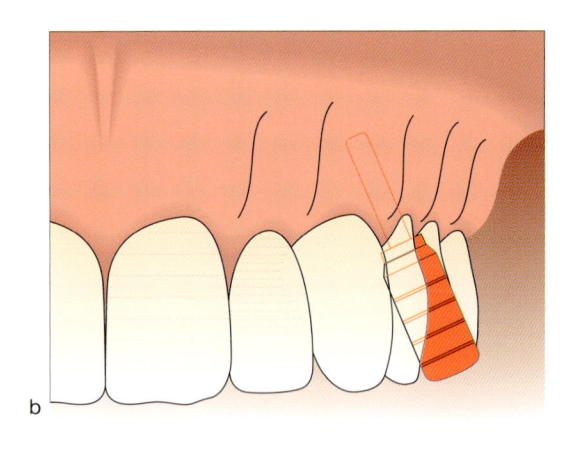

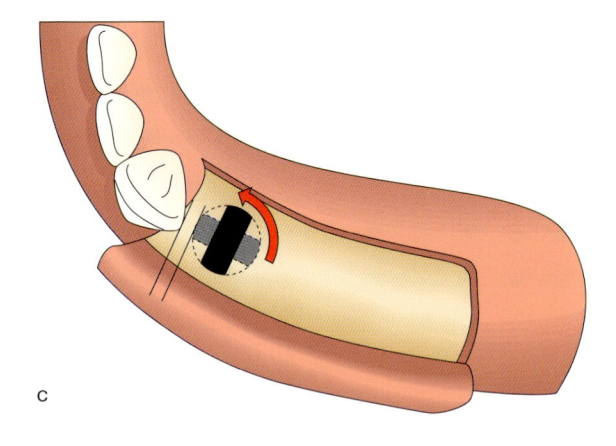

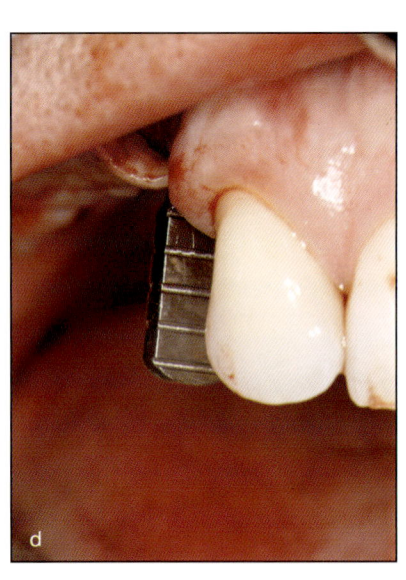

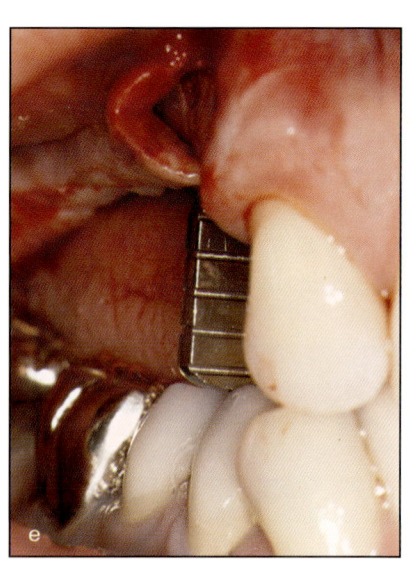

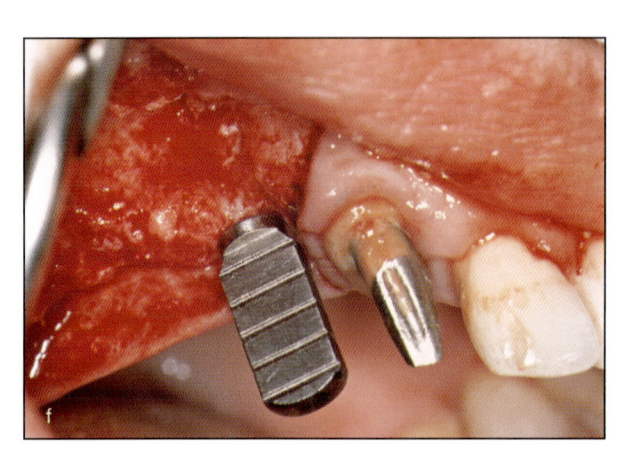

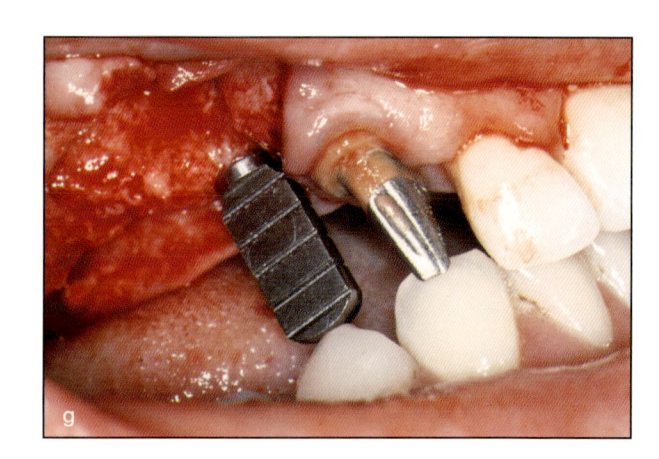

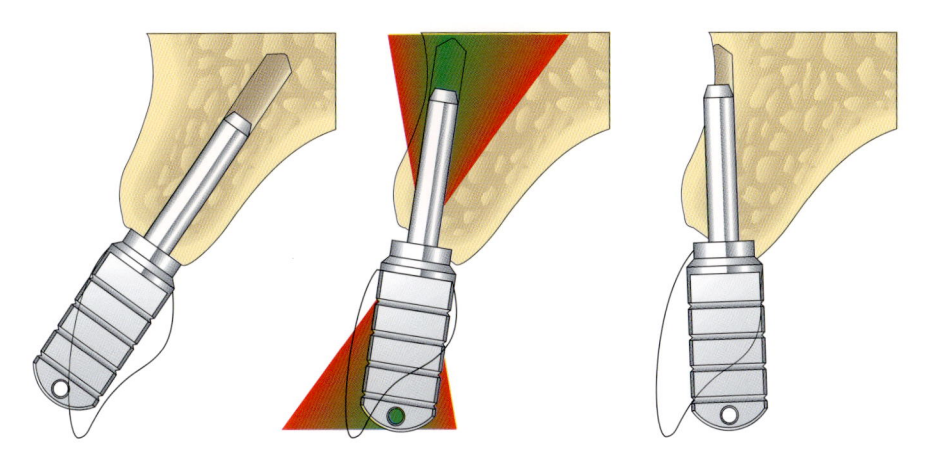

図6-26 ガイド1は、審美的要求を満たすことがきわめて重要である上顎前歯部において、非常に有用となりうる。もしも、インプラント埋入窩が唇側に傾斜し過ぎたなら、アクセスホールが頬側面に開口することになり、審美障害を起こす可能性がある。さらに、そのような傾斜でインプラントを埋入すると、生体力学的観点からも、好ましくない。また、インプラントが口蓋側に傾斜し過ぎた場合、審美的、生体力学的ならびに衛生上の問題が起こりうる。したがって、インプラント埋入窩を正しい傾斜で形成することは非常に重要であり、これにより角度つきアバットメントを使う必要性が減少する。

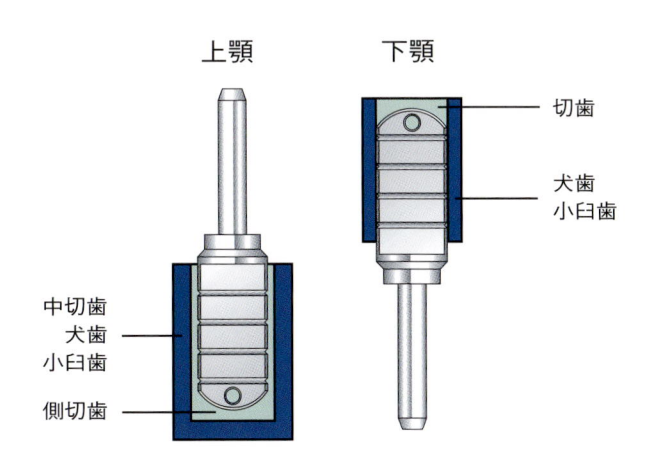

図6-27 ガイド1の近遠心的幅径と中切歯、犬歯ならびに小臼歯の平均的幅径の関係。

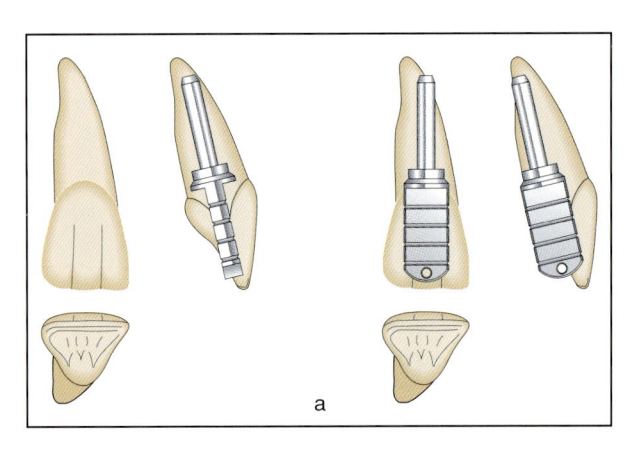

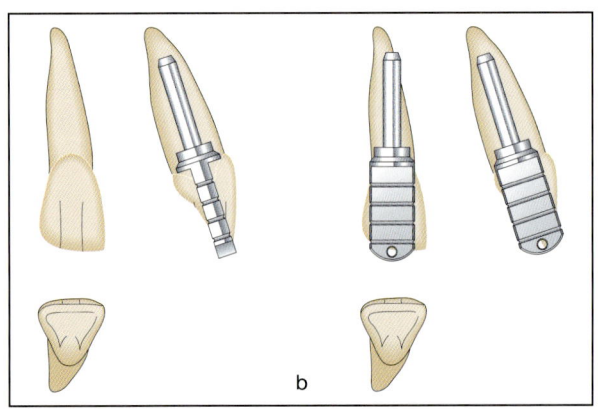

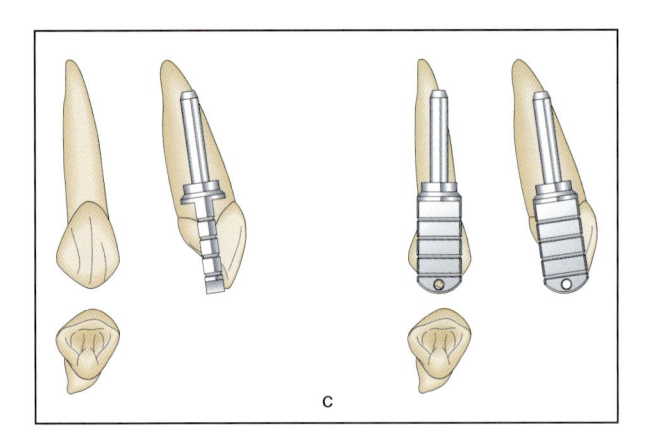

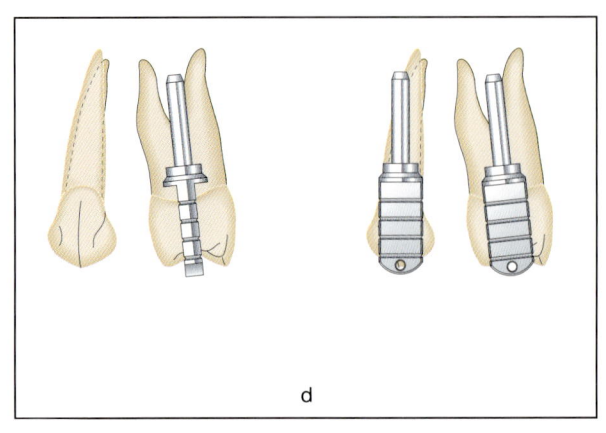

図6-28 （a〜d）上顎前歯とマイルストーンの、近遠心的ならびに頬舌的な寸法の関係。マイルストーンは、複数の歯種に用いることができ、平坦な面によって歯冠の大きさ、装着方向ならびに傾斜についてイメージしやすくする。歯冠の平均的な寸法に関する詳細については、第4章の表4-1を参照。

図6-29 (a、b)ショートフラッグ(ガイド2)を用いて、適切な位置でインプラント埋入窩の形成を開始する。これを用いることにより、インプラント埋入窩の間の中心から中心までの距離は7mmとなって、最終的な固定式補綴物のデザインが良好なものとなる。さらに、このように中心から中心まで7mmの距離を設けることで、アバットメント連結時に軟組織を適切に取り扱うことができるようになる。適切な量の軟組織が得られれば、良好な解剖学的形態ならびに適切な血液供給が得られるという状況下で、好ましいインプラント間乳頭を、必要によりつくることができる。このような軟組織の取り扱い方については、第8章で詳細に述べる。

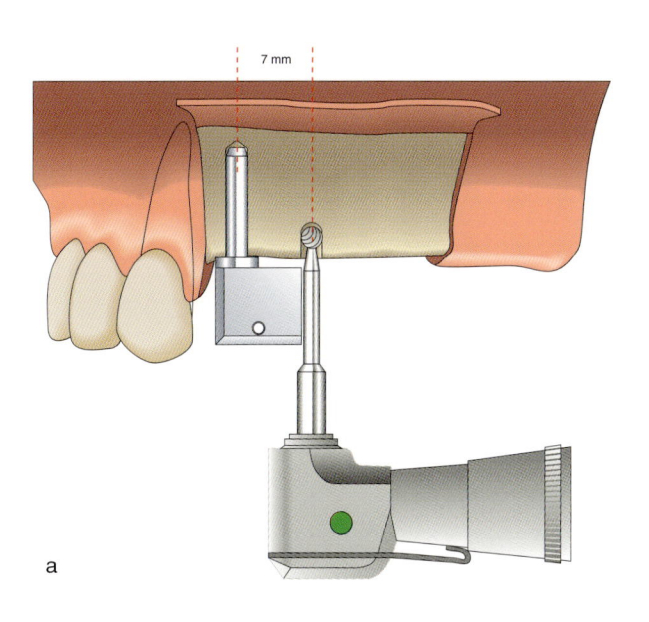

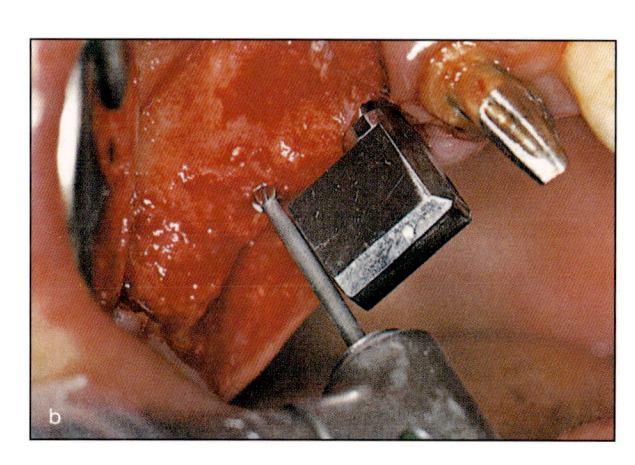

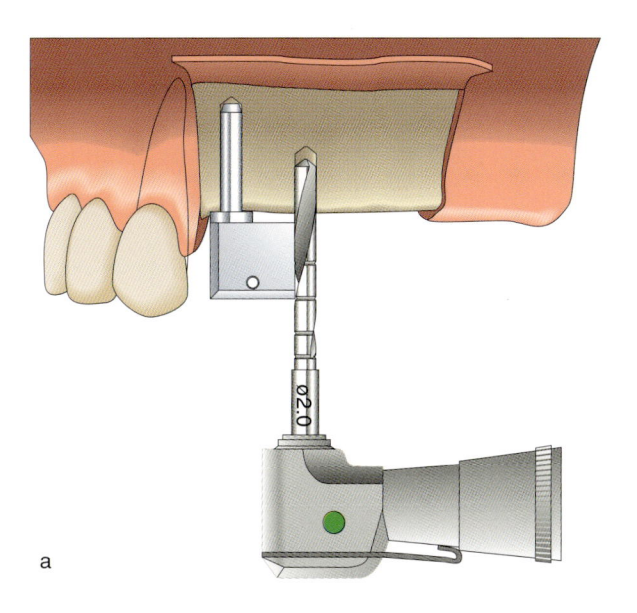

図6-30 (a、b)フラッグ(ショート、ロングのいずれでも)を用いることにより、インプラントを埋入する適切な位置を見いだすだけでなく、インプラント埋入窩を平行に形成することが容易となる。

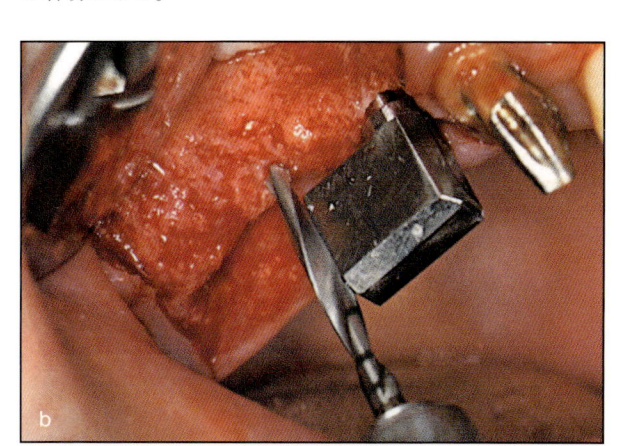

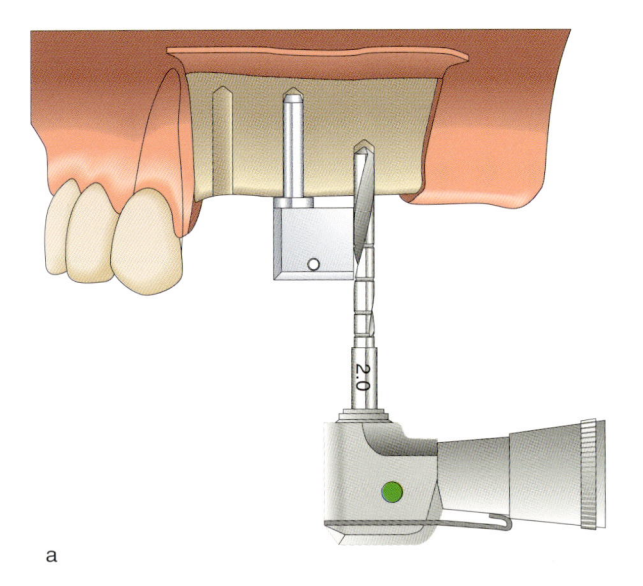

図6-31 （a〜c）後に続くすべてのインプラントに対して、この術式を繰り返し用いることができる。

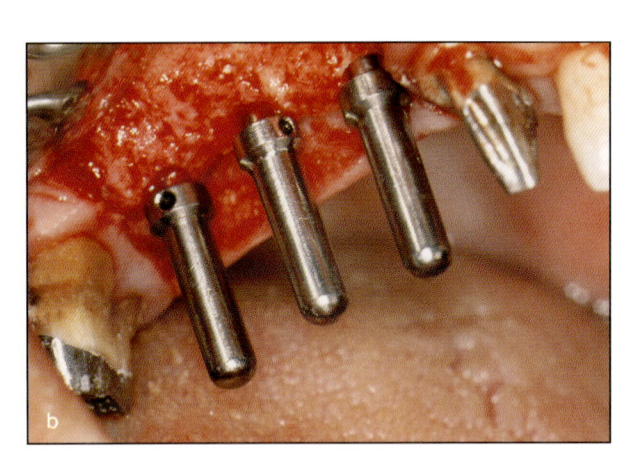

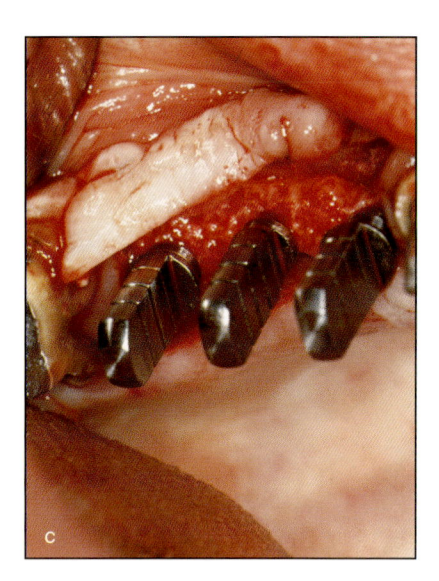

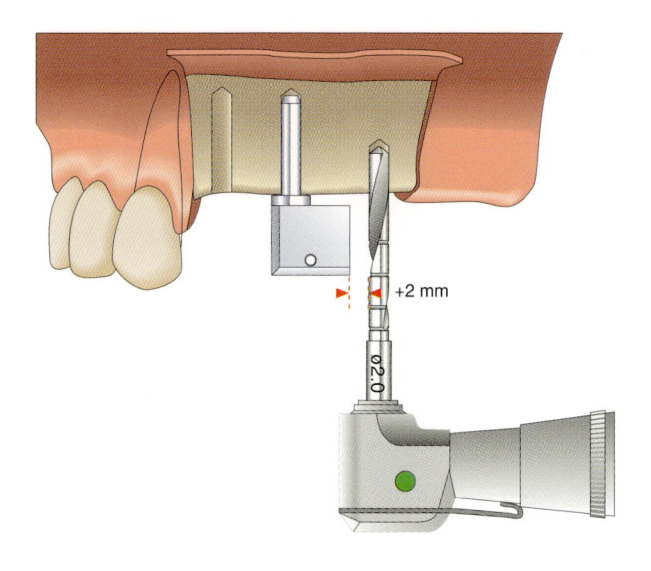

図6-32 最遠心のインプラント上に大臼歯を作製するときには、埋入窩の形成はショートフラッグよりも約2mm遠心の位置で開始し、中心から中心までの距離が9mmとなるようにするほうがよい。直径2mmのツイストドリル、パイロットドリル（直径＝2mmおよび3mm）ならびに直径3mmのツイストドリルを用いて、すべてのインプラント埋入窩を形成した後、標準的な術式にしたがってインプラントを埋入する（Adellら1985）。また、インプラント埋入窩にマイルストーンを挿入し、位置が適正であるかどうか、再確認することができる。

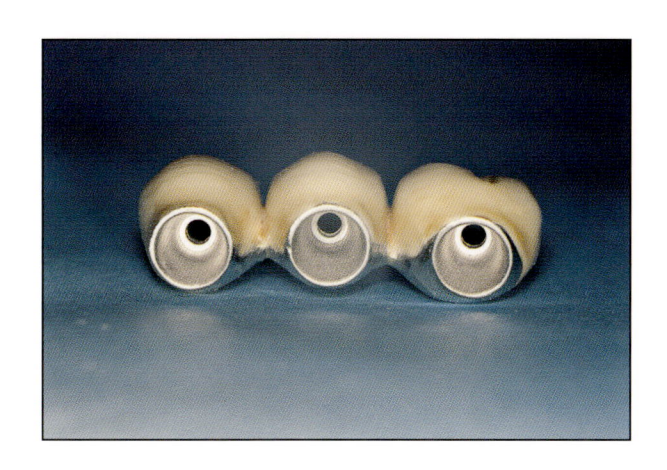

図6-33 図6-30～6-32で述べた考え方を用いてつくった補綴物。歯冠ならびにエンブレージャーが、適切な形態となる結果が得られた。

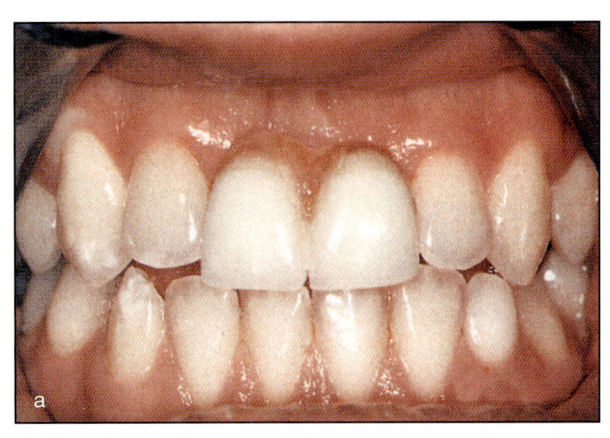

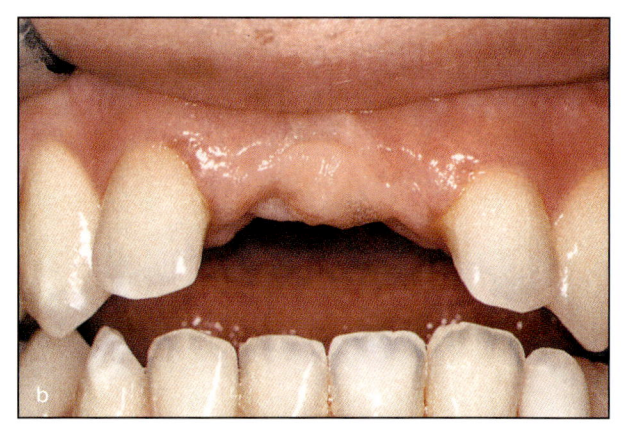

図6-34 (a、b)上顎中切歯の欠損を、2本のインプラントで支持した補綴物で修復する。(c〜i)従来のディレクション・インディケーターと組み合わせて、インプラントポジショニング・ガイドを臨床的に使用した。

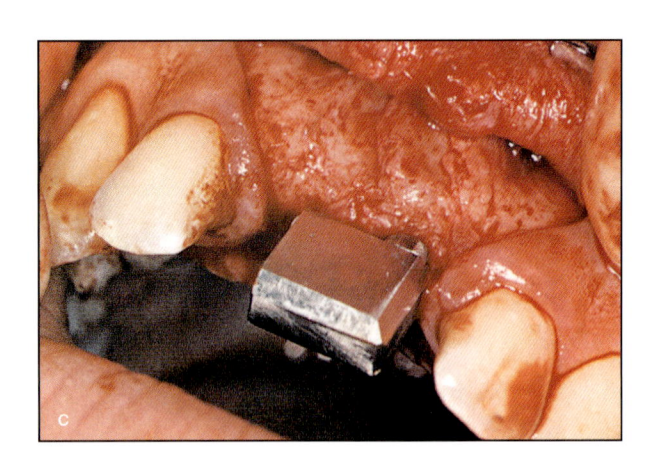

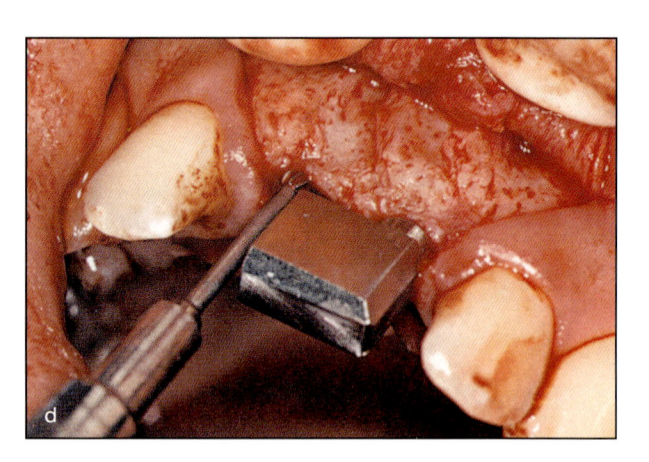

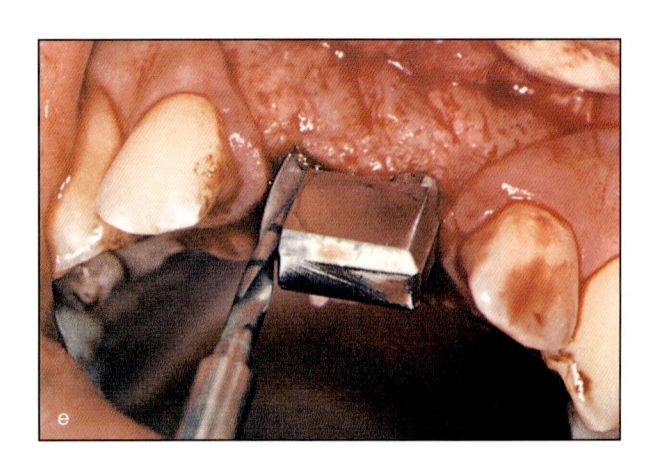

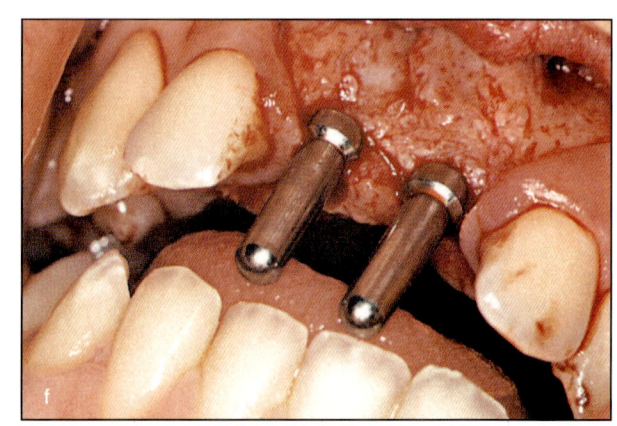

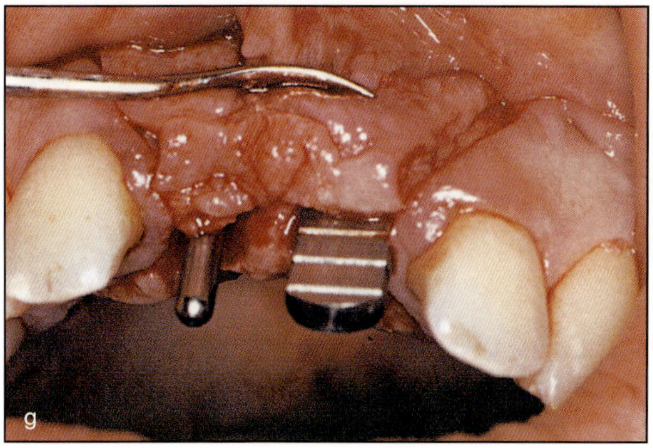
g

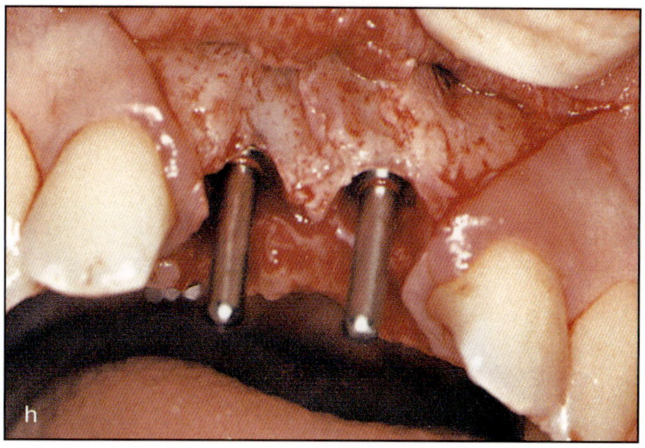
h

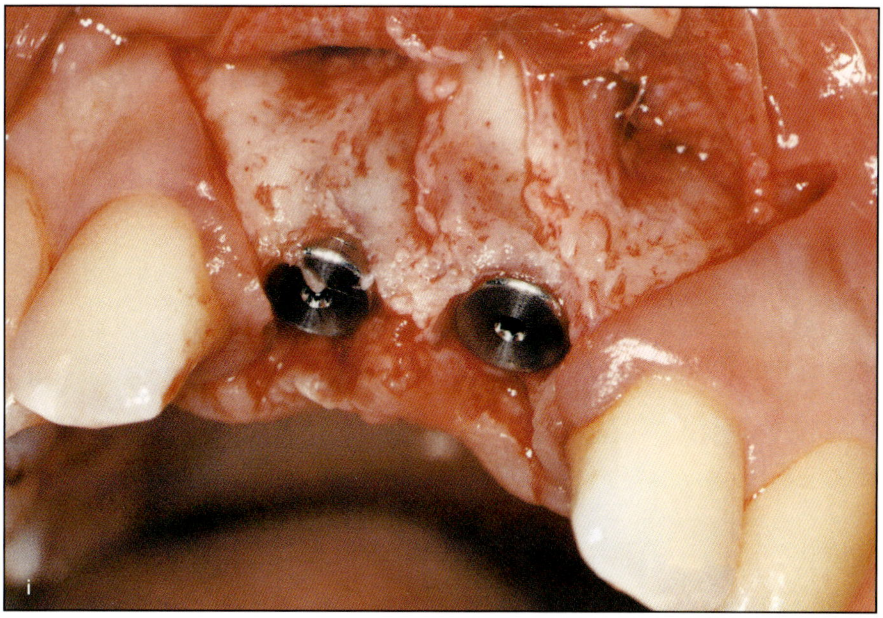
i

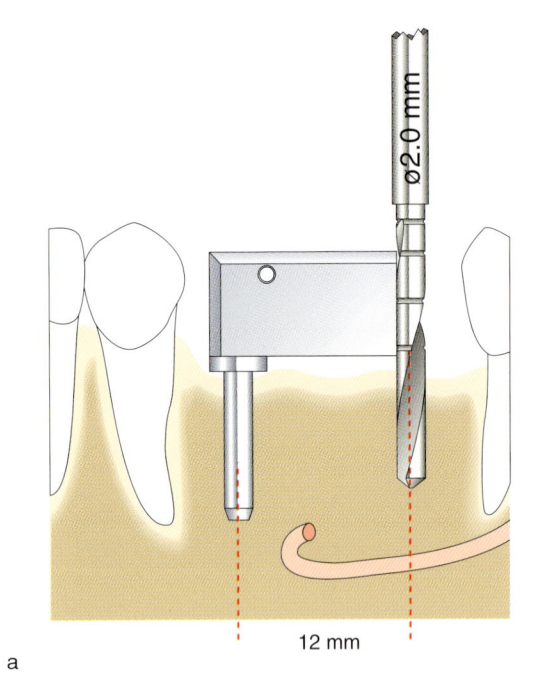

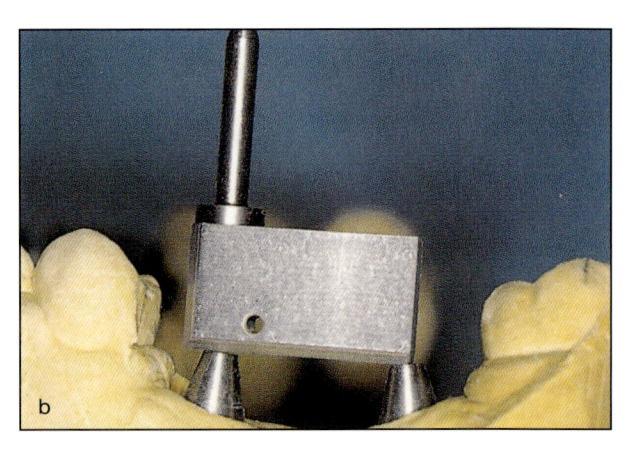

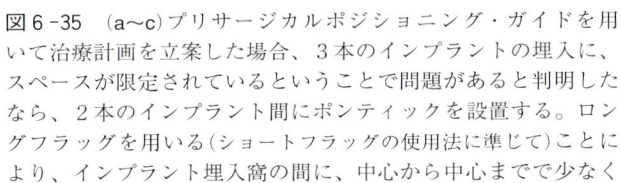

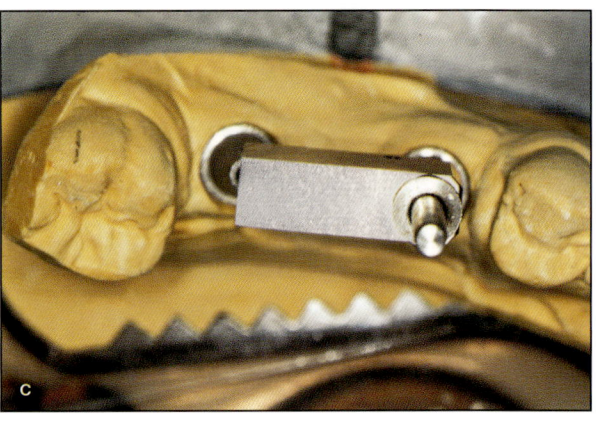

図6-35　(a〜c)プリサージカルポジショニング・ガイドを用いて治療計画を立案した場合、3本のインプラントの埋入に、スペースが限定されているということで問題があると判明したなら、2本のインプラント間にポンティックを設置する。ロングフラッグを用いる(ショートフラッグの使用法に準じて)ことにより、インプラント埋入窩の間に、中心から中心までで少なくとも12mmの距離が得られる。これは、2本のインプラント間に、良好な審美性と適切な口腔衛生を確立できるようにポンティックを設けるための、必要最小限の距離である。埋入窩の中心の間に14mm以上の距離が存在する場合、生体力学的ならびに審美的な観点から、もう1本のポンティックを設置するよりも、インプラントをもう1本埋入するほうが好ましい。

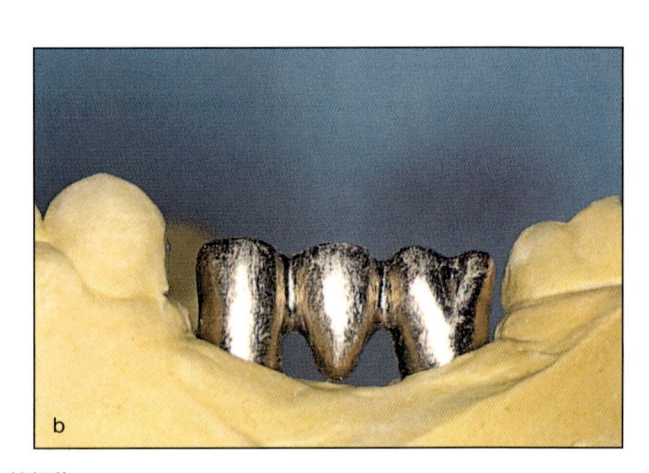

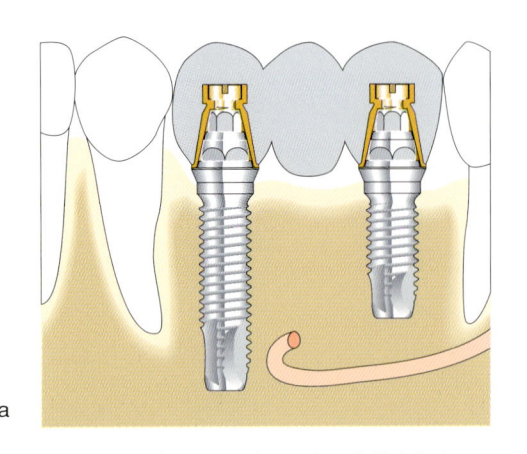

図6-36　(a、b)2本のインプラントで支持された3-ユニットの補綴物。

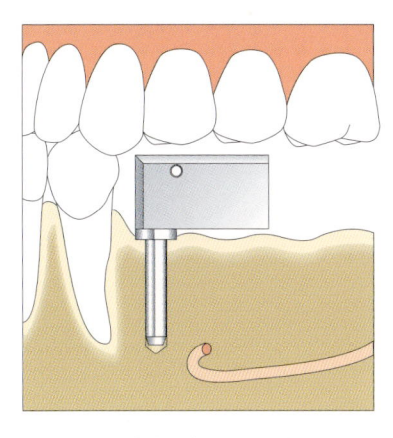

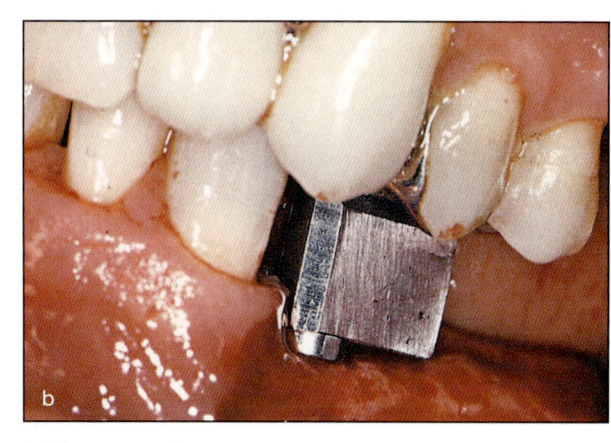

図6-37　(a、b)ロングならびにショートフラッグを用いて、咬合平面をイメージする。

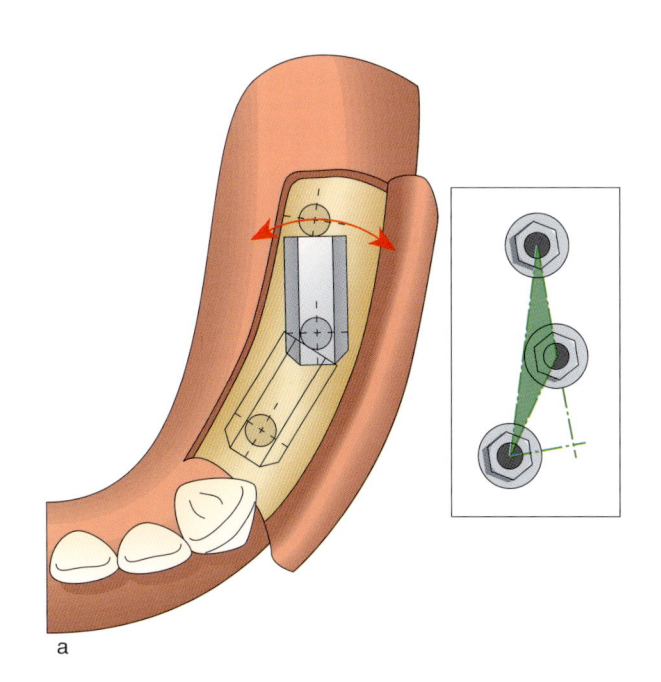

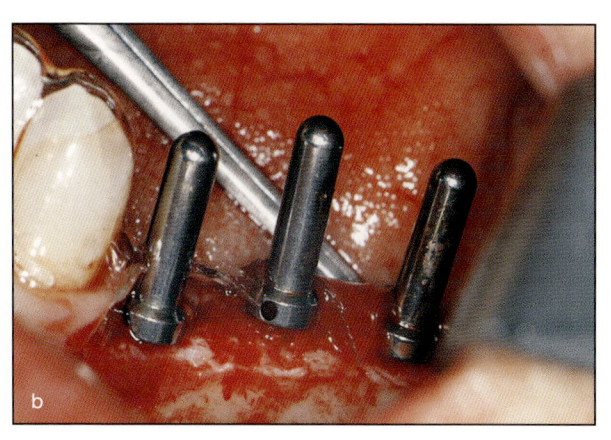

図6-38　(a)三脚状の配列(第3章参照)を、フラッグを用いてイメージするためのテクニック。(b)下顎臼歯部における三脚状配列の臨床例。

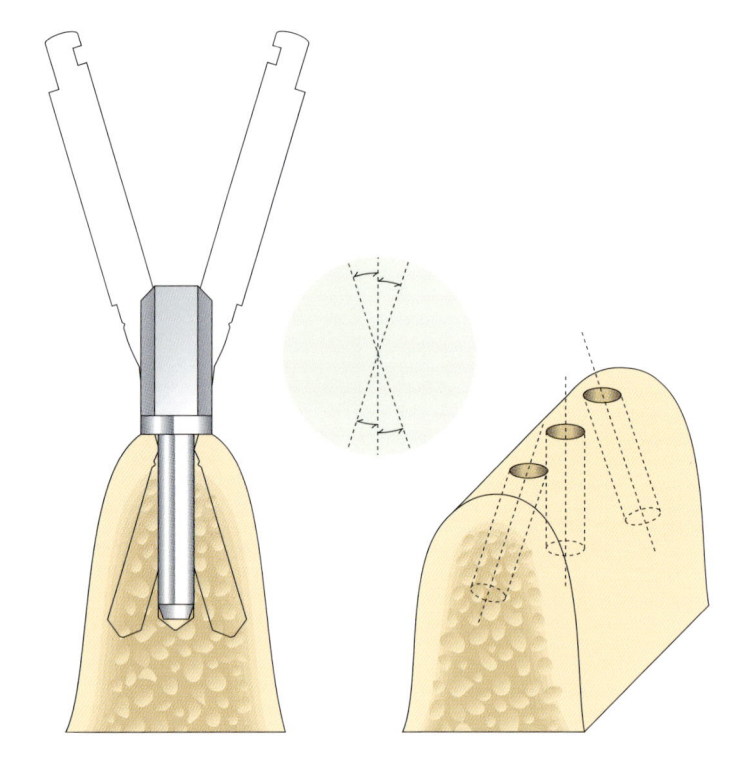

図6-39 (a)フラッグを用いて、近遠心ならびに頰舌方向に、インプラント間の傾斜を意図的に設けるためのテクニック。(b)フラッグを用いることにより、インプラント間の傾斜の違いをコントロールするとともに、インプラント間に適切なスペースを確保することができる。インプラントの傾斜と三脚状配列の生体力学的な重要性については、第3章で述べた。(c)上顎に3本のインプラントを埋入するとき、固定源として上顎洞前壁の皮質骨の層を用いて、最遠心のインプラントを埋入した。この症例では、骨を開窓し、上顎洞粘膜を翻転して、上顎洞の前壁がよく見えるようにした。フラッグを用いることにより、術者は、インプラント間のスペースと傾斜の度合いがコントロールしやすくなる。

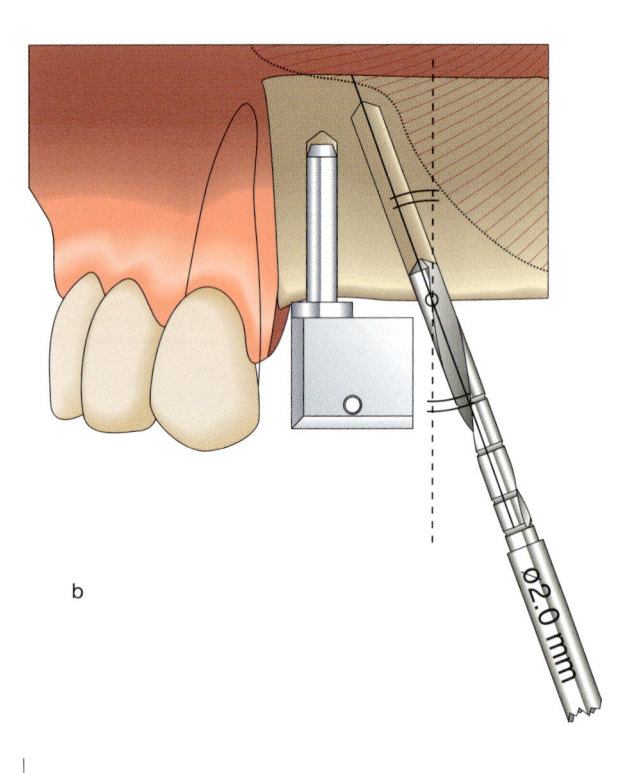

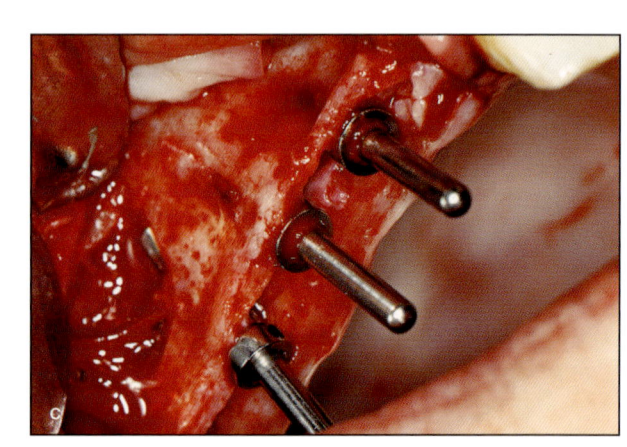

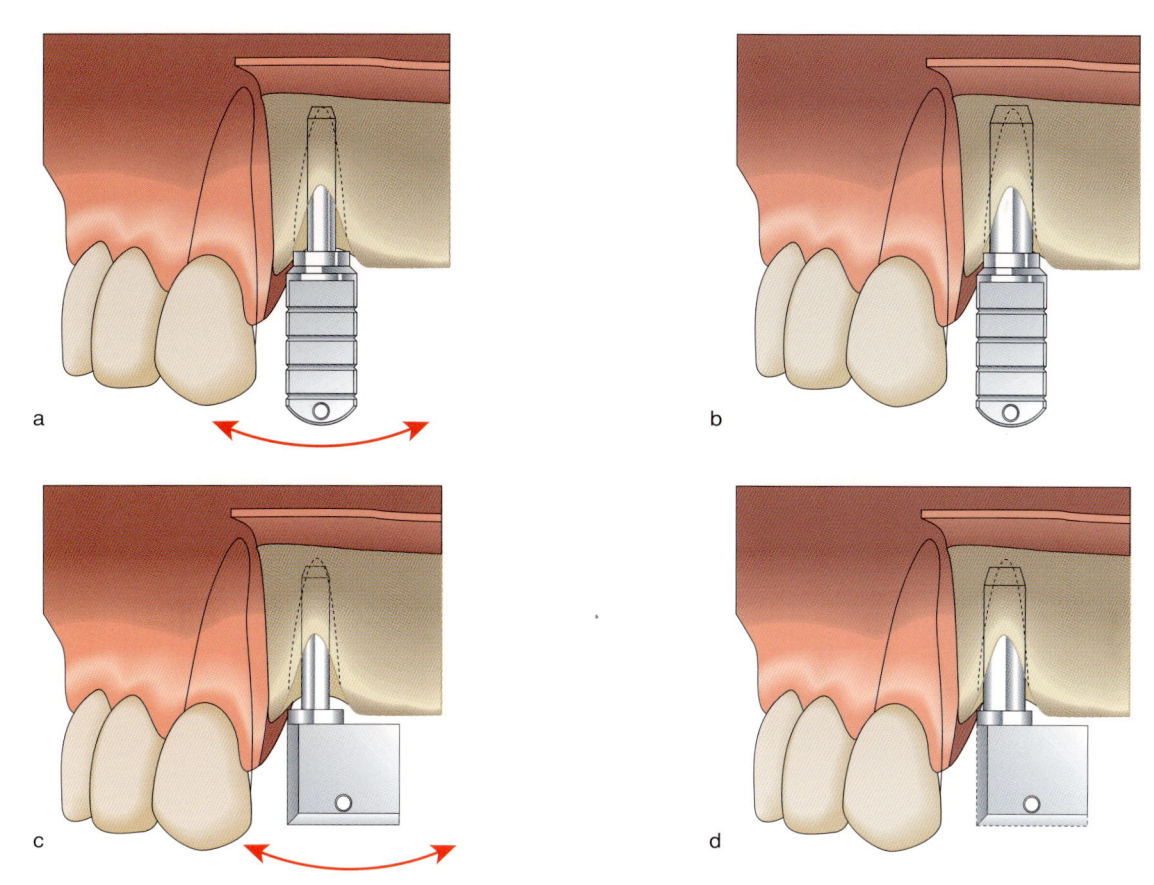

図6-40 （a〜d）骨欠損（たとえば、抜歯窩、裂開）のあるインプラント埋入部位。このような状況では、インプラント埋入窩を3mmまでひろげると、インプラントポジショニング・ガイド（直径＝3mm）は、適切な安定性を獲得することになる。

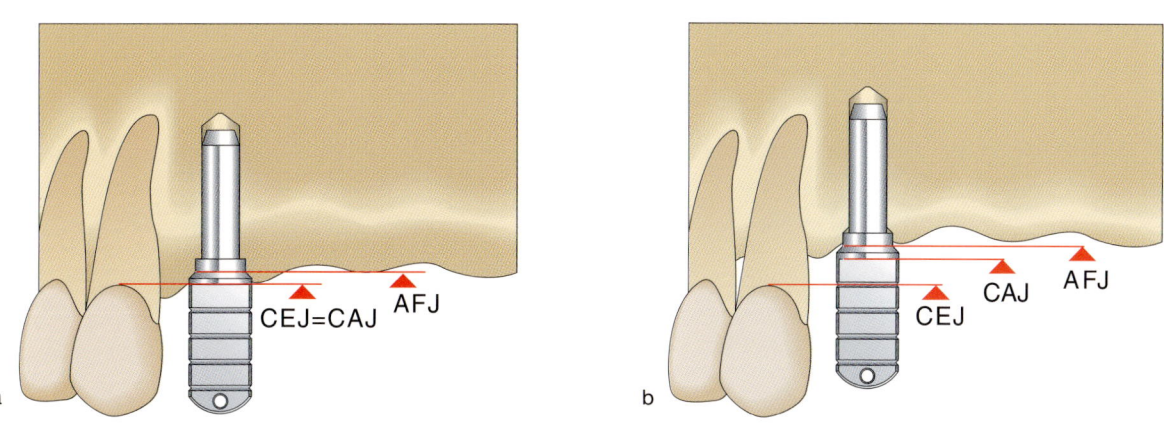

図6-41 （a、b）カウンターシンクを付与した後に、歯周組織の支持がそれぞれ健全なあるいは減少した隣在歯のセメント-エナメル境に対して、インプラントの垂直的な位置づけをより正確に行うために、ガイド1（直径＝3mm）を用いる。CEJは、セメント-エナメル境。CAJは、クラウンアバットメント・ジャンクション。そしてAFJは、アバットメントフィクスチャー・ジャンクションを示す。この点に関しては、第4章で論じている。

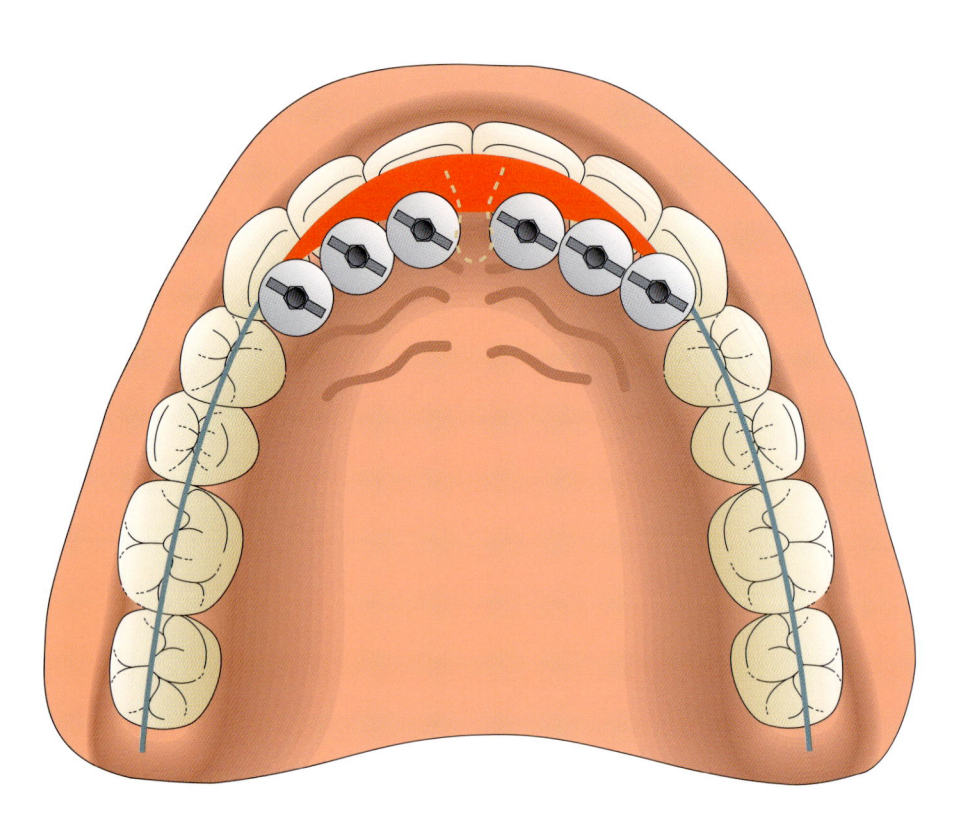

図6-42 （a、b）十分な骨量が存在するときの、上顎前歯部における最適なインプラントの位置づけ。たとえば、上顎6前歯を修復する場合、6本のインプラントを用いることは不適切である。なぜなら、インプラントを口蓋側寄りに設置せざるをえないことと、顎堤の吸収により、互いにあまりに近接し過ぎるからである。解決法は、4本のインプラントを片側に2本ずつ埋入することであり、これにより、中央部に埋入することによる問題が回避できる。この方法をとれば、前歯部の顎堤の取り扱いがより容易となり、さらに、適切なリップサポートを実現することができる。

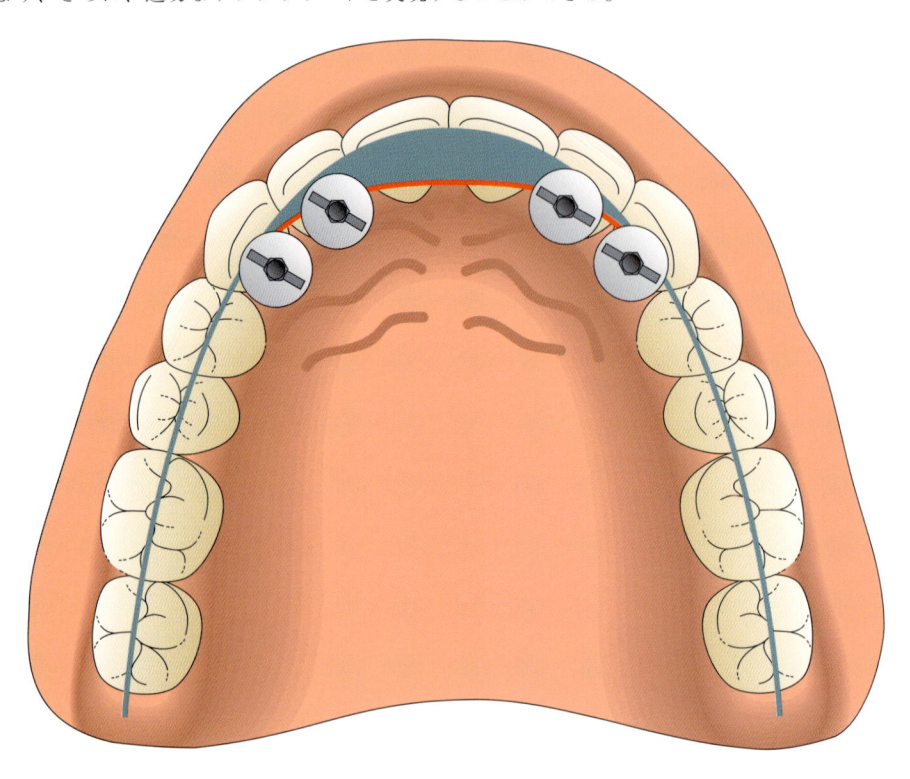

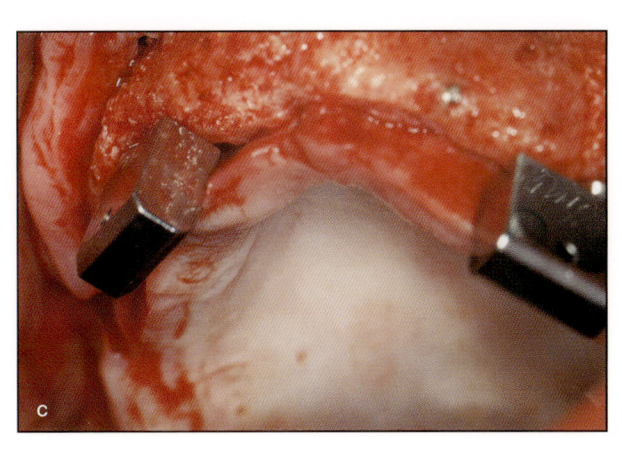

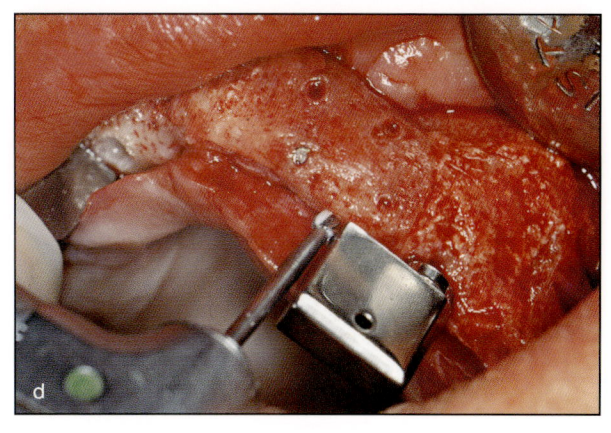

図6-42 (c、d)上顎での治療では、犬歯部からドリリングを始めるとよい。マイルストーンを用いてインプラントの傾斜をチェックし、次にフラッグを用いて側切歯の位置を決定する。

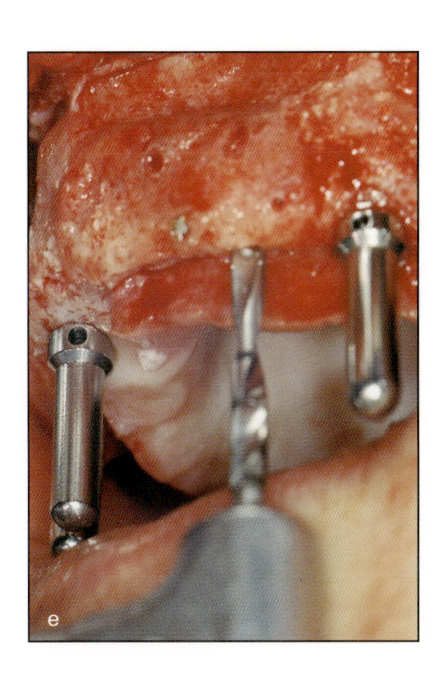

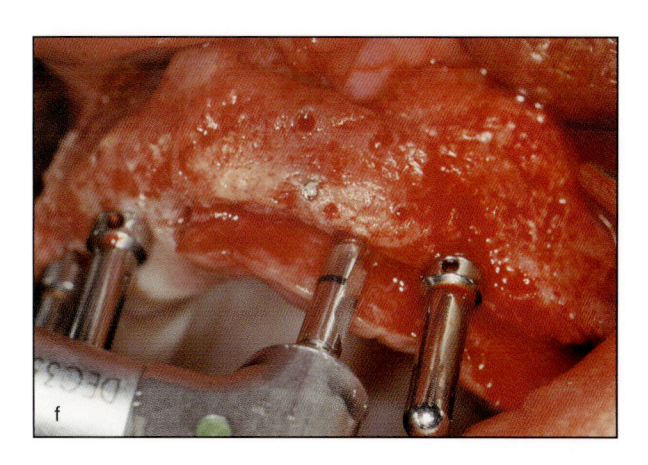

図6-42 (e、f)通法通りに、順次ドリリングを続ける。

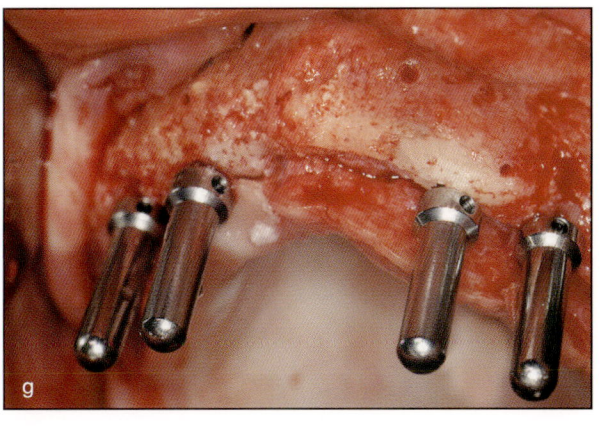

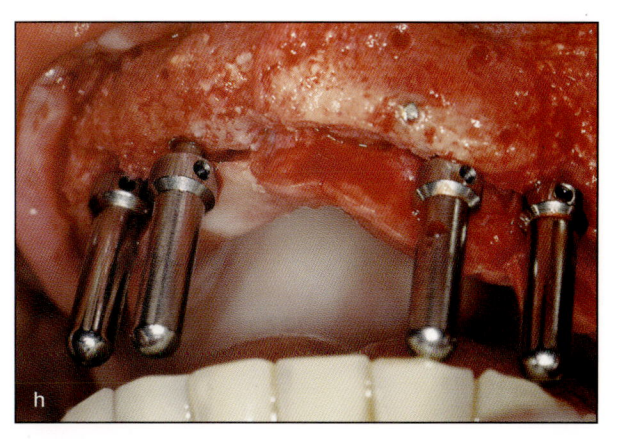

図6-42 (g、h)インプラントポジショニング・ガイドを用いることにより、インプラント間に適切なスペースが存在すること、そして傾斜が適正であることが確認できる。遠心のインプラントも、同じ術式を用いて埋入する。

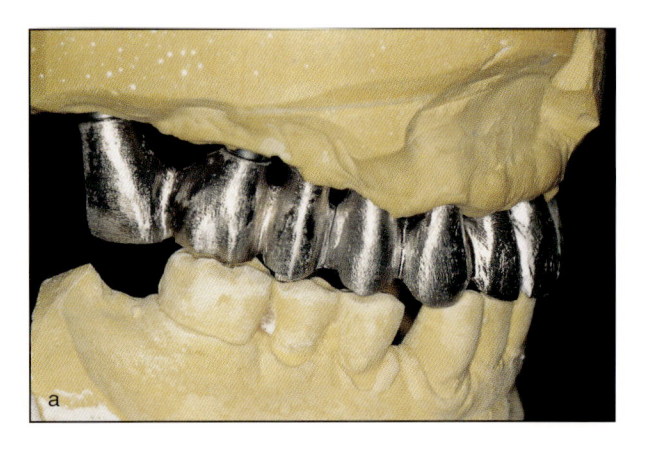

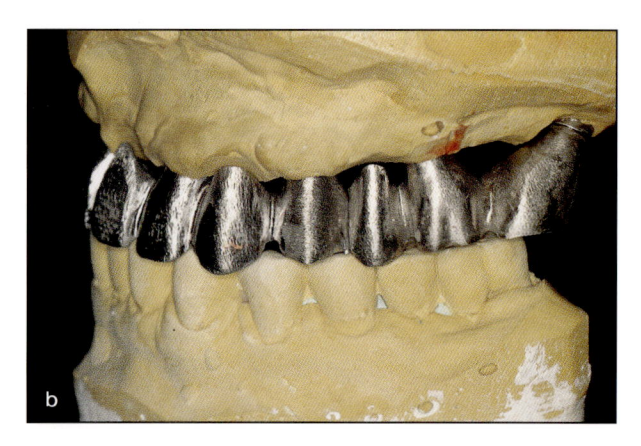

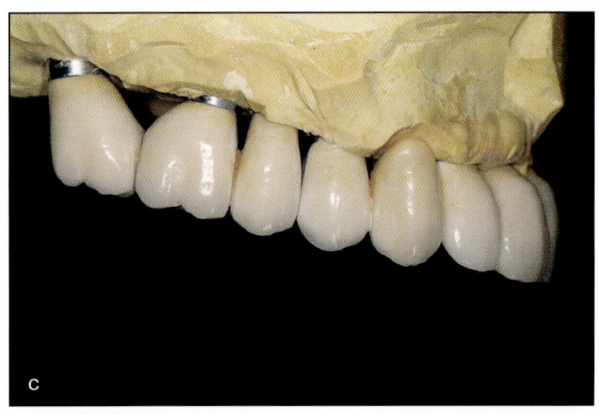

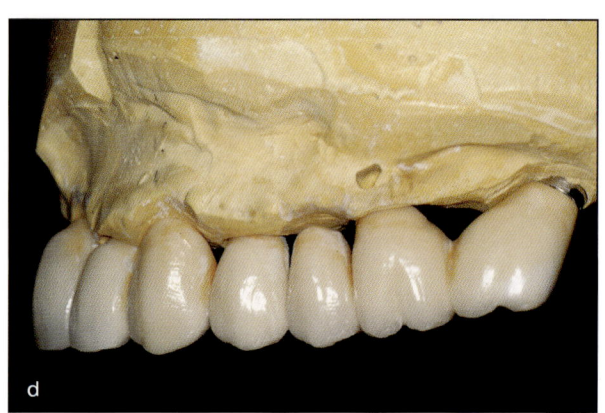

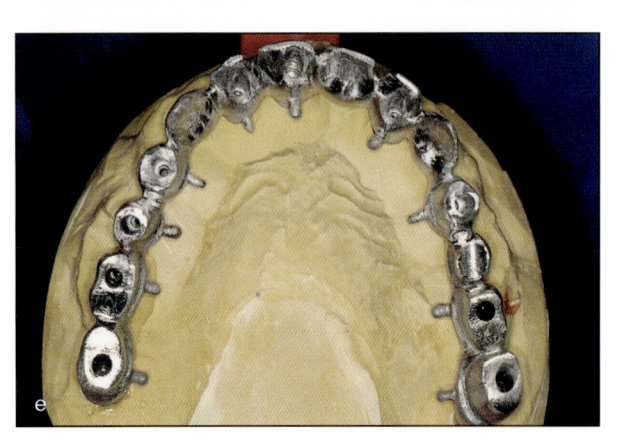

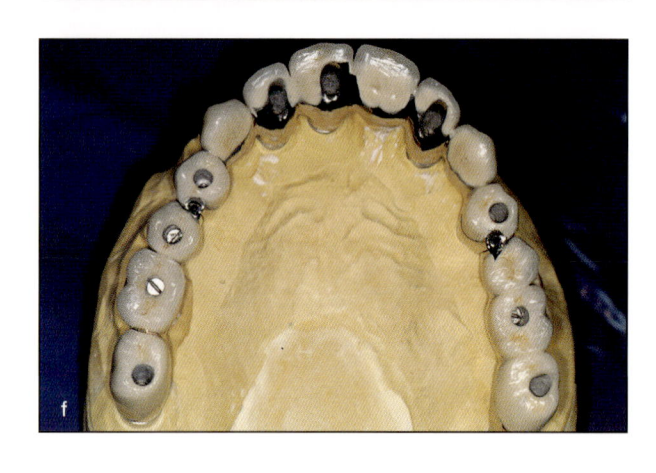

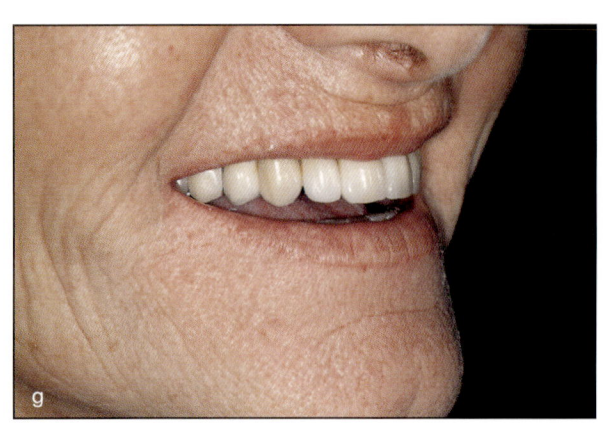

図6-43 (a、b)この上顎のインプラント補綴物の模型上に、インプラントを最適に位置づけることの概念が示されている。(c～f)歯科技工士は、調和のとれた形態の歯に生理学的なエンブレージャーを付与することができる。最遠心に埋入したインプラントが近心傾斜している点と、最終的な歯冠の中央にアクセスホールが位置していることに注目。(g)完成した補綴物を装着した。リップサポートが適切である点に注目。

結論

プリサージカルポジショニング・ガイドとインプラントポジショニング・ガイドは、単にインプラント手術を簡素化するためだけでなく、インプラントの埋入位置をより正確にするために開発された。これらのツールは、インプラント埋入の基本的考え方に密接に関連している。

— インプラント間に適切なスペースを設けること。これによって歯冠乳頭の形成ならびに保存ができ、適切なエンブレージャー、そして良好な審美性が得られる。
— インプラントに最適な傾斜を与えること。これにより生体力学的、審美的、ならびに機能的に良好な結果が得られる。

これらのツールをシステマチックに用いることにより、外科医ならびに補綴医が信頼性と再現性の高い治療計画に到達することができ、術者間の誤解やさまざまな問題を回避することができる。現在では、ほとんどの症例において、最適なインプラント埋入を行うことが現実のものとなりつつある。

参考文献

Adell R, Lekholm U, Brånemark P-I. Surgical procedures. In: Brånemark P-I, Zarb GA, Albrektsson T (eds). Tissue-Integrated Prostheses: Osseointegration in Clinical Dentistry. Chicago: Quintessence, 1985:211–232.

第 7 章
マイナーボーン
オーグメンテーション

Peter Moy, DMD, Patrick Palacci, DDS

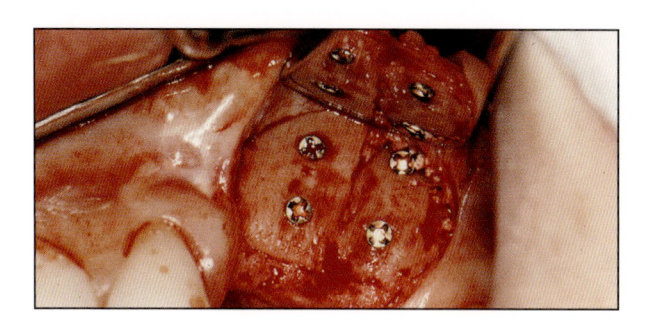

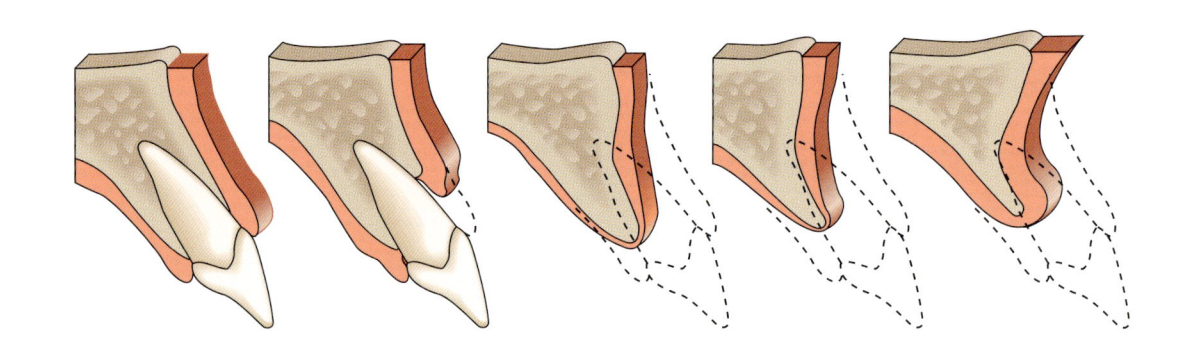

図7-1　上顎前歯部によく見られる、歯周病あるいは外傷を原因とする骨吸収のパターン。

歯周病が進行したり、あるいは外傷を受けたりすると、歯の喪失ならびに硬組織および軟組織の退縮が起こることが多い。このようにして歯槽堤に欠損が生じた場合、上顎前歯部でのインプラント埋入にとっては困難な問題となる。骨の量あるいはカントゥアが不適切な場合、適切な骨支持を得られるように、そしてインプラントを適切な位置と傾斜で埋入できるように、ボーンオーグメンテーションによって欠損した歯槽堤を再建することが必要となる。

骨欠損のある顎堤の診断

LekholmとZarb(1985)は、骨喪失の量ならびに皮質骨と海綿骨の比率を基準にして無歯顎堤の分類を行った。また、部分欠損症例では、インプラント支持修復物の審美性(図7-1、7-2)を最適なものにするために、欠損部の顎堤の水平的な幅径を慎重に診査することは、きわめて重要である。PalacciとEricssonの上顎前歯部の分類法(第5章参照)では、水平的ならびに垂直的な組織欠損について述べられているので、前歯部の"審美ゾーン"を外科的にマネージメントする際にはこれを考慮すべきである。歯が喪失したり、また歯槽堤のカントゥアが変化したりすると、不適切なリップサポートを引き起こすこととなる(図7-3)。

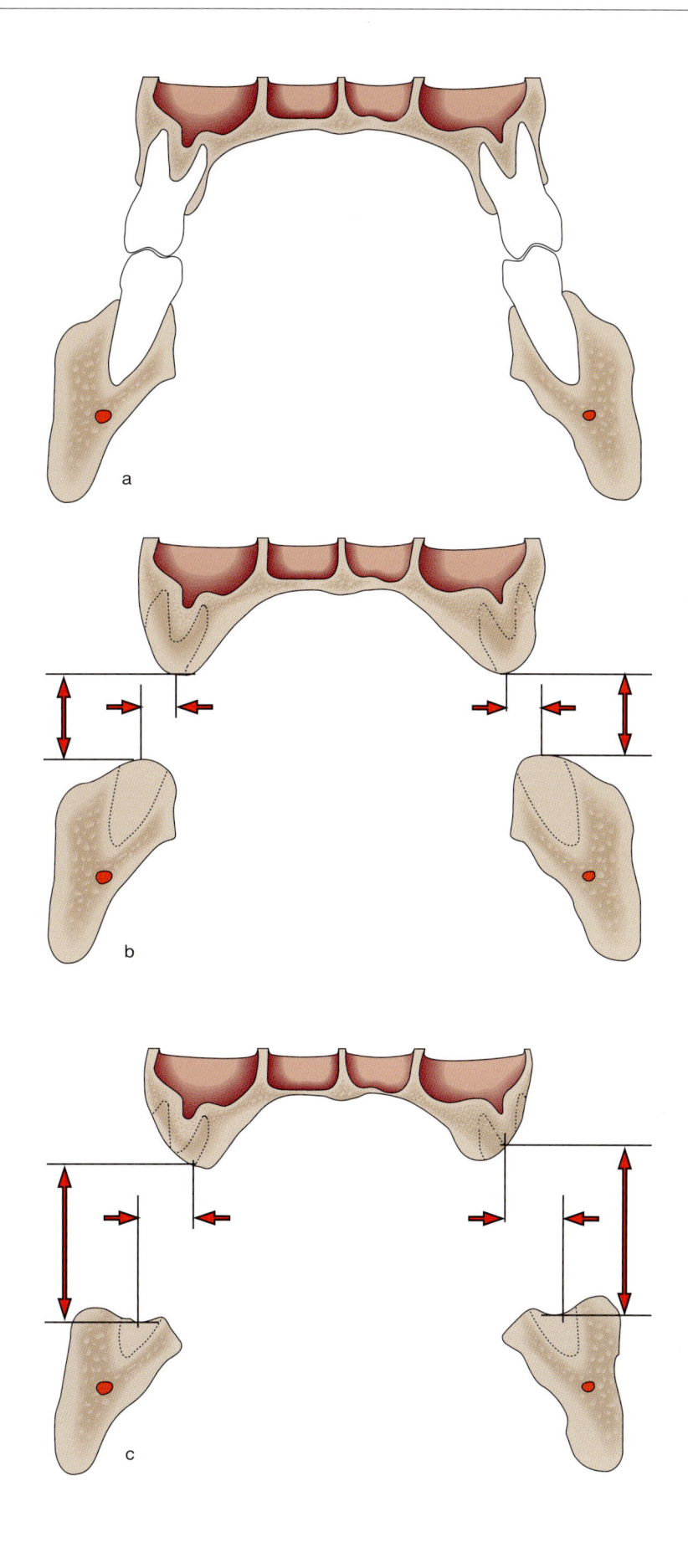

図7-2 (a)歯が存在するときの上下顎歯槽堤の正常な位置関係。(b)上下顎歯槽堤の中等度の吸収、ならびにそれが歯槽堤の水平的および垂直的な関係に与える影響。(c)上下顎歯槽堤の高度な吸収。水平的関係に比べ、垂直的関係が急激に変化していることを示す。

残存歯槽堤の量を適正に評価するためには、リッジマッピングを含む包括的な臨床検査を行うとともに、適切な方法でX線診査を行わねばならない。CTスキャン(コンピューター断層撮影)を行う場合には、X線診査用テンプレートを用いることにより、得られる情報量を増加させることができる(図7-4)。さらに、このX線診査用テンプレートは改造すれば、サージカルテンプレートとしてインプラントの第一次手術中に用いることもできる(図7-5)。インプラント上に作製する歯の位置は、X線不透過性の材料(硫化バリウムの粉末と即時重合アクリリックレジンの粉末を1:3の比率で混合したもの)によって示すことができる。X線不透過性の歯の形態は、軸方向で撮影したCTスキャン上で視認することができる。このため臨床家は、歯の形態に対する水平的な骨吸収の程度、ならびに適切なインプラントの位置と傾斜について、追加的な情報を得られる(図7-6)。このような情報に基づき、外科医は、実施する予定の骨移植法について患者に情報を与えることができ、そして用いることが可能なさまざまな移植材料についても患者とともに考えることができる。

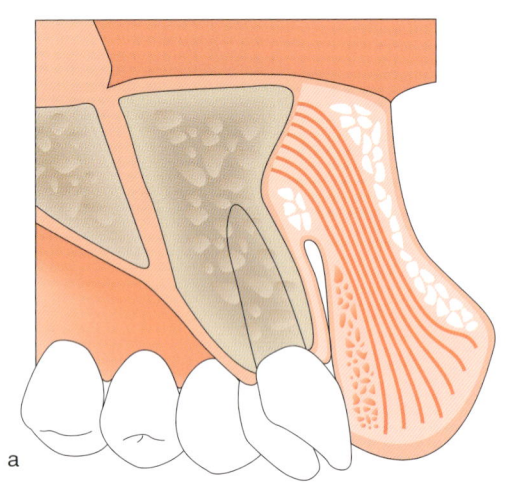

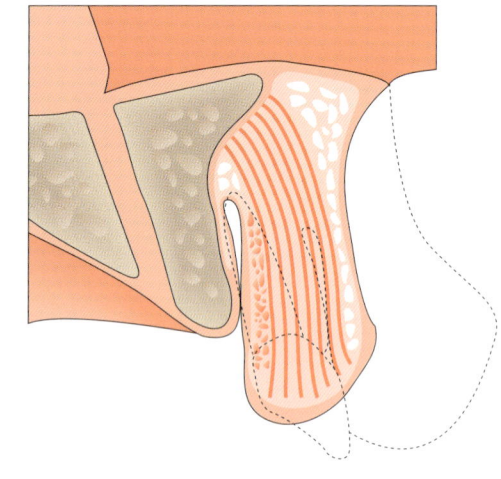

図7-3　(a)上唇に支持を与えている天然の解剖学的構造。(b)歯槽堤の形態あるいは歯、もしくはその両方を失ったときのリップサポートの喪失。

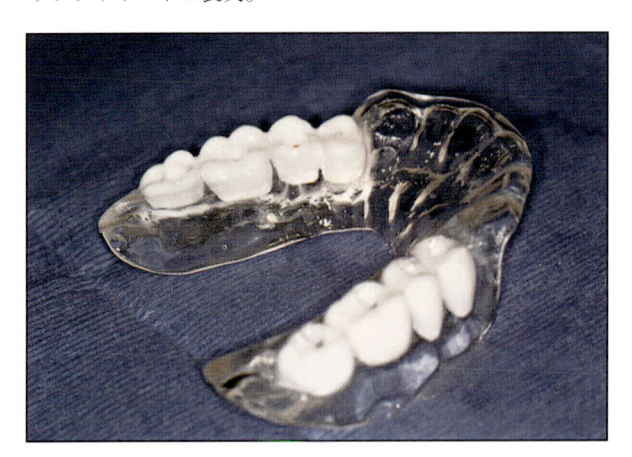

図7-4　硫化バリウムの粉末を用いたX線診査用テンプレート。

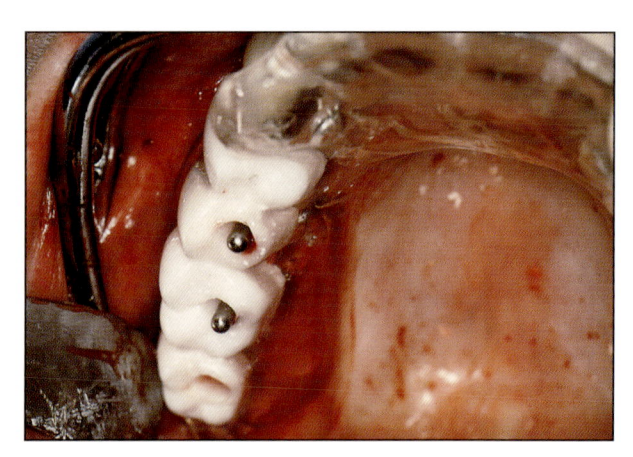

図7-5　X線診査用テンプレートをサージカルテンプレートに改造。

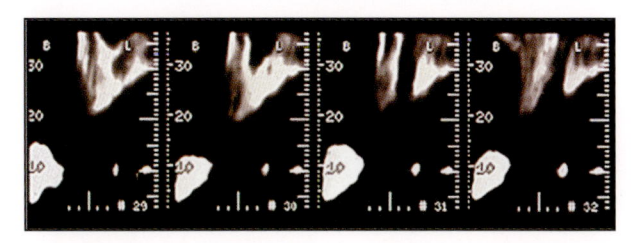

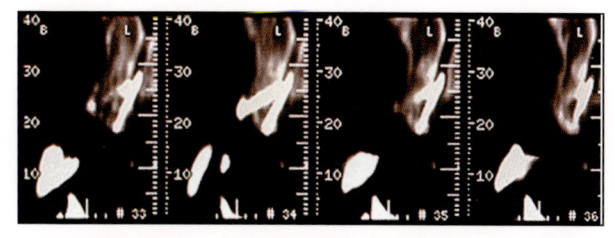

図7-6　(a)CTスキャンにより、適切なインプラント埋入を行うには歯槽堤の量が不適切であることがわかる。(b)理想的なインプラント埋入を可能にするために、歯槽堤を増大させるボーンオーグメンテーションを行った後のCTスキャン。

骨移植材料

骨移植において骨誘導あるいは骨伝導を得るために、さまざまな供与源が用いられてきた（Tolman 1995）。上顎洞ならびに局部的な骨のオーグメンテーションにおける今日の"絶対的基準"というのは、自家骨であり、これは口腔外あるいは口腔内のドナーサイトから採取することができる。他の供与源としては、同種骨あるいは人工骨があげられる。

自家骨

自家骨を用いることの利点は、骨形成能力あるいは骨誘導能力が高いこと、移植骨の治癒ならびに生活骨への転換がはやいこと、そして、さまざまな形態（ブロック状、サドル状あるいは顆粒状）とすることができ、使用するために十分な大きさの顆粒にもできることである。一方、自家骨を用いることの欠点も存在する。まず、骨を採取するドナーサイトに対し、もう1つの外科手術を行う必要がある。また、ドナーサイトにおける疼痛ならびに合併症、手術時間の増加、さらに回復期間延長の可能性などがあげられる。

口腔外のドナーサイト

自家骨の典型的な口腔外のドナーサイトとしては、腸骨稜（Kellerら1987）、脛骨（BeirneとBrånemark 1980）、あるいは頭蓋骨（ZinsとWhitaker 1983）などがあげられる。大きな欠損部の再建を行う場合、あるいは歯槽堤に高度な骨喪失が認められるときに、これらのドナーサイトを選択する。口腔外のドナーサイトを用いることの欠点は、病的状態が延長する可能性（回復に要する時間の延長、歩行能力の減少、あるいは皮膚における瘢痕形成）があること、2つの部位で手術を行う必要性、ならびに大多数の症例で全身麻酔が必要となることである。利点としては、使用可能な骨を大量に採取することができること、この形式の移植骨では骨形成能力が高いこと、そして移植骨をさまざまな形態あるいは形状に仕上げることができることなどである。

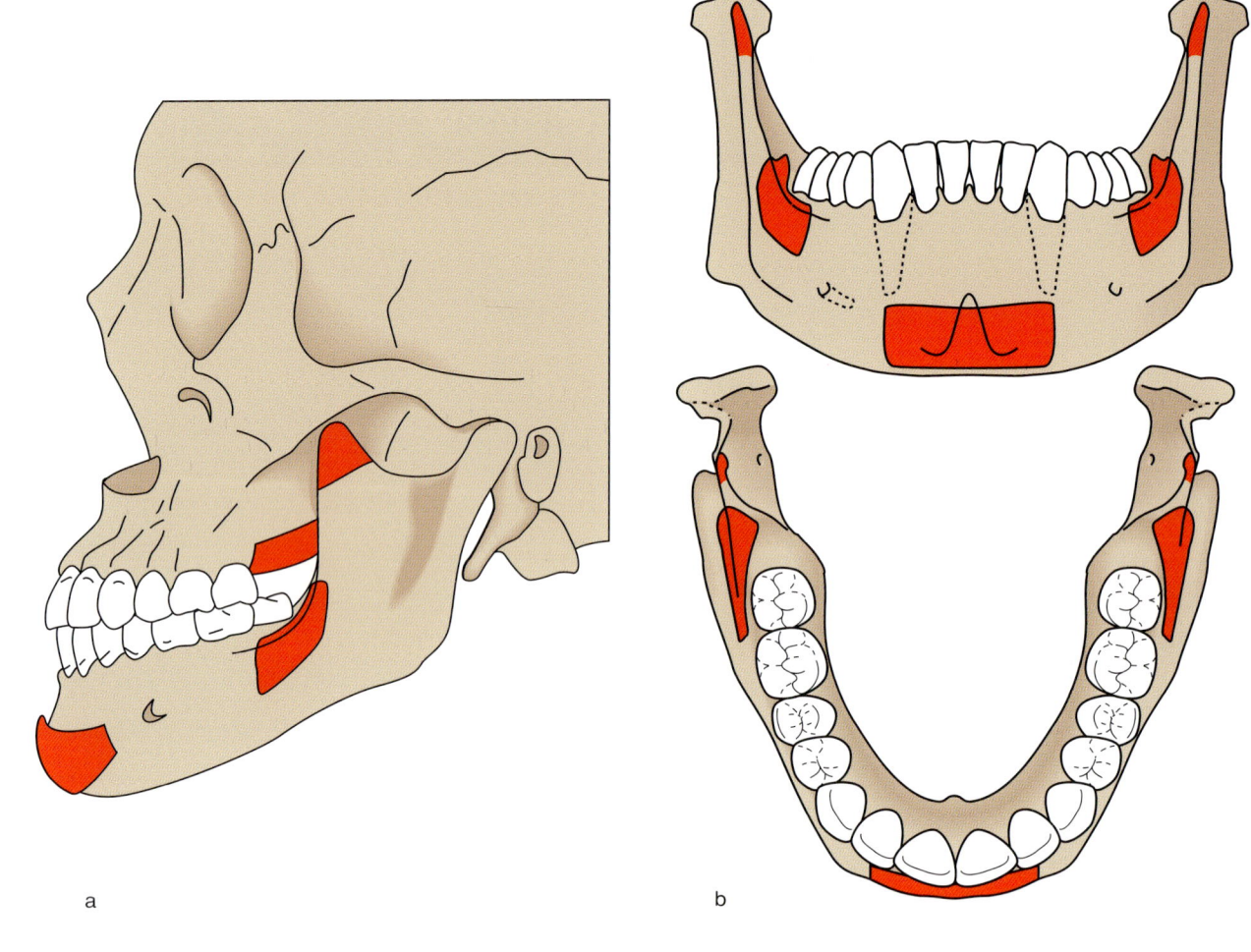

図7-7　(a)口腔内のドナーサイト。(b)下顎における口腔内のドナーサイト。

口腔内のドナーサイト

口腔内での移植骨のドナーサイトとしては、上顎結節領域あるいはより頻繁にオトガイ(WoodとMoore 1988)、または下顎角側方領域(図7-7)が用いられる。治療対象となる欠損部の大きさとタイプによって、オトガイ領域から骨を採取する際にいくつかの方法を用いることができる。欠損部が小さい場合(たとえば、単独歯欠損)には、オトガイの正中部から垂直的に長方形のブロックを採取する(図7-8a)。大きな欠損部に対しては、正中線の両側において1つあるいは2つのブロックを採取する(図7-8b)。また、トレフィンバーを用いていくつかの骨の塊を採取し、ボーンミルを用いて顆粒状にすることができる(図7-8c)。

下顎角領域から骨を採取するときにも同じような方法を用いることができるが、この部位ではトレフィンバーを用いる方法は推奨できない。下顎角領域においては、頬舌的な幅径が小さいため、トレフィンバーを用いると神経損傷のリスクが高まる。神経血管束に外傷を与えるリスクを最小限にするため、骨切除を行う際には細いフィッシャーバー(たとえばNo.701)を用いるとよい。そして側方の皮質骨の層のみに浅い切り込みを入れる。次いで直のエレベーターを用いて長方形の皮質骨のブロックを剝離する。

口腔内のドナーサイトを用いることの欠点は、用

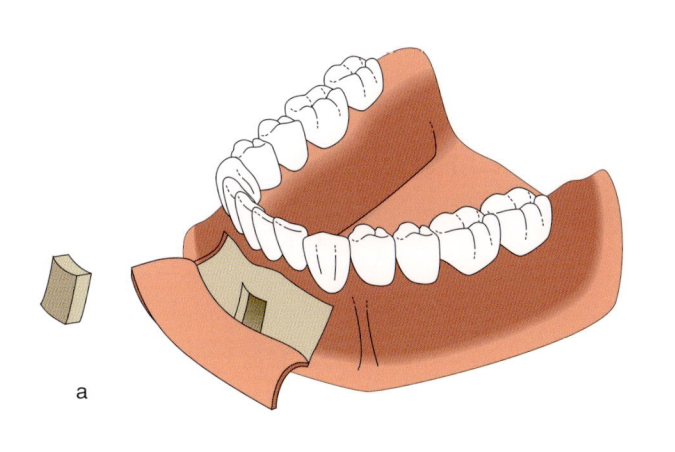

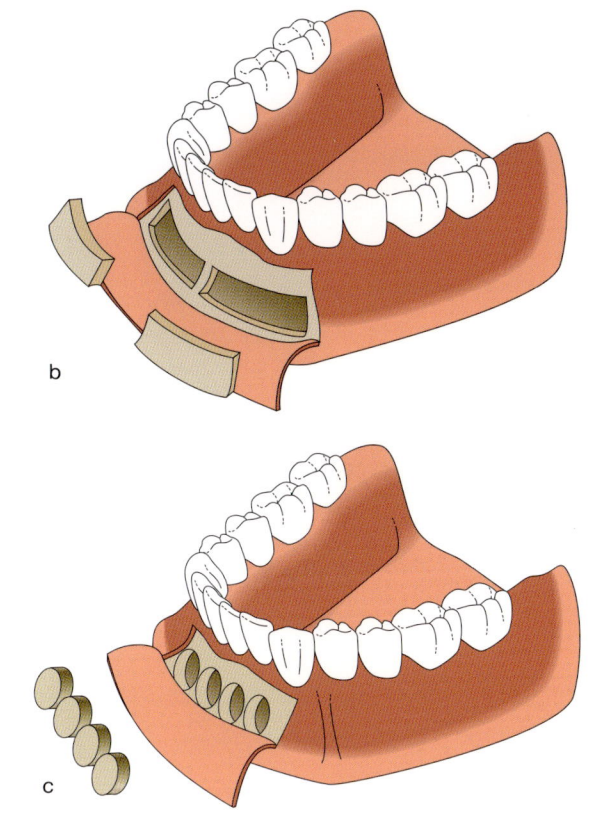

図7-8　(a)オトガイの正中部から垂直的に骨のブロックを採取する。(b)オトガイの正中部に対し、両側性に骨を採取する。オトガイ神経への侵襲を避けるため、後方への切開は制限的に行うべきである。(c)トレフィンバーを用いてオトガイ部から骨を採取する方法。直径が6～8mmのトレフィンバーを用いるとよい。

いることのできる骨の量が限られていること、ならびに解剖学的な制約である（神経血管束や歯列に対するリスク）。しかし、口腔内のドナーサイトを用いることの利点も存在する。まず、ドナーサイトならびにレシピエントサイトが、ともに口腔内に位置する。また口腔内法では、病的状態がそれほど持続しない（回復期間が早く、失血量が少なく、瘢痕が見えない）。最後に、全身麻酔は通常、必要としない。

欠損部が限局している症例（たとえば、片側性のサイナスグラフト）あるいは歯槽堤の吸収が中等度の症例では、口腔内のドナーサイトが第一選択肢となる。ただし、より大きな欠損の再建を行うとき、あるいは欠損が両側性である場合には、口腔内のドナーサイトを組み合わせて（下顎角とオトガイ、あるいは両側の下顎角領域）骨採取を行うことが必要となる場合もある。

同種骨

同種骨（凍結乾燥骨）は、口腔内のボーンオーグメンテーション、とくにデンタルインプラント周辺に骨移植を行うときに広く用いられてきた（Landsbergら 1994）。Urist（1965）の初期の研究により、凍結乾燥骨の同種移植片（FDBA, freeze-dried bone allograft）を用いて、骨誘導による生活骨の形成が可能であることが示された。また、Uristら（1968）がさらに研究を進めた結果、後に骨形成タンパク（BMP, bone morphogenetic protein）と名づけられた骨誘導性の基質による新生骨の形成が、FDBAによって引き起こされることが判明した。凍結乾燥骨の同種移植片は、上顎洞のオーグメンテーションならびに欠損を伴う歯槽堤のオーグメンテーションの両方に用いられてきた。

FDBAを用いる方法には、いくつかの利点があ

る。もう1つの手術部位を作る必要がなくなるため、手術時間ならびに回復期間が短縮される。また、顆粒の大きさが異なるさまざまなFDBAを、量的な制限なしに入手することができる。最後に、費用対効果が高い。FDBAを使用することの欠点の1つに、骨誘導に必要な時間が長い（一般的に、自家骨の場合の2倍）ことがあげられる。また、口腔内で欠損を修正する場合には、FDBAの顆粒状形態のものだけが用いられるため、欠損により生じたカントゥアの状態によっては修正できないことがある。さらに、非常に低い確率ではあるが、凍結乾燥骨の同種移植片は抗原性反応を惹起する可能性がある。

人工骨

3番目の移植材供与源は、人工骨である。この分類にはハイドロキシアパタイト（HolmesとHagler 1988）、3-リン酸カルシウム（Jarcho 1986）、ならびに異種骨（Bio-OssとOsteograft）（Haasら1998）などが含まれる。人工骨は、FDBAと同じ利点を有している。さらに、人工骨を用いることにより、抗原性反応が起こりうるリスクを排除することができる。人工骨を用いることの大きな欠点は、この材料が骨伝導性のみをもつことである。生活細胞をもたず、BMPを放出することができないため、人工骨はスキャッフォールドあるいはマトリックスとして骨形成過程を補助するだけのはたらきである。したがって人工骨は、移植骨の全体量を増加させるために自家骨に追加する材料として、もっとも多く用いられている。

上顎歯槽堤欠損のマネージメント

上顎における歯槽堤欠損の修正法は、解剖学的形態、咀嚼力ならびに骨吸収のパターンの違いがあるため、2つの分類に分けて考えることができる。こうしたさまざまな要素が部位によって変動するので、上顎臼歯部と上顎前歯部では異なった骨欠損が生じる。したがって、上顎のどの部位を対象とするかによって、骨欠損を修正する手術を臨機応変に行う必要がある。

上顎臼歯部

上顎臼歯部は、咀嚼力が主として垂直に加わり、その結果、水平方向よりも咬合面方向での歯槽堤の高さの喪失が起こりやすいという点では、特異といえる。上顎洞の存在ならびに加齢による含気化のために上顎洞底が下がってくることによって、さらに歯槽堤の高さが減少する（図7-9）。上顎臼歯部においては、オンレーグラフトあるいはインレーグラフトが最適な治療法である。

オンレーグラフト

歯槽頂に吸収が起こり、対合歯が挺出していない場合は、オンレーグラフト（図7-10）が適応となる。一方、対合歯列の大臼歯が挺出しているときには、顎間に十分なスペースが得られないため、この方法は禁忌となる。オンレーグラフトではブロック状の皮質骨/海綿骨が必要であるが、自家骨が移植材料として最も適している。ただし、顆粒状の移植片は咀嚼中に生じる圧縮力に耐えることができないため、顆粒状の移植材はこの方法には適していない。

オンレーグラフト用の皮質骨/海綿骨ブロックを採取するには、口腔がドナーサイトとして最適である。通常3～4mmの厚さの移植片が得られるので、下顎角はドナーサイトとして適している。慎重にX線診査を行い、下顎神経の位置を正確に把握することにより、移植片採取中の神経損傷を回避することができる（図7-11）。このような移植片を用いれば、上顎臼歯部の垂直的な欠損を修正するために必要な歯槽堤の高さが加わるとともに、垂直的な咀嚼力による吸収に抵抗することができる。

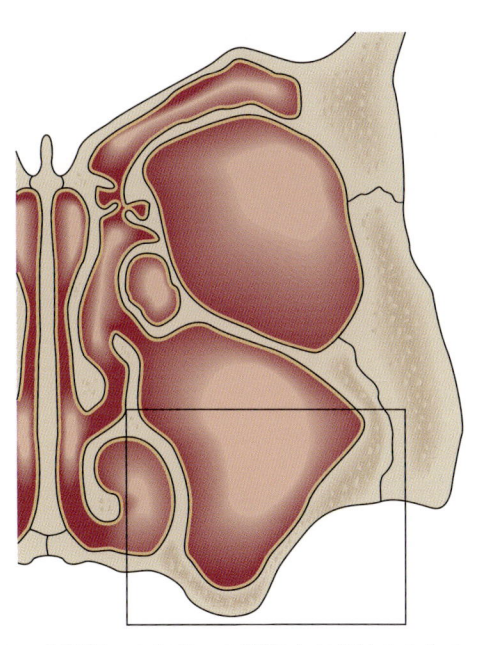

図7-9　上顎洞の含気化。上顎洞底が鼻腔底よりも下に落ち込み、残存歯槽堤の上部に至っている。

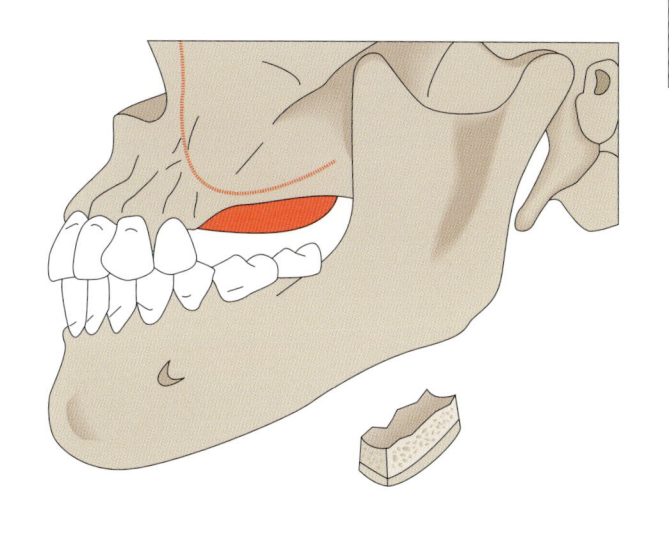

図7-10　歯槽堤そのものに吸収が起こり、対向する大臼歯が挺出していない場合には、臼歯部のオンレーグラフトが適応となる。

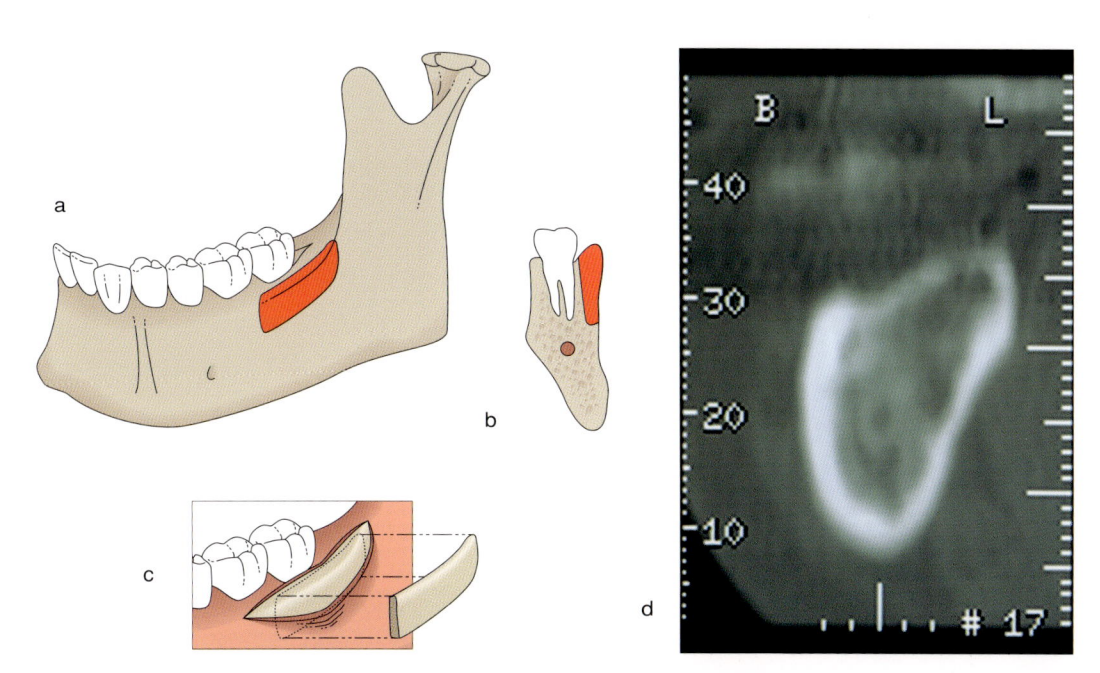

図7-11　(a〜c)下顎角領域のドナーサイト。移植片は第二大臼歯部の側方から遠心方向に向けて採取する。(d)下顎角の外側面と下歯槽神経の位置関係。

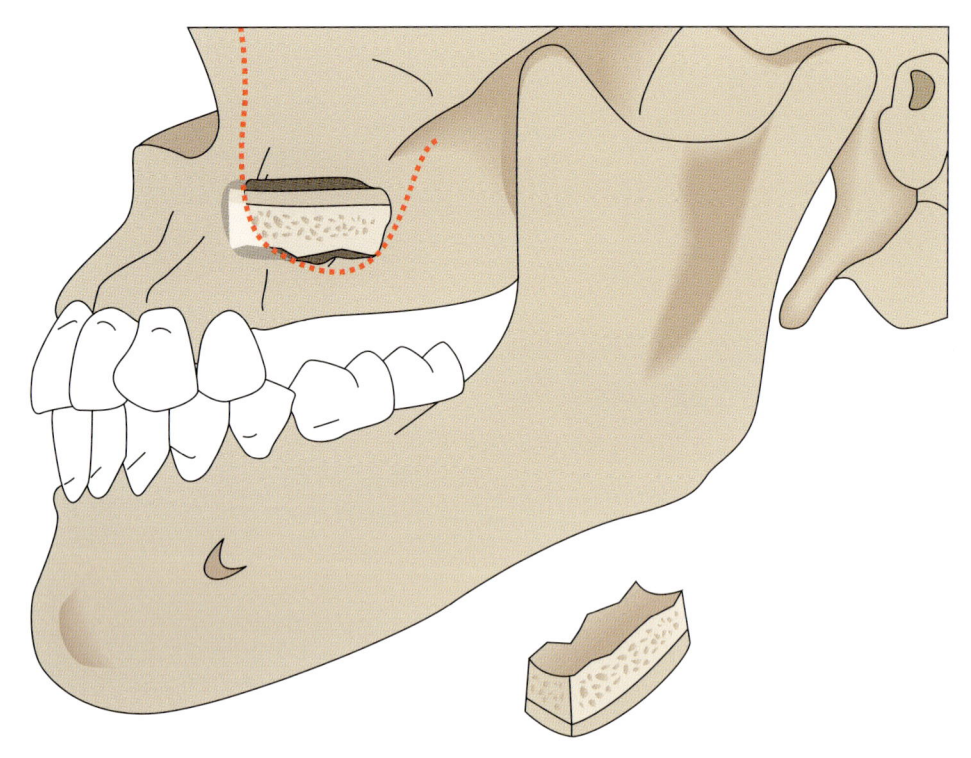

図7-12　主として含気化が原因で骨吸収が起こり、対向する大臼歯が挺出しているときには、上顎洞に対するインレーグラフトが適応となる。

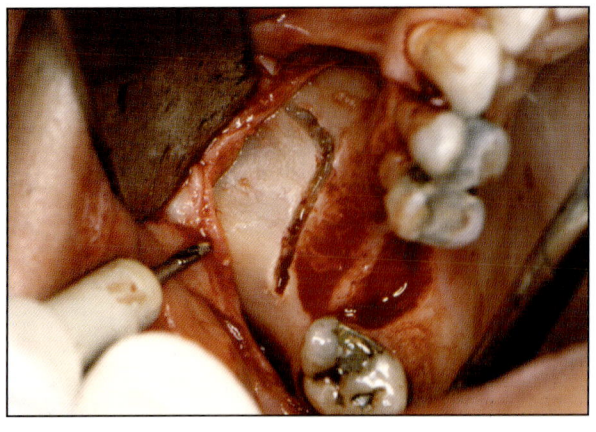

図7-13　フィッシャーバーを用いて、上顎洞の外側壁に対して骨切除を行う。

インレーグラフト

歯槽堤の吸収は軽微であるが骨量が不足している（図7-12）場合、上顎洞に対するインレーグラフトが適応となる。上顎洞内に骨移植材を設置することにより、歯列間のスペースを減少させることなく骨の高さを増加させることができる。上顎洞のオーグメンテーションについては、さまざまな移植材の使用、あるいは移植材を組み合わせて用いる方法の報告がなされている。いくつもの研究で、これらの材料の多くを用いて新生骨の形成が認められたと報告されているが、最適な材料は、やはり自家骨である（JensenとSennerby 1998）。

上顎洞のオーグメンテーション

大量の注水下でラウンドバーまたはフィッシャーバーを用いて骨切除を行い、上顎洞の外側壁に長方形の窓をつくる（図7-13）。このとき内側壁まで切削を行って、上顎洞の洞粘膜を損傷することがないように、十分な注意を払わねばならない。開窓した骨壁を内側に押し込むインフラクチャードテクニックを用いる。この骨壁は、洞粘膜が付着した状態で

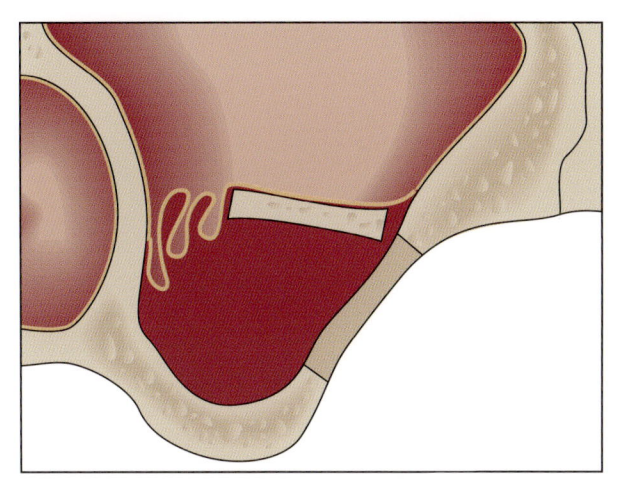

図7-14 上顎洞に対して、インフラクチャードテクニックを用いる方法。

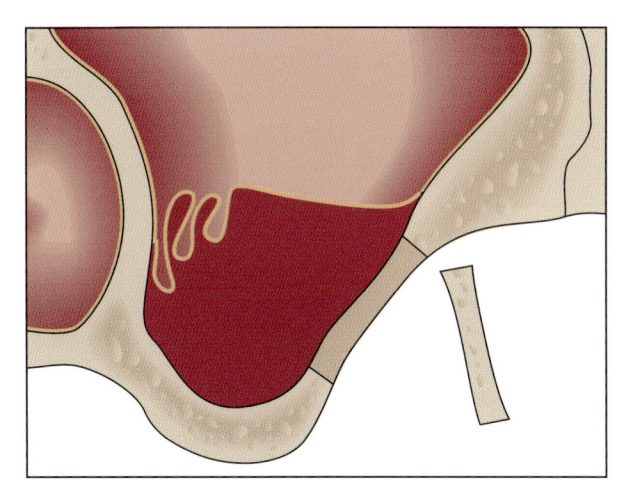

図7-15 外側の骨の窓を除去する従来からの方法。

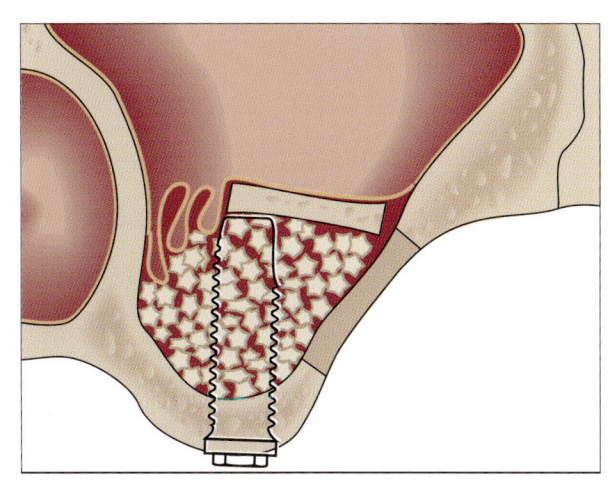

図7-16 洞粘膜を挙上することにより、移植材料を填入して高さを最大限に得ることができる。

内側に変位させ、同時に上顎洞の内側の洞粘膜を挙上させる(図7-14)。視認性を高めるため、洞粘膜挙上の前にこの骨の窓を除去する方法を用いてもよい(図7-15)。骨切除完了後、なめらかなキュレットを用いて骨の窓を洞粘膜からそっと剥離する。引き続きFreer型のダイセクターを用いて、洞粘膜を内側壁から剥離する。この方法(BoyneとJames 1980)の最大の利点は、洞粘膜の挙上に際して障害物がない状態で到達できるため、粘膜が破れる率が減少することである。移植骨を上顎洞内に填入するときには、顆粒状としてもよいし、皮質骨/海綿骨のブロックとして用いてもよい(図7-16)。

ブロック状の移植片を用いることの利点は、吸収しにくいことと、取り扱いが容易であることである(Kellerら 1999)。しかしながら、上顎洞内の形態の変化にブロック骨を完全に適合させることが困難であるため、骨の界面に好ましくないスペースが生じることがある。顆粒状の自家骨を用いることの利点は、吸収が早いため骨形成の骨誘導期により早く達することと、顆粒状の移植片を上顎洞内に圧入し凹凸を埋めることができるため、移植床と移植材の間に生じる間隙の数を減らすことができることである。移植材料を顆粒状にすることのもう1つの利点は、自家骨を他の合成された人工骨と混合できることである。この方法を用いれば、使用可能な移植材の総量を増やし、より大きな上顎洞にも用いることができる。上顎洞は顆粒状の材料を含んでおくことができるため、上顎洞のオーグメンテーションにおいては、顆粒状の移植骨が最もよく用いられる。

臼歯部歯槽堤のオーグメンテーションと同様に上顎洞のオーグメンテーションを行うことにより、以前はインプラント埋入が不可能であった部位にインプラントを埋入することができるようになった(図7-17a)。それとともに、より長いインプラントの埋入が可能となり、インプラント対クラウンの比率が減少することにより、生体力学的により好ましい状況がつくれるようになった(図7-17b)。適切に計画し実行すれば、これらの外科的手法によって予知

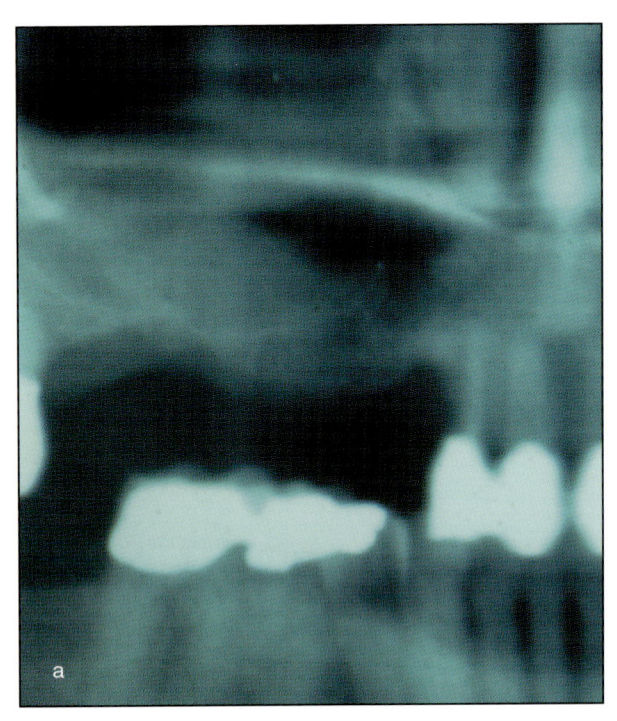

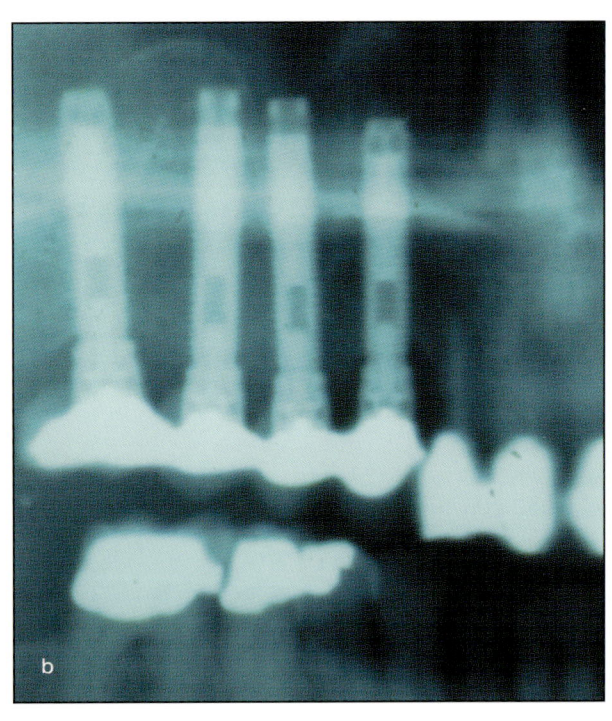

図7-17 (a)残存歯槽堤が2mm未満となった含気化した上顎洞を示すパノラマX線写真。(b)垂直的に最大限のオーグメンテーションが行われ、20mmのインプラントの埋入が可能となった、術後のX線写真。

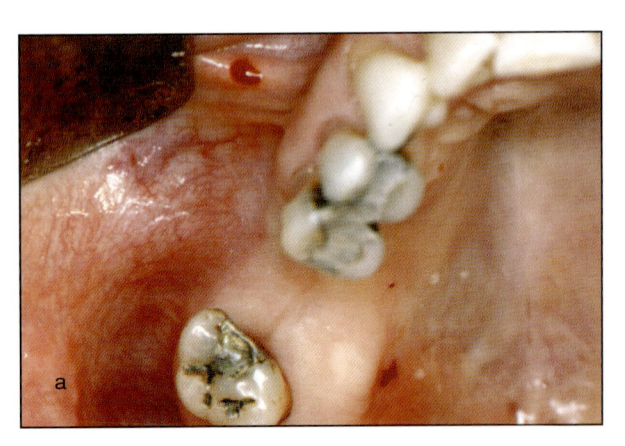

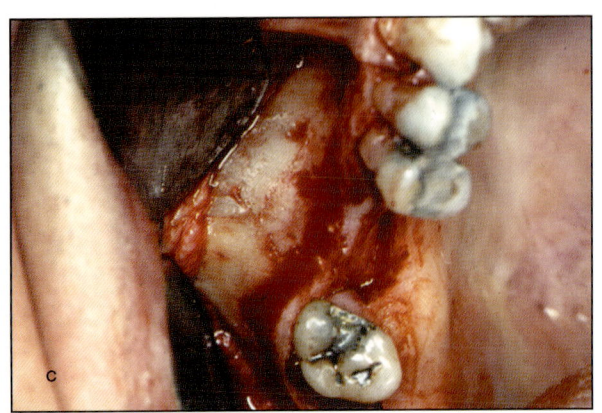

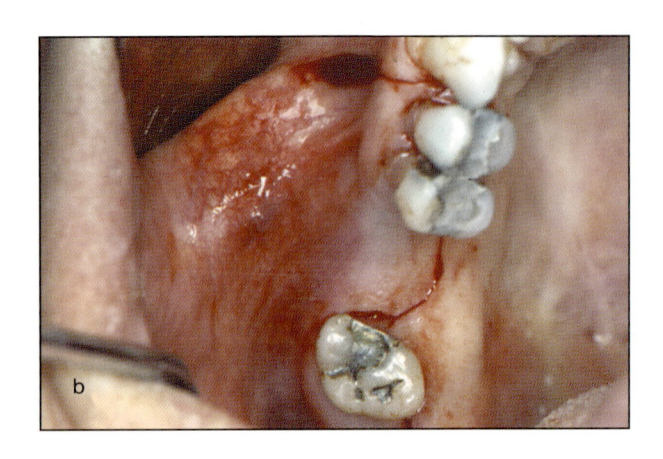

図7-18 (a)インプラント埋入により治療する予定の欠損部位。骨吸収と上顎洞の含気化が進んでいるため、インプラントを埋入するためにボーンオーグメンテーションが必要となっている。(b)口蓋切開。第二大臼歯の遠心ならびに第一小臼歯の近心に、減張切開を加える。(c)フルシックネスフラップを翻転し、歯槽堤の頬側骨板を露出する。

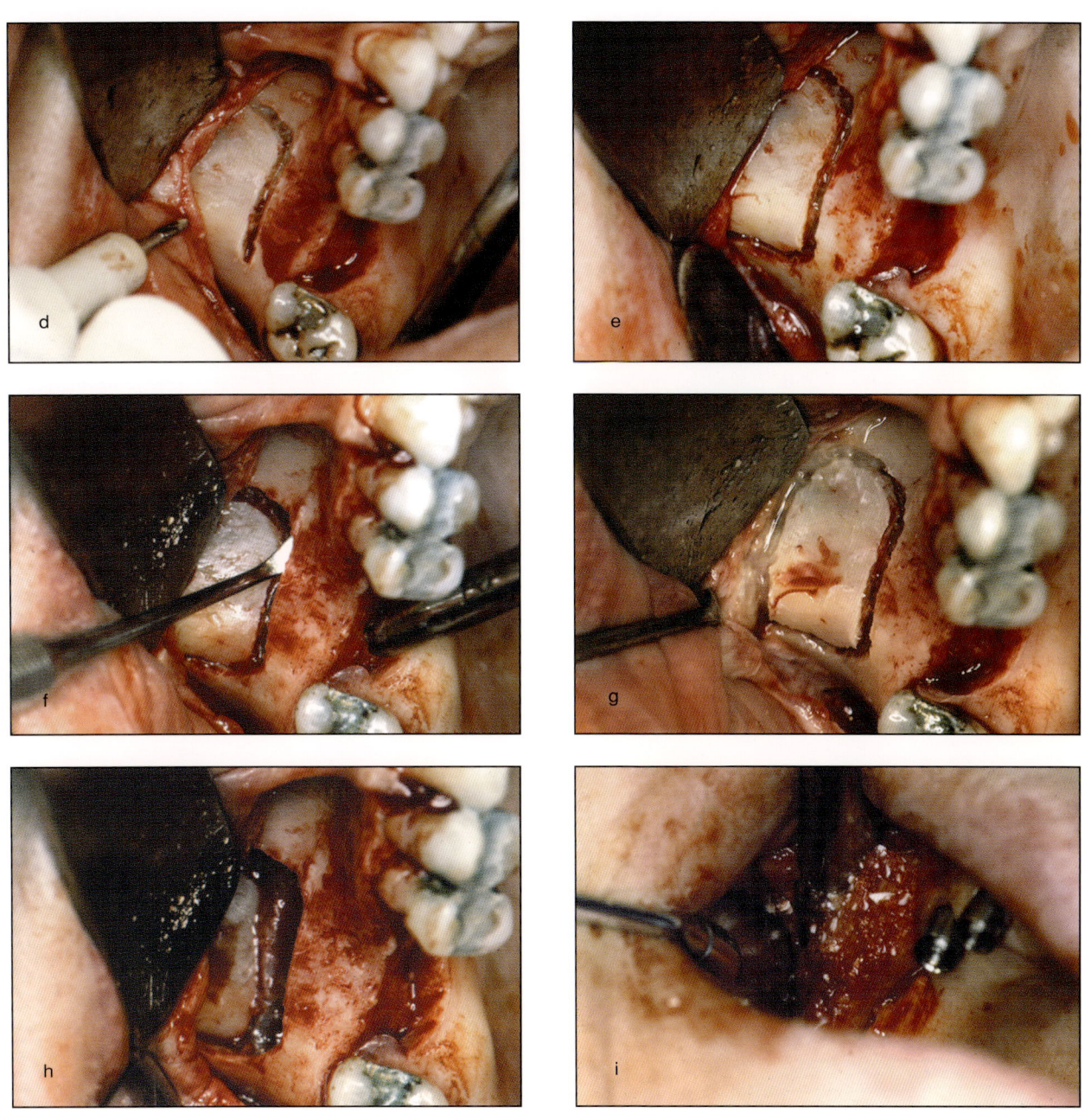

図7-18 (d、e)フィッシャーバーを用いて骨切除を行い、上顎洞の外側壁に窓を形成する。(f～h)なめらかなキュレットを用いて、洞粘膜を注意深く挙上する。(i)自家骨を用いて移植を行った部位の臨床写真。

性の高い固定式補綴物を用いて、高度に萎縮した上顎臼歯部歯槽堤の治療を行うことができる(図7-18)。

上顎前歯部

上顎前歯部の骨移植では、異なったアプローチと手法が必要となる。審美ゾーンにおける修復では、水平ならびに垂直方向へのオーグメンテーションが必要となることが多い。ところが、この部位の歯槽堤には、上顎洞のような顆粒状の移植材を含むことができる天然の空洞が存在しない。したがって、移植骨は十分な強度と硬度を有する必要があり、同時に移植片を緊密に適合した状態で移植床に固定させる必要がある（図7-19）。このため、上顎前歯部での移植には、皮質骨/海綿骨のブロックがもっともよく用いられる。いちばん頻繁に用いられる3つの手法は、ベニアグラフト（図7-20）、オンレーグラフト（図7-21）、ならびにサドルグラフト（図7-22）である。それぞれの移植法は、欠損のタイプに応じて歯槽堤を異なった方向に増大させるために用いられる。たとえば、ベニアグラフトは孤立した水平的欠損の修復に用いられ、オンレーグラフトは垂直的な欠損の修正に用いられる。つまり、インレーグラフトは量的な不足、ベニアグラフトは幅径の不足、そしてオンレーグラフトは高径の不足を補う。また、サドルグラフトを用いると、高径ならびに幅径の両方の不足を修正することができる。高径、幅径ならびにカントゥアの問題を修正するには、これらの移植法を組み合わせて用いる。

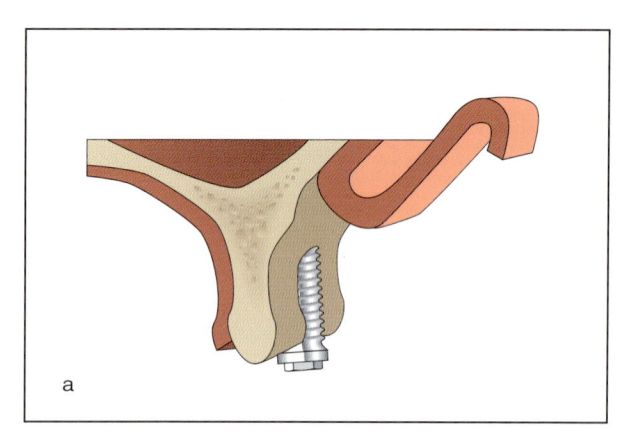

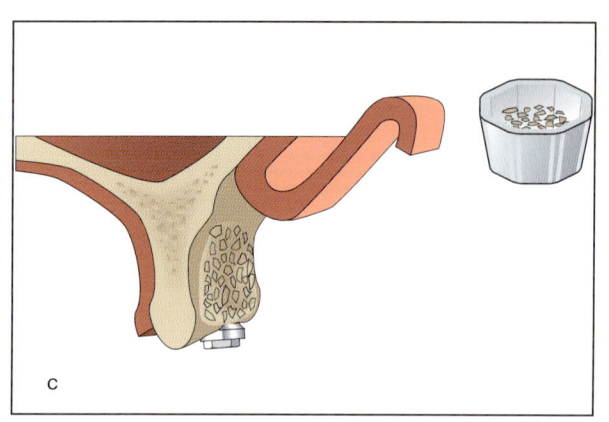

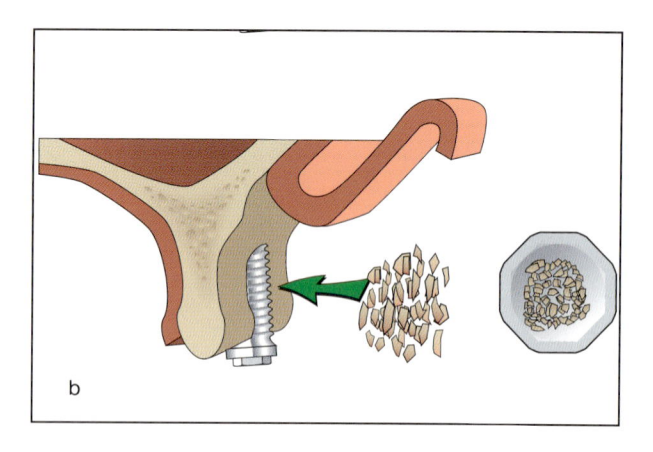

図7-19 (a)高度に吸収した上顎。良好な初期固定をともなってインプラントは埋入できるが、頰側面においてネジ山が露出している。(b、c)顆粒状の移植材をインプラントのネジ山の上に置き、より良好な歯槽堤の形態をつくる。この骨は、ドリリング時にボーンコレクターを用いるか、もしくは口腔内の他の部位から採取することができる。

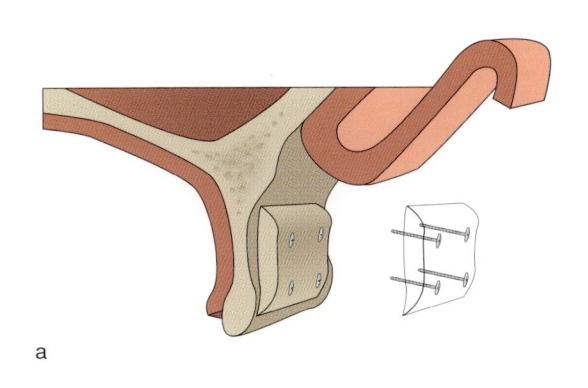

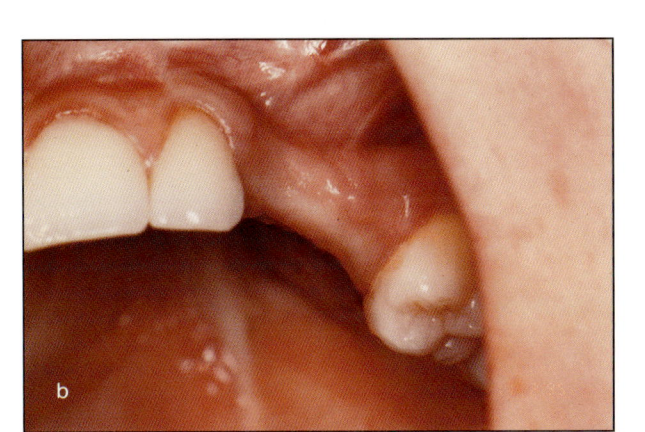

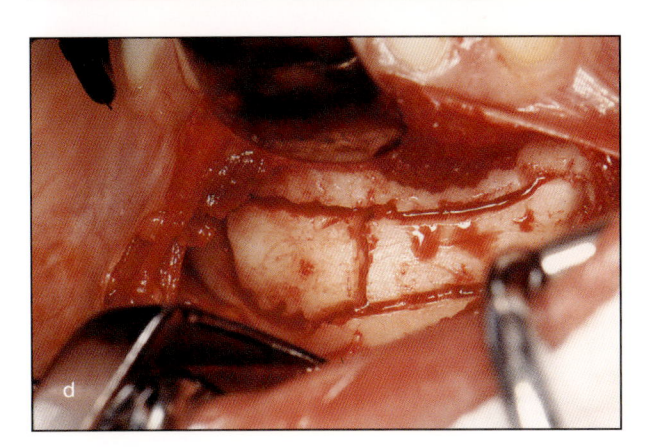

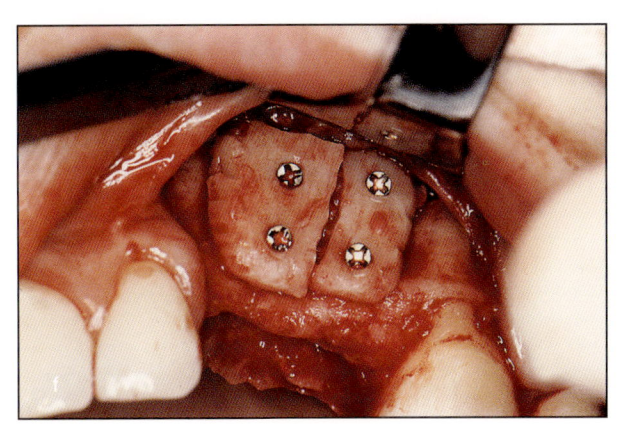

図7-20 (a)ベニアグラフトを示すシェーマ。

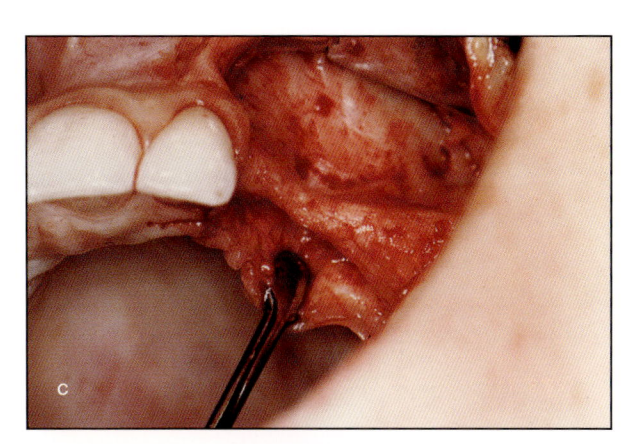

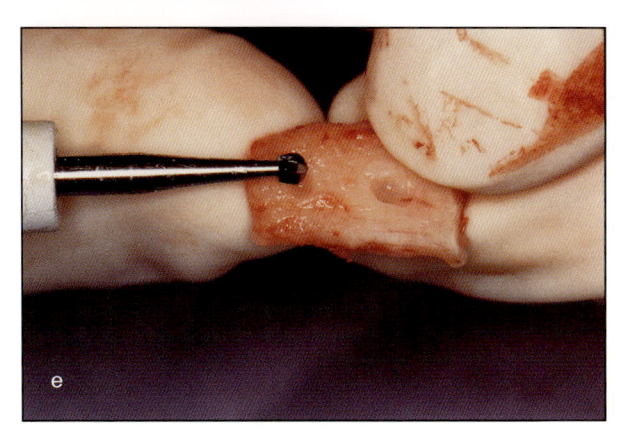

図7-20 (b、c)高度に吸収し、水平的に欠損した上顎歯槽堤。フルシックネスフラップを翻転すると、萎縮した部分欠損顎堤が認められた。(d)ブロック状の移植骨を、オトガイ領域から採取する。(e、f)移植床に緊密に適合するように、移植骨の形態を整える。小さなラウンドバーを用いて皮質骨にカウンターシンクを付与し、固定用スクリューの頭部を皮質骨の表面と同じ高さにする。直径1.5mmの固定用スクリューを用いて、ベニアグラフトを移植床にしっかりと固定する。

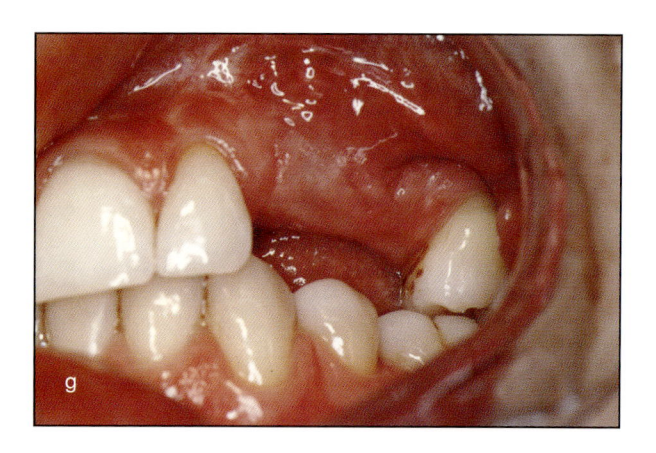

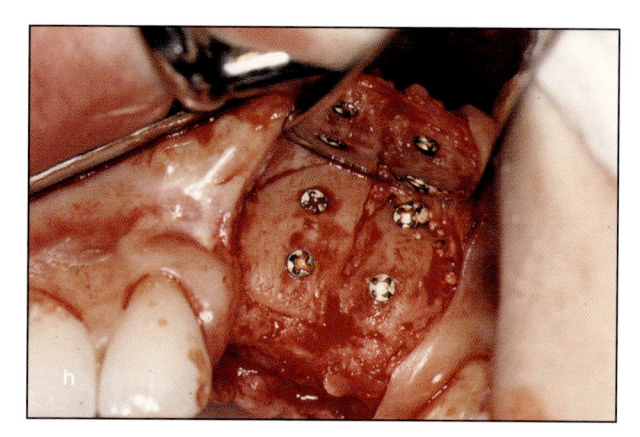

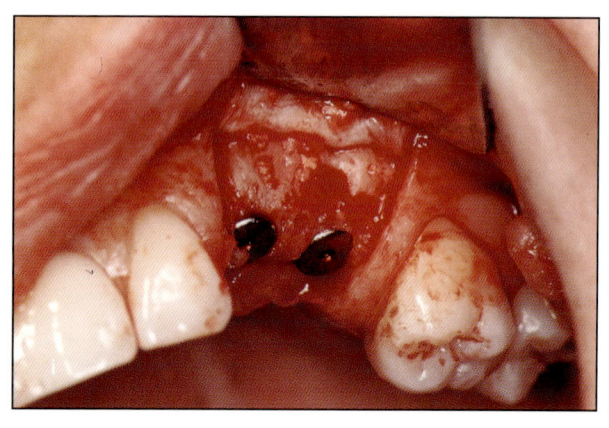

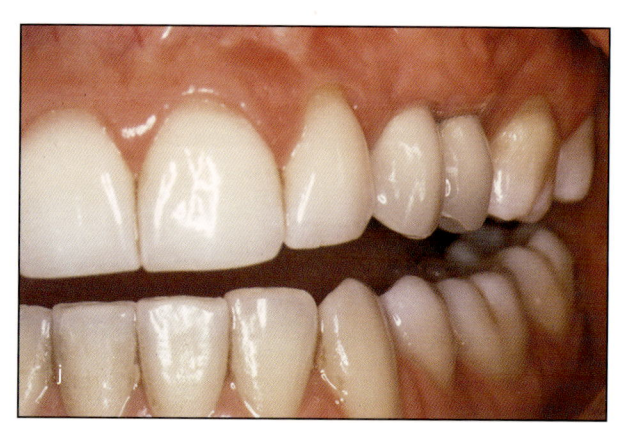

図7-20 (g)欠損をともなう上顎歯槽堤のオーグメンテーション終了後、6ヵ月の状態。(h)インプラント埋入手術中に強固に結合した移植骨の位置を確認するために、軟組織フラップを起こした。(i)固定用のスクリューを除去し、インプラントを埋入した。(j)最終補綴物の正面観。(k)最終補綴物の側面観。骨ならびに歯肉組織の自然なカントゥアが再確立された点に注目。

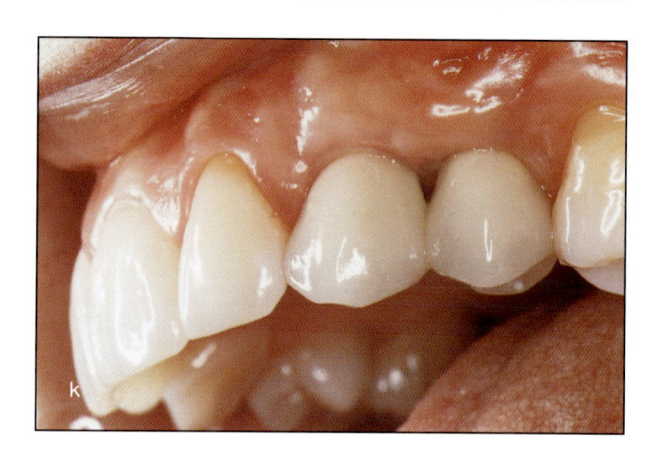

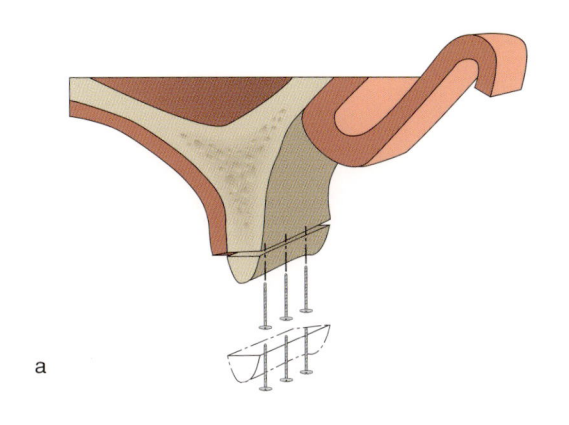

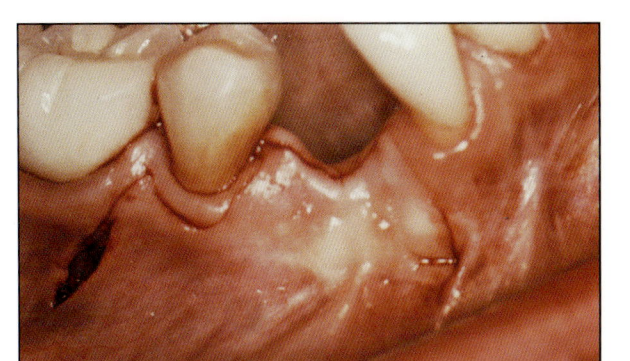

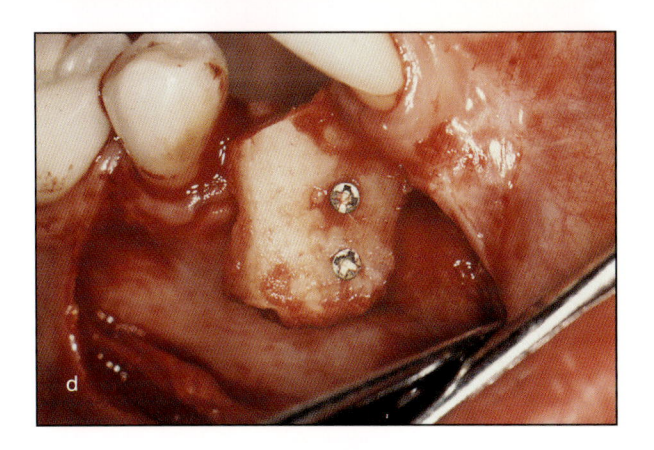

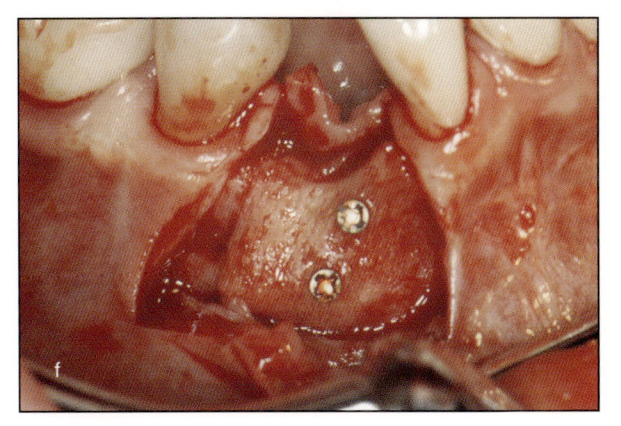

図7-21 (a)オンレーグラフトを示すシェーマ。

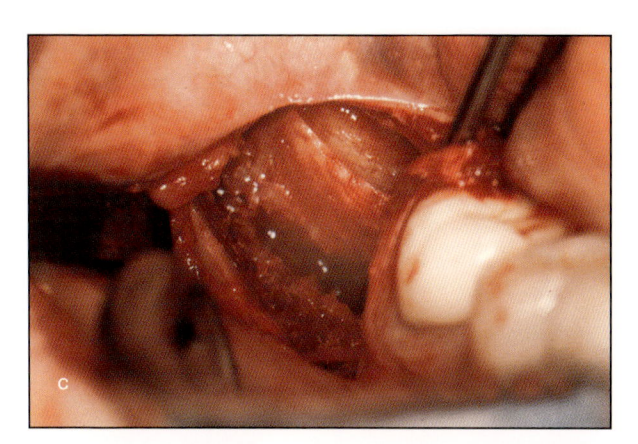

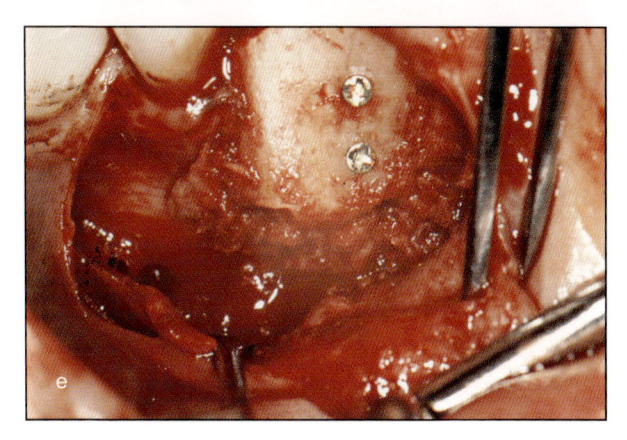

図7-21 (b)犬歯を外傷によって喪失した後に、高度に吸収した下顎歯槽堤。(c)隣在する天然歯の歯周組織が変位しないようにデザインしたフラップ。(d)下顎角の外側面から自家骨を採取する場合、第二大臼歯の遠心から切除する骨の前方の部分には、制約が加わる。(e)移植骨を移植床に適合させ、直径1.5mmの強固な固定用スクリューでしっかりと固定した。(f)残った海綿骨と皮質骨の骨片を用いて、歯槽骨欠損の残りの領域を修正した。

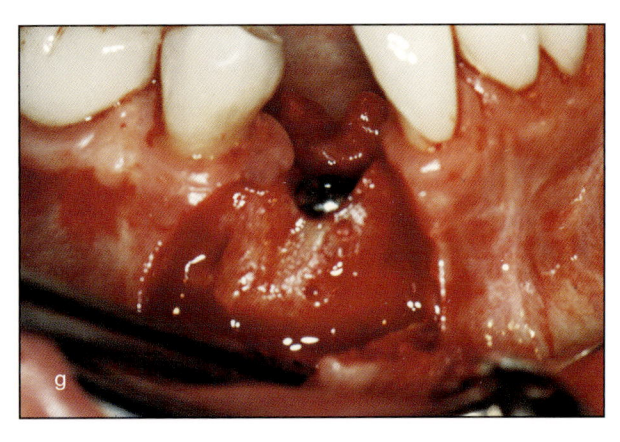

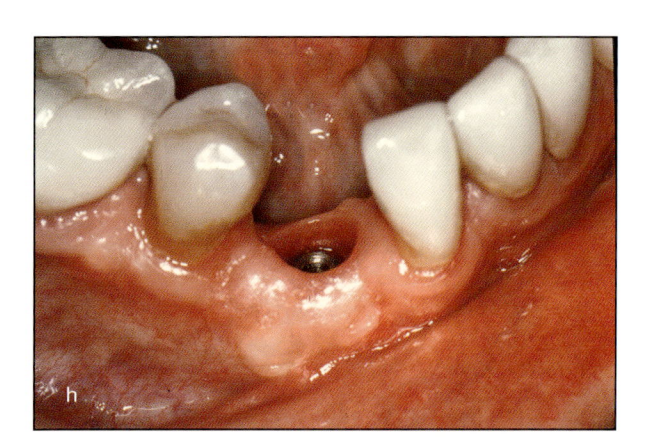

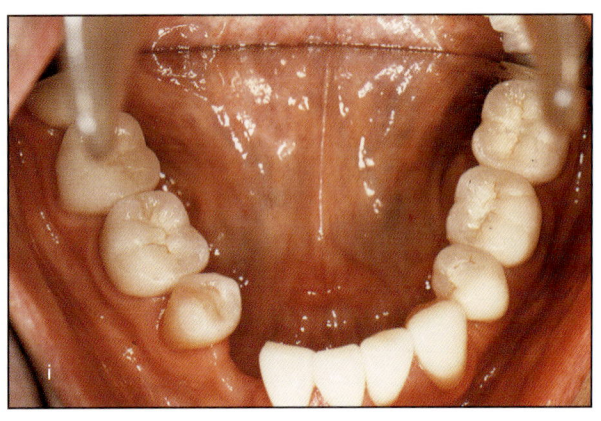

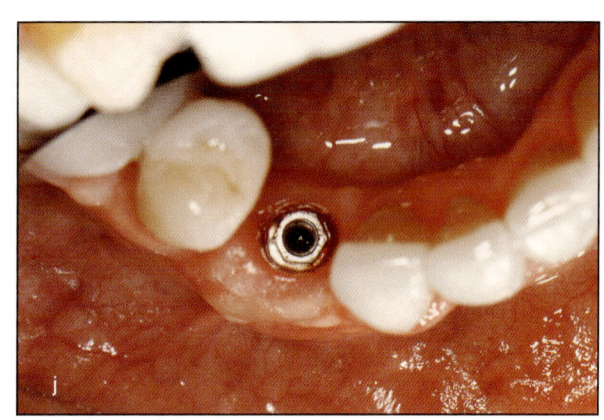

図7-21　(g)骨移植の4ヵ月後に、インプラント埋入手術を行った。移植骨に囲まれ、インプラントがまったく露出していない点に注目。(h)インプラント埋入の4ヵ月後に第二次手術を行った。硬組織ならびに軟組織の形態と構造が再確立されていることが観察できた。(i)移植を行う前の欠損部の咬合面観。(j)第二次手術後の咬合面観。歯槽頂の幅径が著しく増大していることがわかる。

　皮質骨/海綿骨からなるブロック状の移植骨を強固に固定させるためには、移植片と移植床の両方を適切に形成し、移植骨とレシピエントサイトの間の間隙あるいは死腔を最小にしなければならない。移植床は比較的平坦に仕上げ、ディコルティフィケーションを行う（図7-23）。固定用のスクリューは十分な本数を適切な位置（可能ならば、三角形に配置する）に埋入し、移植片の強固な固定を確実に行う（図7-24）。1mmのフィッシャーバーを用いて両側の皮質骨を貫通させると、血液の経路が生じる。このように、移植床から出血することにより、移植片の新生血管生成が早められ、そして移植片上の軟組織の接着が促進される。血流の増加により、血小板の接着が促進され、その結果、移植骨の安定性と軟組織フラップの骨膜層の再付着にとって有利な状況が生まれる。移植骨の端に骨片を追加填入することで、移植片と移植床の間の間隙、あるいは開口部を満たすことができる（図7-25）。図7-26に臨床症例を示す。

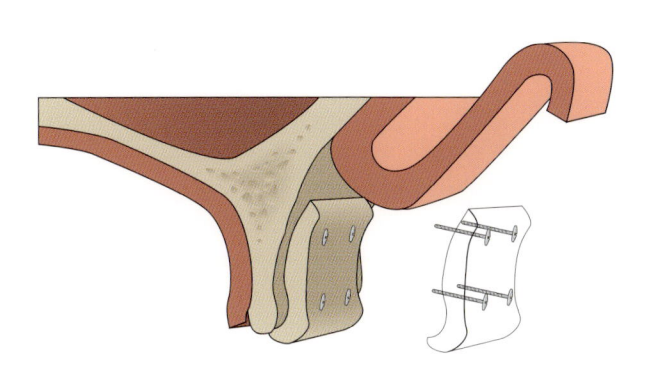

図7-22　サドルグラフトを示すシェーマ。

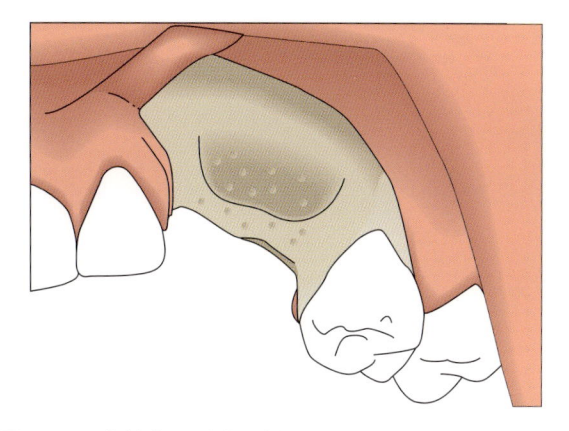

図7-23　移植床の形成。頬側面のディコルティフィケーションを行い、血液の経路をつくる。

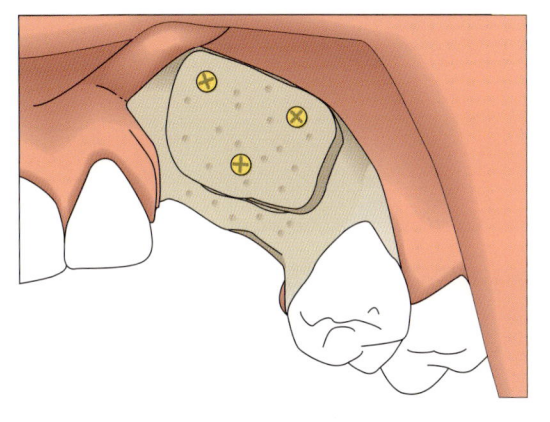

図7-24　移植骨の固定。固定用スクリューを三角形に配置することにより、移植片をもっとも強固に固定することができる。

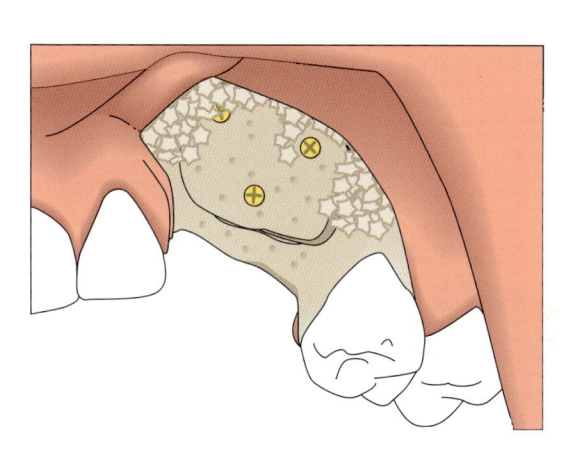

図7-25　混ぜ合わせた顆粒状の移植材料を塡入し、移植骨の間隙や開口部を満たす。

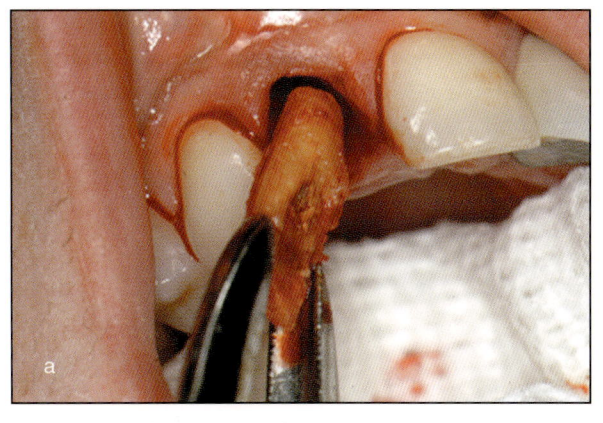

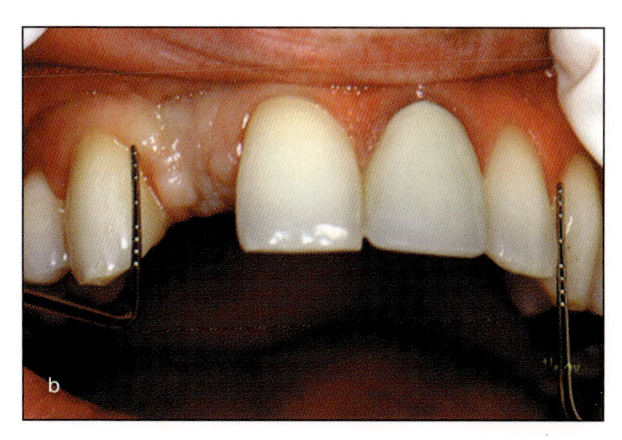

図7-26　(a)破折した側切歯を除去した。(b)軟組織の高さとカントゥアを、術前に計測する。このチャートを用いることで、外科医にとって、硬組織あるいは軟組織の移植の必要性の判定と、どの移植法が適切であるかの選択が容易になる。

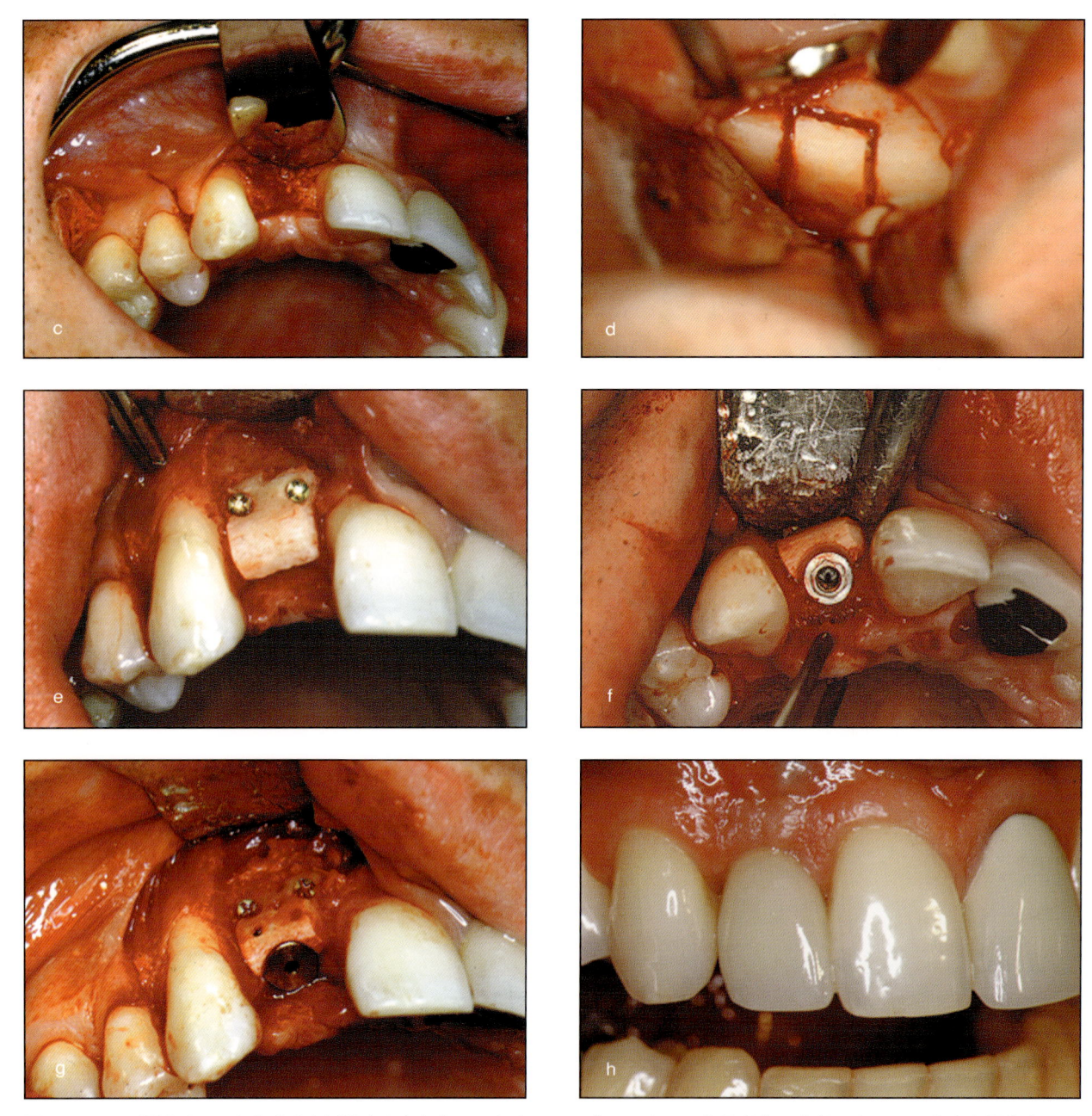

図7-26 (c)頬側面での瘢痕形成を回避するとともに、とくにスマイルラインの位置が高い患者において、瘢痕が見えないようにするため、口蓋側に水平切開を加える。(d)下顎角の外側面から移植骨を採取する。No.701のフィッシャーバーを用いて、頬側の皮質骨に対して骨切除を行った。(e)直径1.5mmの固定用スクリューを用いて、小さなサドルグラフトを固定する。(f)適切な位置にインプラントを埋入した後のサドルグラフトの咬合面観。(g)サドルグラフトによって高径ならびに幅径が増加したことを示す頬側面観。(h)最終補綴物装着後3ヵ月の状態。拡大写真。頬側の欠損部が修正され、歯間部の組織が再確立された点に注目。

他の考慮すべき事項

治癒

インプラントを支持するうえでどのような移植材料が必要であるかによって異なるが、骨移植における平均的な治癒期間は3～6ヵ月である。基底骨を利用してインプラントの初期固定が得られるときには、骨移植の治癒期間は通常よりも短くなる。

合併症は、2つの大きな要素から生じる。移植片の不適切な固定、そして軟組織の閉鎖が不適切なことから起きる血行不全である。治癒期間中に移植材の望ましくない微小な動きが起こった場合、移植片と移植床の間に結合組織が形成され、移植が失敗となってしまう可能性がある。

軟組織の閉鎖

軟組織フラップは、テンションのかかっていない状態で移植片の上に再適合させなければならない。フラップの減張切開は、血液供給が最大となるように、根尖方向でかつ斜めに入れ、基底部をより広くする。骨膜に水平な刻みを入れることで、フラップのテンションをさらに減張することができる。縫合は2-0の絹糸を用いた垂直マットレス縫合で始め、フラップに対してテンションや筋肉の引っ張りが加わらないようにする。続いて4-0のクロミック縫合糸で連続縫合を行い、軟組織端を緊密に縫合する。

予知性

前述したさまざまな外科的手法のなかでもっとも予知性が高いのは、インレーグラフトである。他の方法は予知性の点では劣り、全体量の最高20％まで吸収が起こりうる。このため、オンレー、ベニア、ならびにサドルグラフトを組み合わせると、最終的な治療結果は予知し難い。これらの移植法を用いて、許容しうる最終結果を得るためには、何回か追加的な外科手術を行う必要が生じるかもしれない。

結論

骨欠損がある歯槽堤において、失われたカントゥアと解剖学的形態を適切に再建するためには、正しく精密検査を行い、正確に診断をし、適切な外科的手法を応用して、骨欠損のマネージメントにおいて調和と成功を達成するために必要な事項を、外科医が十分に理解していなければならない。硬組織あるいは軟組織欠損部の形状と大きさ、ならびに欠損部の位置（上顎と下顎、前歯部と臼歯部）によって、異なった外科的手法が適応となる。外科医は、さまざまな外科的手法（インレー、オンレー、ベニアならびにサドルグラフト）のなかから、特定の欠損を治療するために必要で最適な治療法を選ぶことができる。ボーンオーグメンテーションの目標は、最終補綴物の審美性と機能を最適なものとすることである。このことを念頭に置き、外科医は、軟組織のカントゥアと歯肉の構造を最良のものとするために、もっとも適した骨移植法を選択しなければならない。治療の最初から最後までこの目標に沿って治療を進めれば、術者は、患者にとって理想的な審美性を達成することができ、適正な機能を修復することができるであろう。

参考文献

Beirne U, Brånemark P-I. Reconstruction of alveolar jaw bone: an experimental and clinical study of immediate and preformed autologous bone grafts in combination with osseointegrated implants. Scand J Plast Reconstr Surg 1980;14:23–48.

Boyne P, James RA. Grafting of the maxillary sinus with autogenous marrow and bone. J Oral Surg 1980; 38:613–616.

Haas R, Donath K, Fodinger M, Watzek G. Bovine hydroxyapatite for maxillary sinus grafting: comparative histomorphometric findings in sheep. Clin Oral Implants Res 1998;9:107–116.

Holmes R, Hagler H. Porous hydroxyapatite as a bone graft substitute in maxillary augmentation: a histometric study. J Craniomaxillofac Surg 1988;16: 199–205.

Jensen OT, Sennerby L. Histologic analysis of clinically retrieved titanium microimplants placed in conjunction with maxillary sinus floor augmentation. Int J Oral Maxillofac Implants 1998;13:513–521.

Jarcho M. Biomaterial aspects of calcium phosphates. Dent Clin North Am 1986;30:25–47.

Keller EE, Tolman DE, Eckert S. Surgical-prosthodontic reconstruction of advanced maxillary bone compromise with autogenous onlay block bone grafts and osseointegrated endosseous implants: a 12-year study of 32 consecutive patients. Int J Oral Maxillofac Implants 1999;14:197–209.

Keller EE, Van Rockel NB, Desjardins JP, Tolman DE. Prosthetic-surgical reconstruction of severely resorbed maxilla with iliac bone grafting and tissue-integrated prostheses. Int J Oral Maxillofac Implants 1987;2:155–165.

Landsberg CJ, Grosskopf A, Weinreb M. Clinical and biologic observations of demineralized freeze-dried bone allografts in augmentation procedures around dental implants. Int J Oral Maxillofac Implants 1994;9:586–592.

Lekholm U, Zarb GA. Patient selection and preparation. In: Brånemark P-I, Zarb GA, Albrektsson T (eds). Tissue-Integrated Prostheses: Osseointegration in Clinical Dentistry. Chicago: Quintessence, 1985:199–209.

Tolman DE. Reconstructive procedures with endosseous implants in grafted bone: a review of the literature. Int J Oral Maxillofac Implants 1995;10: 275–294.

Urist MR. Bone: formation by autoinduction. Science 1965;150:893–899.

Urist MR, Dowell TA, Hay PH, Strates BS. Inductive substrates for bone formation. Clin Orthop 1968; 59:59–96.

Wood RM, Moore DL. Grafting of the maxillary sinus with intraorally harvested autogenous bone prior to implant placement. Int J Oral Maxillofac Implants 1988;3:209–214.

Zins JE, Whitaker LA. Membranous vs endochondral bone autografts: implications for craniofacial reconstruction. Plast Reconstr Surg 1983;72:778–785.

第8章
インプラント周囲軟組織の
オーグメンテーション

Patrick Palacci, DDS

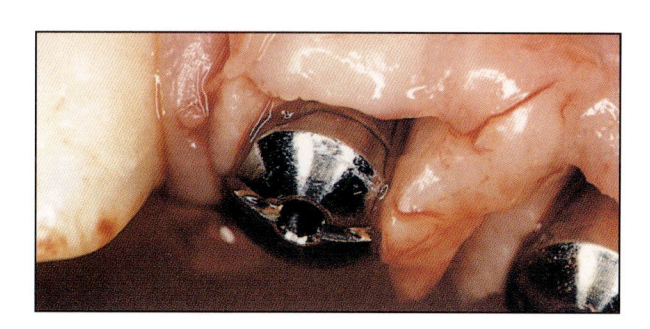

文献によると、歯槽堤の軟組織のオーグメンテーションは、予知性を持って行うことができるとされている（SeibertとLindhe 1997を参照）。ロールアンドパウチテクニックならびにインターポジショナルグラフト、そしてオンレーグラフトを用いることにより、天然歯列の治療後に歯槽堤の幅と高さを増大させ、最適な審美的治療結果を得ることができる。また、インプラント治療においても、これに類似したリッジオーグメンテーションの考え方を応用することができる。さらに、これらの術式は、後述する歯間乳頭再生術とともに用いることができる。そして、第二次手術時に歯間乳頭を形成することによって、より望ましい臨床的状況が生まれ、最適な治療結果を期待することができる。

リッジオーグメンテーション

軟組織のオーグメンテーションは、(1)インプラント埋入の前、(2)インプラント埋入時、(3)アバットメント連結時(歯間乳頭再生術とともに)、あるいは(4)補綴物の装着後に行うことができる。最初の3つの術式は予知性を持って行うことができるが、第4番目の術式はどちらかというと修正のための手術であるため、予知性がやや低い。適切なインプラントの埋入を行うために、十分な骨量はあるが、歯槽堤の体積が不十分である場合、インプラント埋入時に軟組織のオーグメンテーションを行えば、外科手術を後で追加する必要がなくなる。

軟組織オーグメンテーションの成功への鍵は、レシピエントサイトを注意深く形成すること、適切なドナーサイトの選択、細心の注意を払って移植片を形成すること、移植片を正確に位置づけること、ならびに適切な縫合を行うことである。

レシピエントサイトの形成

粘膜骨膜弁を翻転した後、骨膜に切り込みを入れることにより、フラップの根尖側部分を切離する（図8-1）。このテクニックにより、テンションが最小限となり、移植片の生存を阻害することがなくなる。切開を側方に伸ばすことにより、フラップの側方部分を隣接する部位にぴったりと適合させることができる。

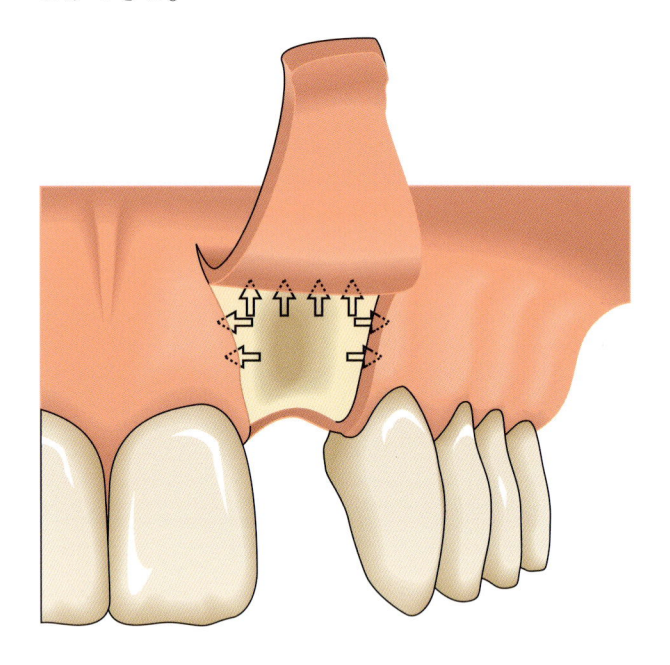

a

図8-1　(a)軟組織のオーグメンテーションを行うときには、フルシックネスのフラップを翻転する。組織の柔軟性を得るために、側方ならびに根尖側に慎重に減張切開を施す。

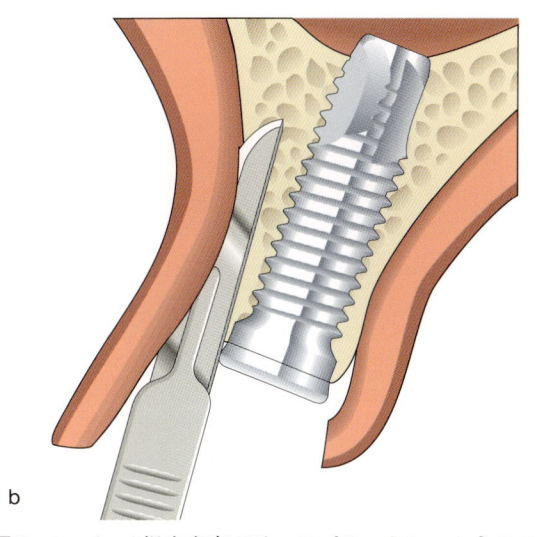

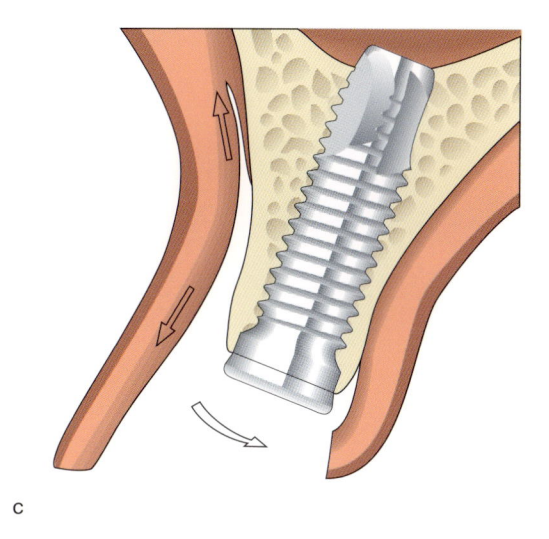

図8-1　(b、c)根尖方向では、スプリットシックネスのフラップを形成することにより、歯冠方向に組織を減張する。その後フラップを縫合するときには、いかなるテンションも加わえてはならない。

ドナーサイトの選択

最も頻繁に用いられるドナーサイトは、(1)第一大臼歯の近心の口蓋部、(2)臼歯部の歯槽堤部、ならびに(3)上顎結節部である(図8-2)。第一大臼歯近心の口蓋部では、スプリットシックネスのフラップを翻転して、その下の骨を被覆している結合組織を採取する(図8-3)。この領域の軟組織の量が不十分な場合、この部位をドナーサイトとして用いることは禁忌である。臼歯部歯槽堤部においては、ウェッジテクニックを応用する(図8-4)。このように同じ患者から、歯の存在しない部位をいくつか選択することができる。

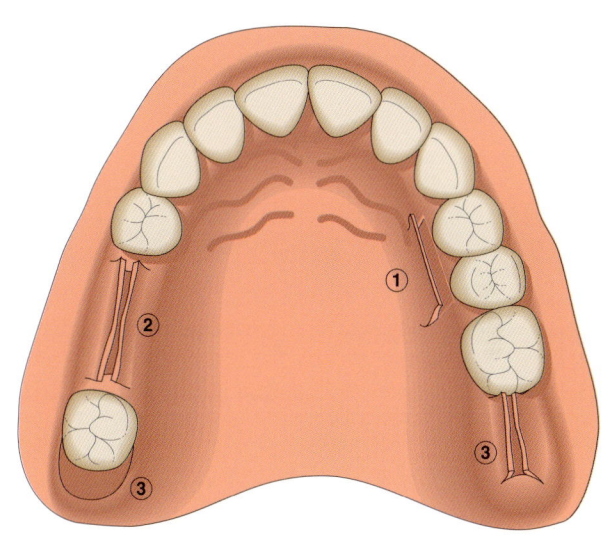

図8-2　口腔内のさまざまなドナーサイトの位置。①口蓋、②歯槽堤(歯の無い領域)、③上顎結節。

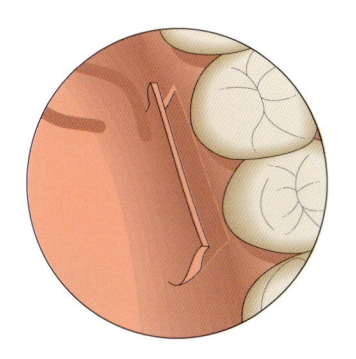

図8-3　口蓋部では、傾斜切開を行い、フラップを翻転して、フラップ内面と骨の間に存在する結合組織を翻転する。

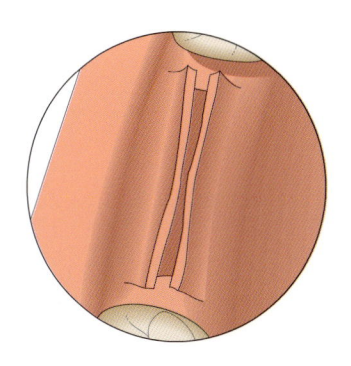

図8-4　歯槽堤部では、頬側ならびに口蓋側方向に2つの傾斜切開を行い、歯槽堤の頂上と側方に位置する軟組織を移植材料として用いる。

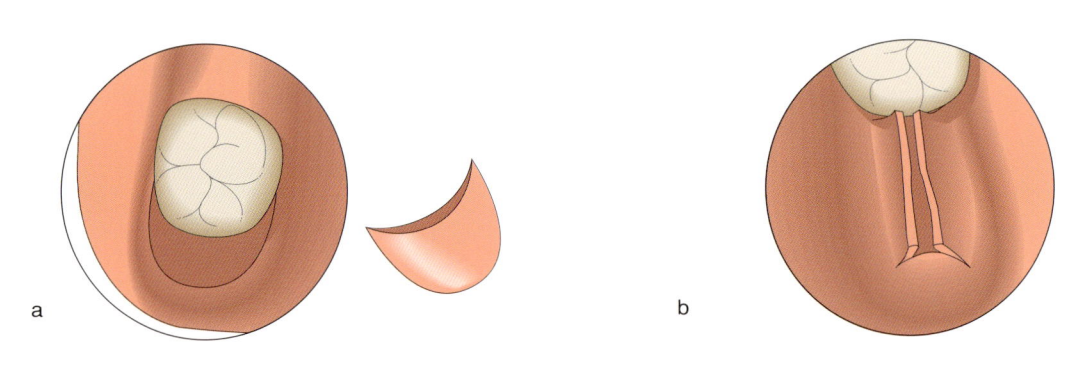

図8-5 上顎結節部では、用いることのできる結合組織の量によって、移植片を採取するために、歯肉切除術(a)、またはディスタルウエッジ(b)のどちらかを選択することができる。

　上顎結節部では、軟組織の厚みによってディスタルウェッジ、または歯肉切除術を用いてもよい(図8-5)。歯肉切除術を用いるときには、レシピエントサイトに置く前に、移植片の上皮層を除去しなければならない。通常、1つの上顎結節部から採取した移植片を用いれば、1歯分の歯槽堤を形成することができる(図8-6)。より広範囲にオーグメンテーションを行う場合には、いくつかのドナーサイトを組み合わせて用いる。

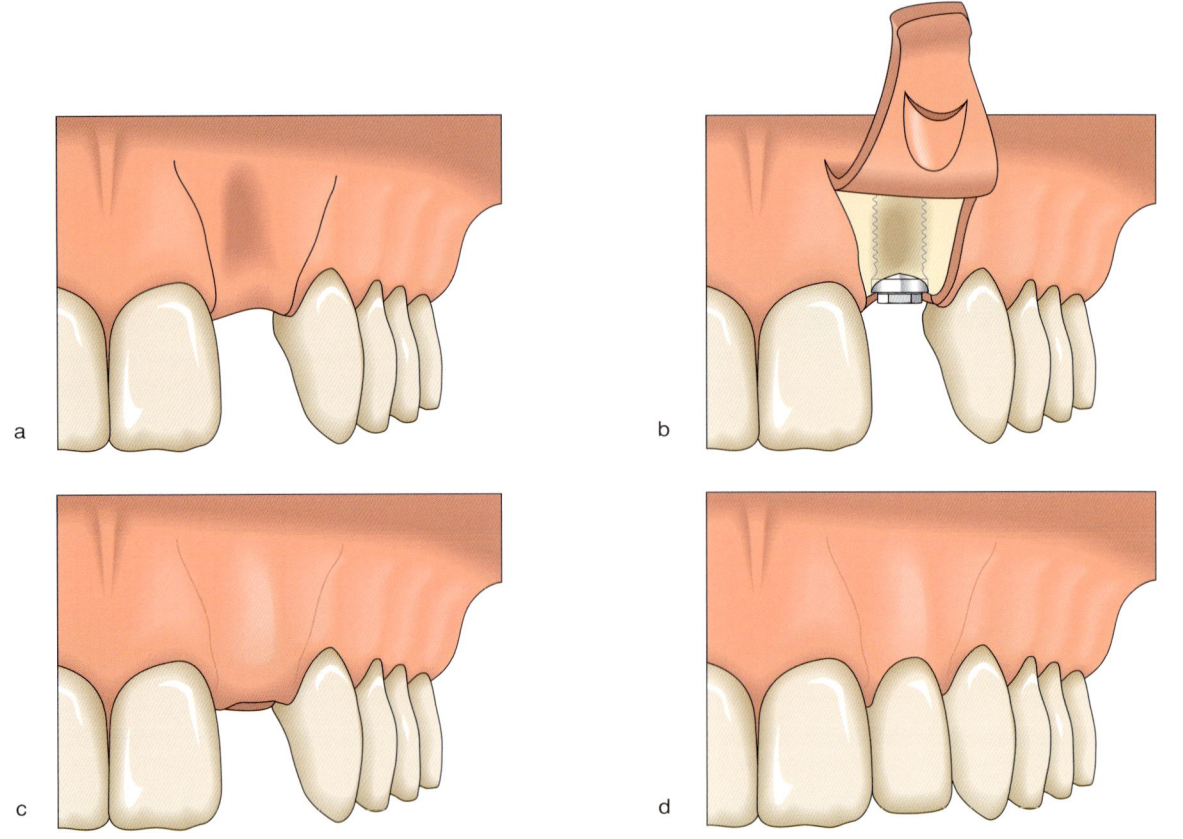

図8-6 単独歯欠損症例においては、歯槽堤にある程度の吸収が認められる場合がある(a)。インプラント埋入の手術時または手術前に、フラップの内面に結合組織を追加することによって、歯槽堤の形態を修正することができる。上顎結節部から採取する移植材の形状と量は、欠損歯1歯分に相当する(b〜d)。

移植片の形成

移植片を採取したら、レシピエントサイトに置いてみて、その大きさと位置が適正であるかを視診によって確認する必要がある。もし必要ならば最終的な位置づけを行い、続いてフラップを適合させ、縫合を行う前に移植片をトリミングする（図8-7）。

移植片の設置

オーグメンテーションを行う方向（水平あるいは垂直方向）の必要性に応じて、移植片はフラップ内面のいくぶん根尖側寄りに設置し、縫合するとよい（図8-8）。

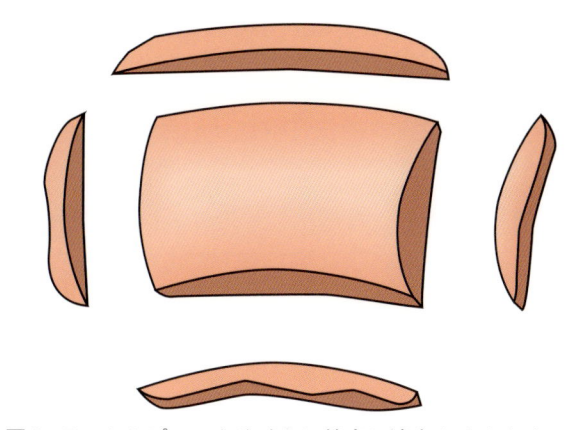

図8-7　レシピエントサイトに精密に適合させるために、移植片のトリミングを行う。

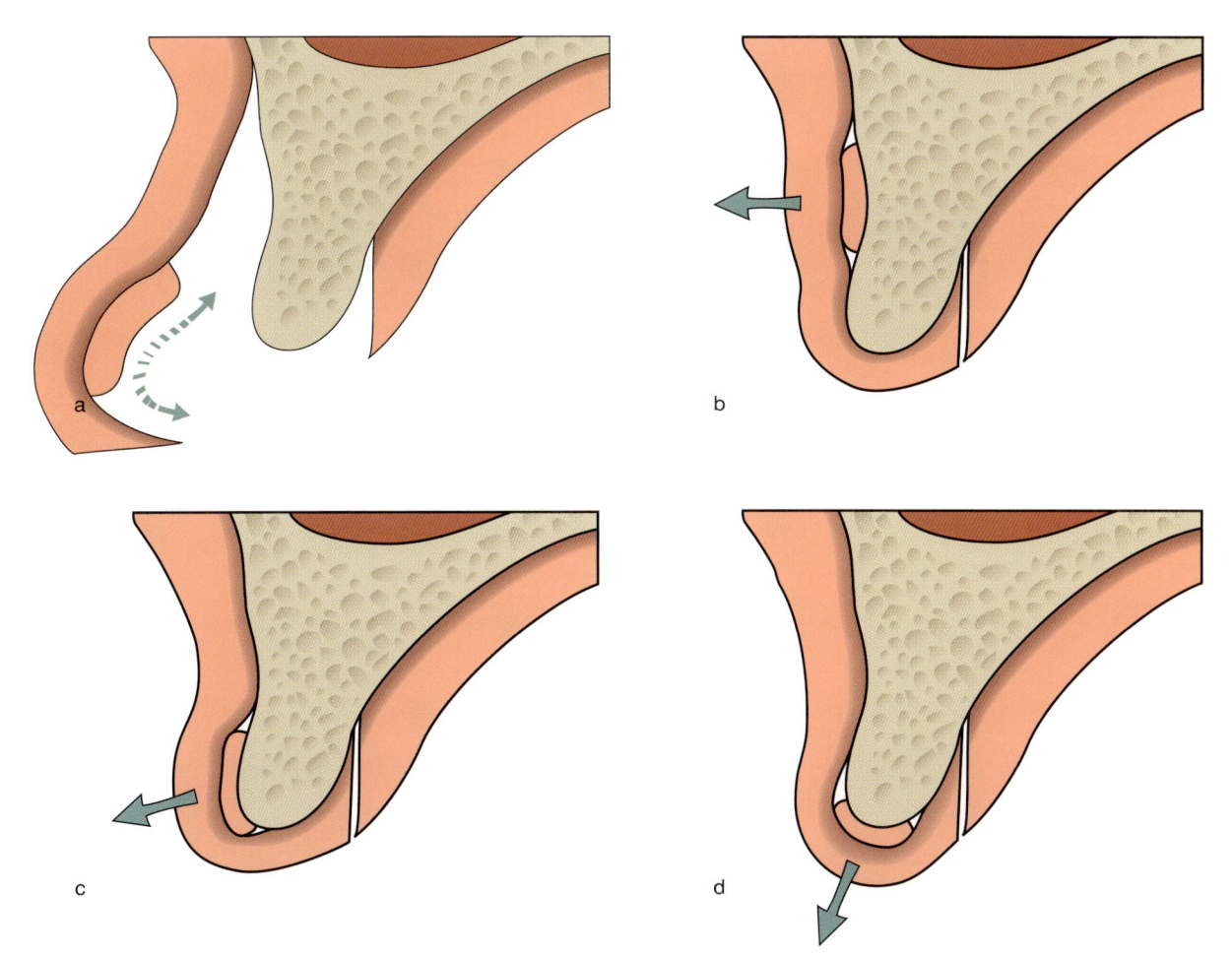

図8-8　軟組織の移植片は、必要とされるリッジオーグメンテーションの方向に応じて位置づけを行う（a）。歯槽堤を水平方向にオーグメンテーションする必要がある場合には、移植片を根尖側に位置づける。一方、より垂直方向にリッジオーグメンテーションを行う必要がある場合には、より歯冠側に位置づける（b～d）。

移植片の縫合

適切な治療結果を得るためには、移植片を適正に固定することが必要不可欠である。適切に位置づけを行った後、図8-9に示す方法にしたがい、移植片をフラップに縫いつける。オーグメンテーションを行う領域が広い場合、複数の結合組織の移植片を縫い合わせた後に、フラップに固定する。

図8-10と図8-11は、それぞれ上顎第一小臼歯ならびに上顎右側側切歯の修復を行った症例を示す。

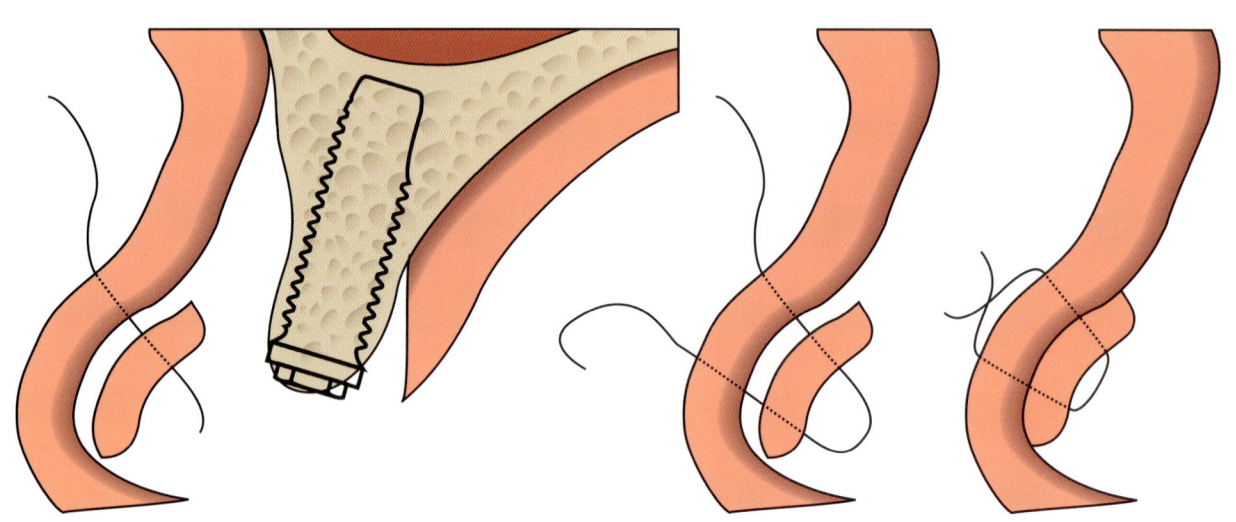

図8-9　ここに示すように、移植片をフラップの内面に固定することにより、結合組織の位置づけがより簡単に行える。

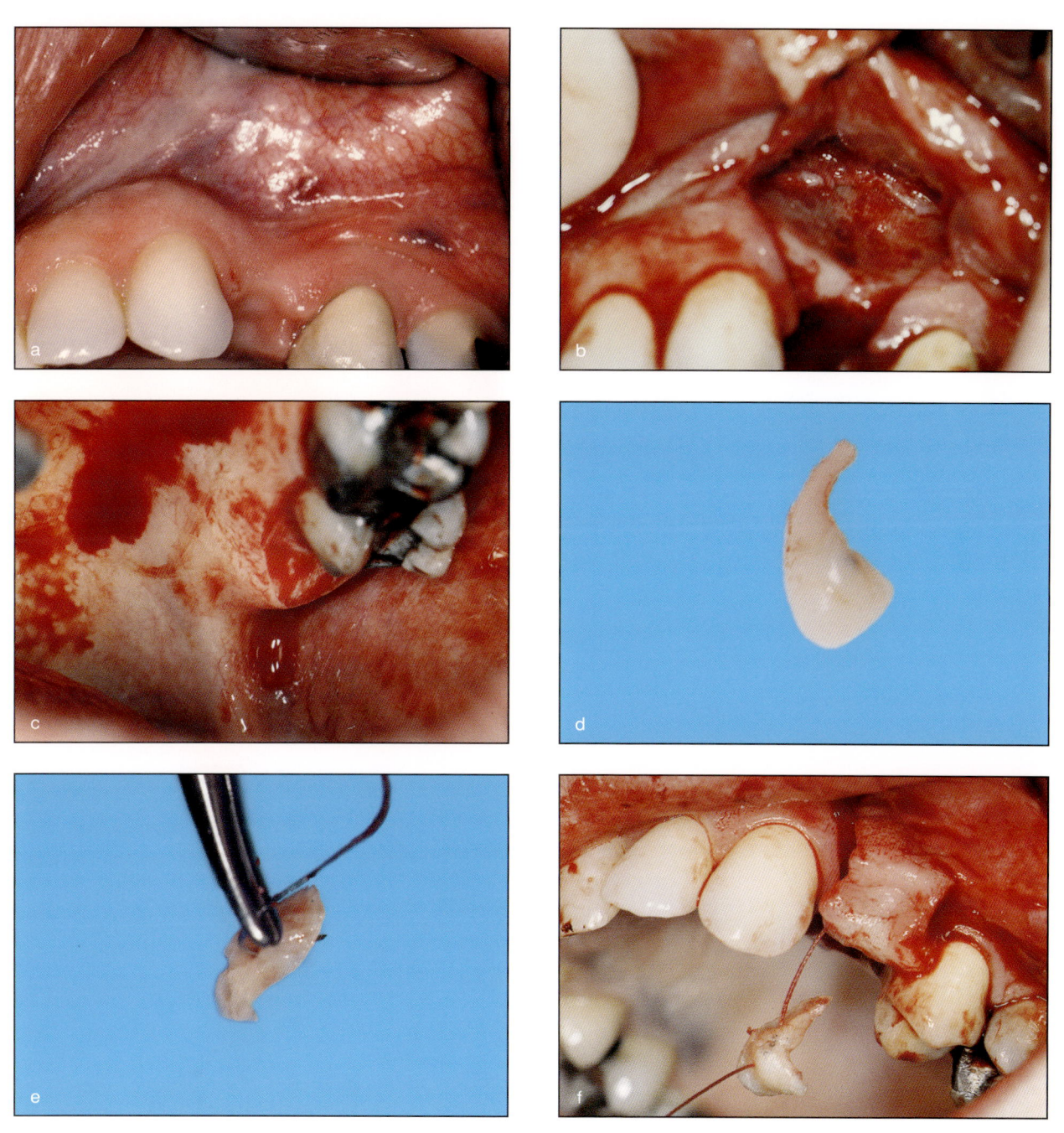

図8-10 (a)上顎第一小臼歯の修復を行う臨床症例。歯の喪失によって生じた陥凹部に注目。(b)フルシックネスのフラップを翻転する。インプラントを適切な位置に埋入するために十分な骨量が認められた。しかしながら、最適な審美性を得るためには、歯槽堤の形態を修正する必要がある。(c)上顎結節部の臨床写真。第二大臼歯の遠心から結合組織を採取する。(d)表面の上皮を除去することにより、移植材料を形成する。(e)4.0のバイクリルの縫合糸を用いて、移植片を保持する。(f)フラップ内面の望ましい位置に、結合組織を固定する。

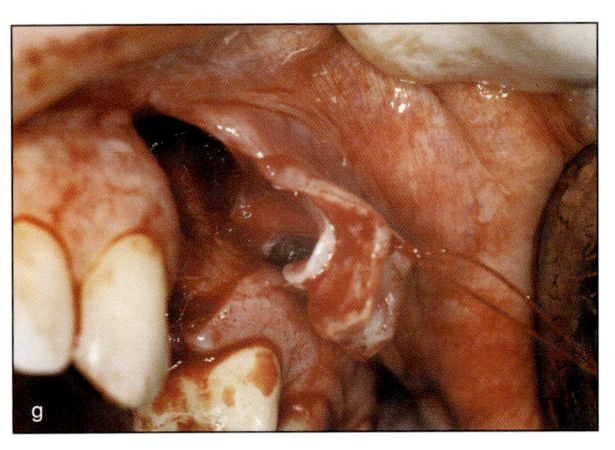

図8-10 (g)術後2ヵ月での臨床写真。軟組織の増加が顕著であり、歯槽堤の解剖学的形態が適切であることを示す。(h)第二次手術時に、フルシックネスのフラップを翻転した。使用可能な結合組織の量に注目。(i)この状態であれば、歯間乳頭再生術を行うことができる。

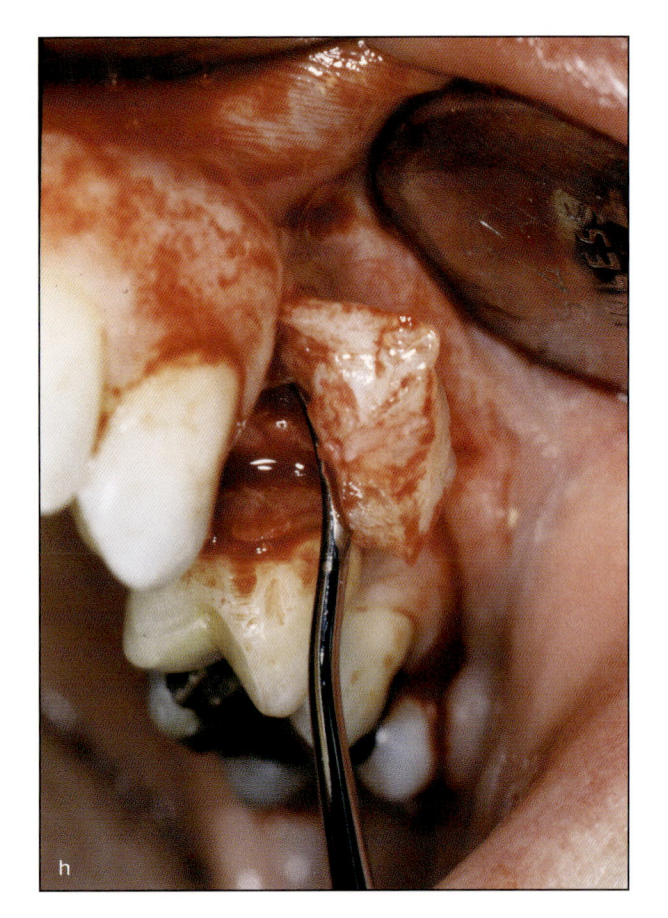

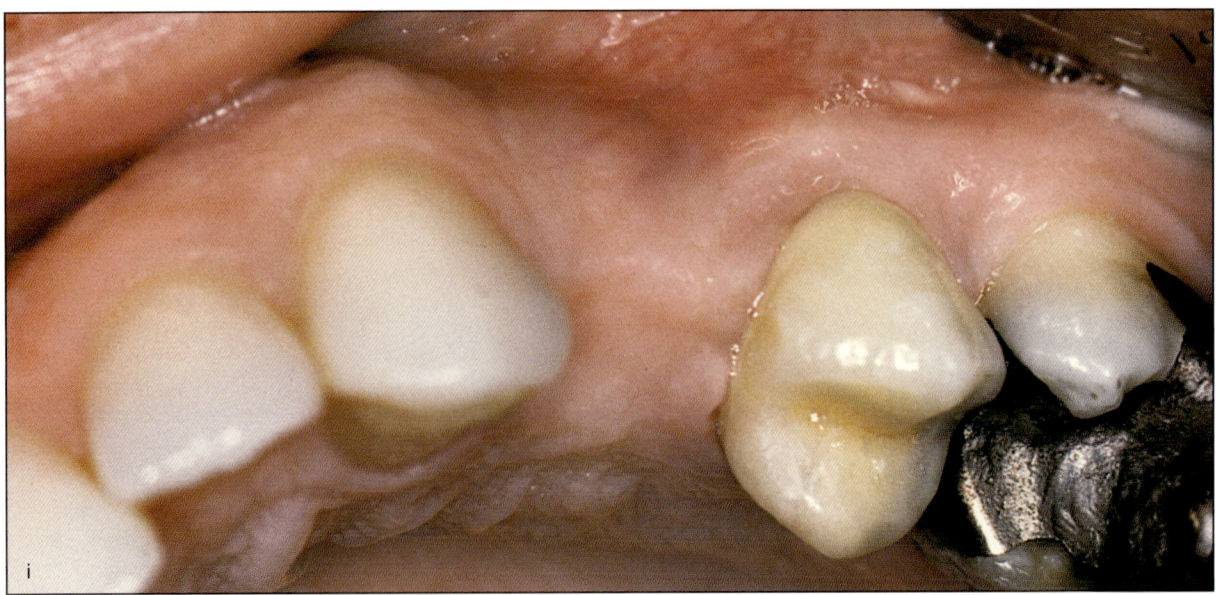

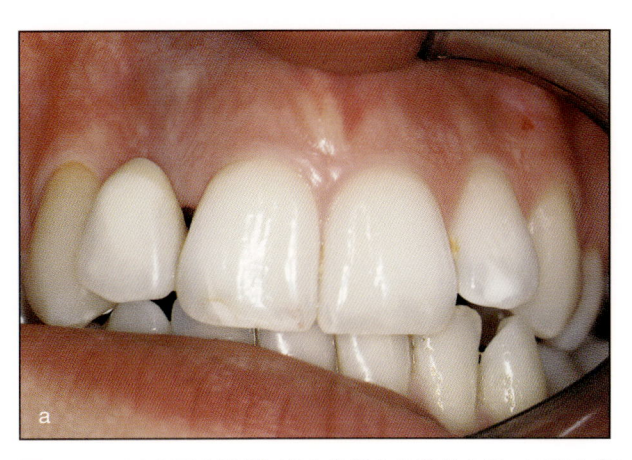

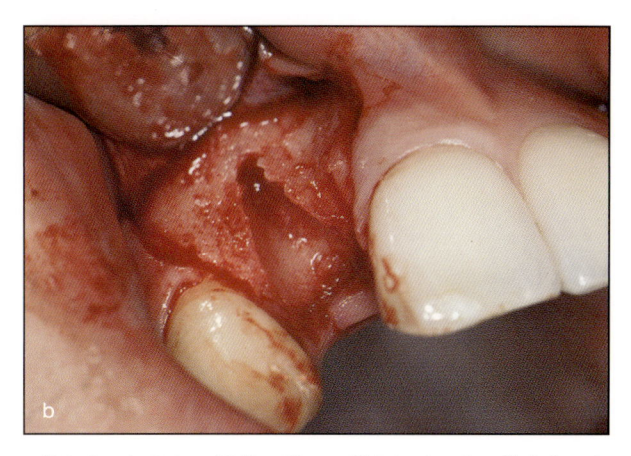

図8-11　(a)上顎右側側切歯を修復する臨床症例。両隣在歯にテンポラリークラウンがボンディングされている。歯を失った結果、顎堤が陥凹して、近心の歯間乳頭を喪失した。(b)フラップを翻転したところ、硬組織のオーグメンテーションの必要はまったく無いことがわかった。

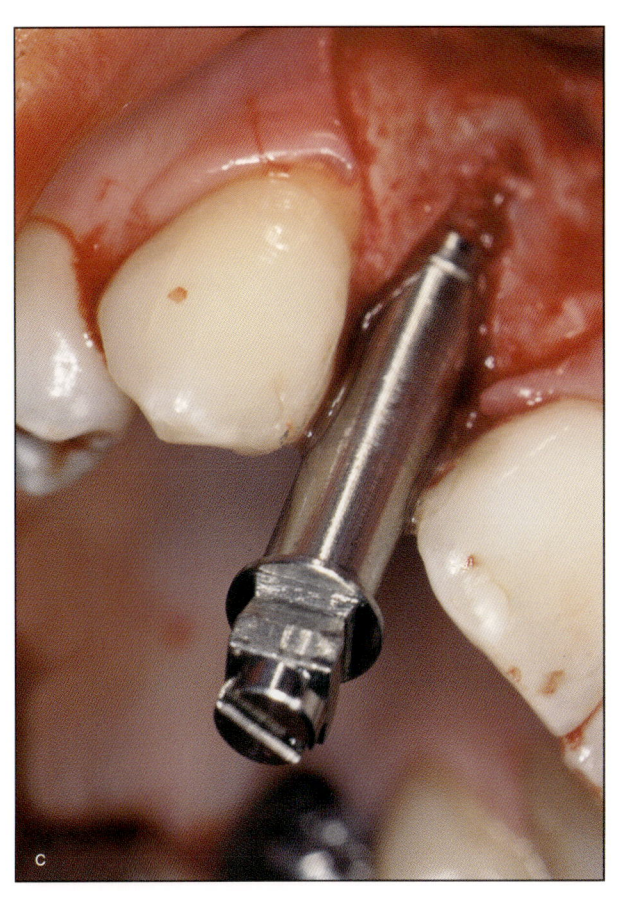

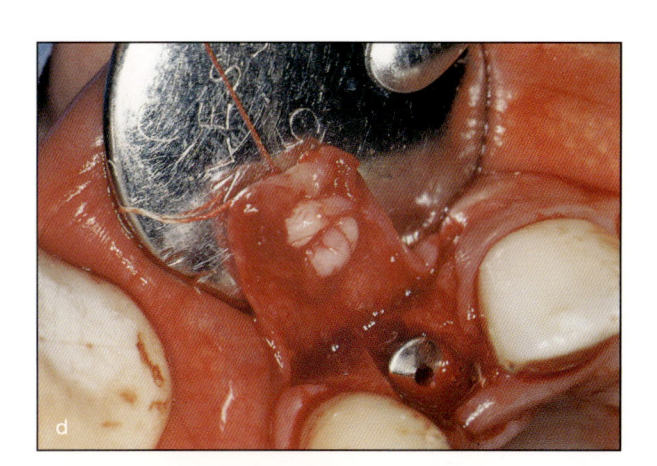

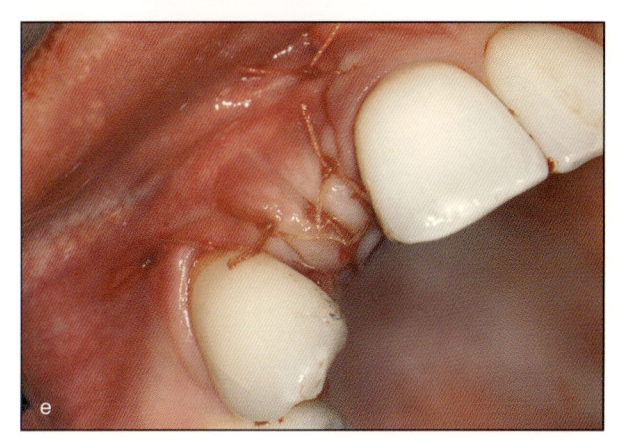

図8-11　(c)両隣在歯のセメント-エナメル境から3mm根尖側寄りに、長さ13mmのレギュラープラットフォーム・インプラントを埋入した。(d)インプラントを埋入した後、口蓋部から採取した結合組織を縫合により固定する。フラップの根尖側部分を切離することで自由度が高まり、縫合時のテンションを回避することができる。(e)外科手術終了時の手術部位の臨床写真。増大した軟組織の量に注目。顎堤の形態は、第二次手術のためにより好ましい状況となった。

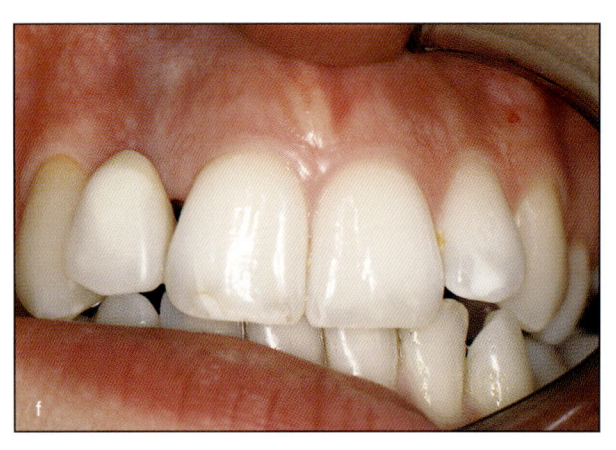

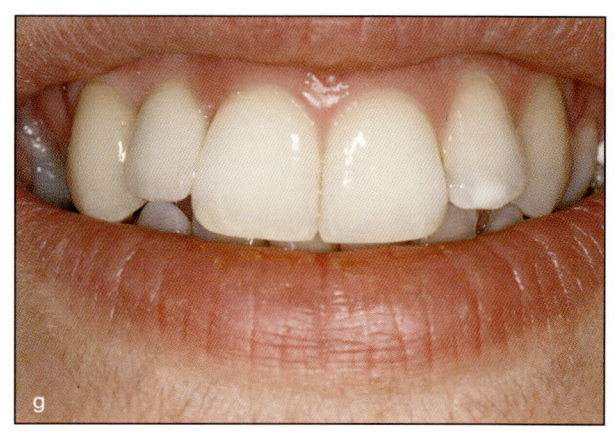

図8-11 (f、g)手術前後の臨床写真。補綴物周辺の軟組織の色、形状、ならびに表面性状に注目。この側切歯はセラダプト・アバットメントを用いて作製した。(h)同じ症例の3年後の状態(補綴担当：Dr Ph. Peruchetti)。

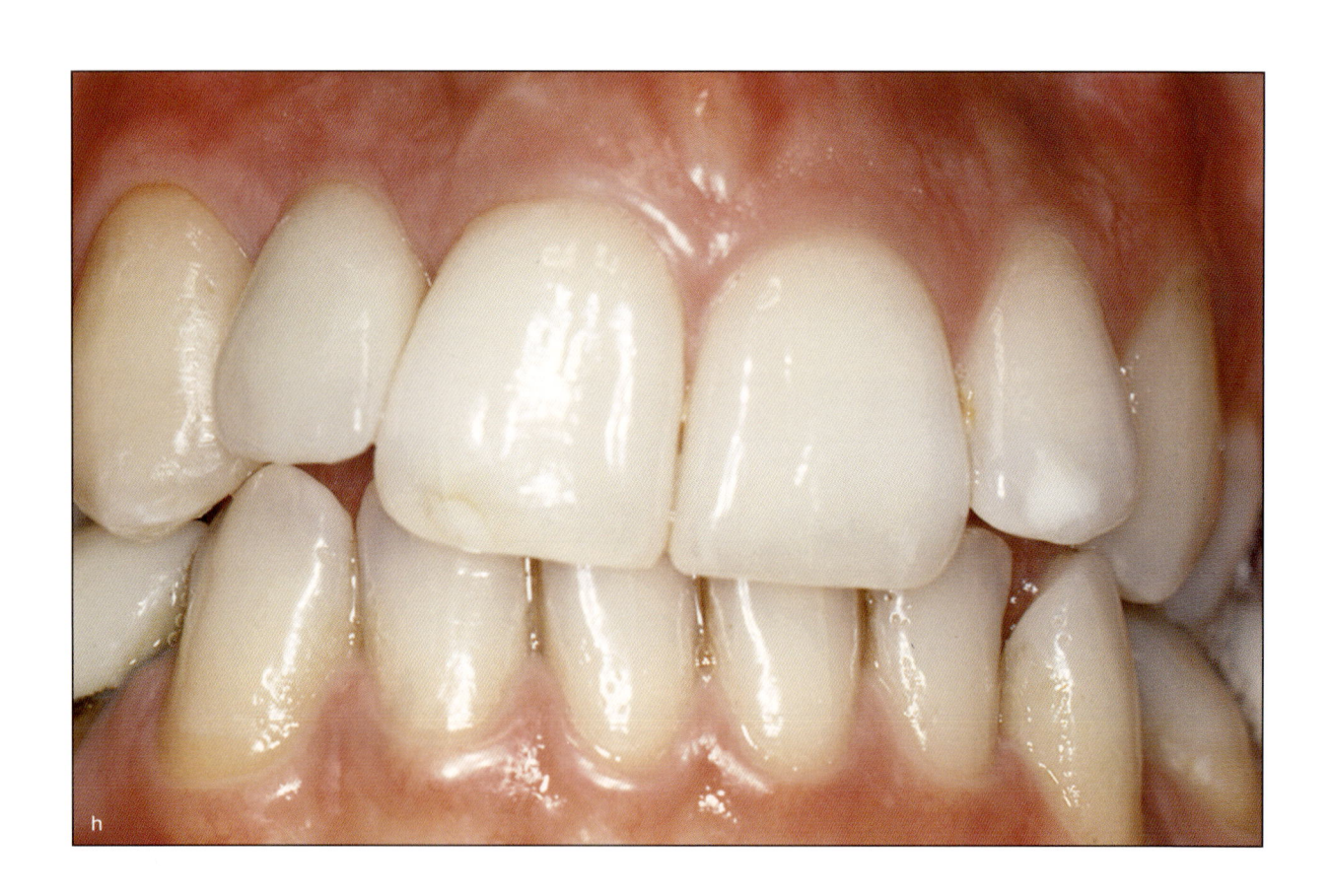

歯間乳頭再生術

アバットメント連結は、これまでティッシュパンチテクニック（図8-12）もしくはフルシックネスフラップ（Adellら 1985）を用いて行われてきた。これらのテクニックは、特別な状況でアバットメント連結を行う場合、たとえば固定式上部構造またはオーバーデンチャーによって下顎無歯顎の治療を行う場合などには、今でも有用である。Kenneyら（1989）は、アバットメント連結に歯槽頂切開とフルシックネスフラップを用いる方法について述べた。この術

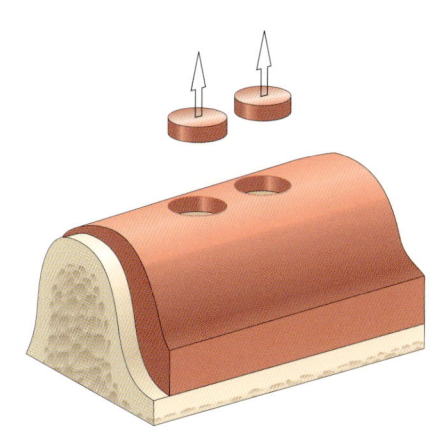

図8-12　インプラント頭部を確認し、パンチングにより、軟組織を除去する。

式を用いた場合、カバースクリューならびに支持骨への到達性は高まるが、フラップを適合させ縫合した後に、アバットメント周囲の粘膜にある程度のテンションが加わる。さらにこの方法を用いると、軟組織の形態が通常とは逆になってしまう（図8-13）。Moyら（1989）は、フラップにスキャロップ状の切り込みを入れることにより、チタン製のアバットメントに対する軟組織の適合性が良好になると報告したが、この方法では軟組織の形態がほとんど直線的となった（図8-14）。また、いくつかの他の方

法についても報告がなされている（たとえばIsraelssonとPlemons 1993、Hertelら 1994）。しかしながら、これらのテクニックのいずれを用いても、インプラント周囲粘膜を乳頭状に形成する結果は得られていない。このため臨床家たちは、「失われたカントゥアを再生する技術は、過去10年間で改善されてきてはいるが、最終治療結果に対する予知性が欠如しているため、多くの症例において、審美的結果を得るために複数の外科手術を行う必要性が生じている。外科手術を追加するたびに、最終治療結果に至るまでの時間と費用が追加され、そして望ましくない合併症の生じるリスクが著しく増加する。さらに、歯冠方向に向けて組織を再生もしくは増大させることは、他の方向に比べると、成功を得ることがより困難である。ところが、通常は、失われた組織をその歯冠方向に修復する必要がある。頻繁に起こるこの問題を解決するために、歯間乳頭の形態を再現するための外科術式を開発する必要がある」と主張してきた（Sullivanら 1994）。

骨を被覆する粘膜の外科的なオーグメンテーションが必要かどうかを判定するために、臨床家はインプラント埋入の前に顎堤粘膜の評価を行うべきだ、とよく言われている。Liljenbergら（1996）は、患者を用いた研究を行い、顎堤ならびにインプラント周囲粘膜の高さについて報告した。彼らの観察結果によると、顎堤粘膜の平均的な高さは2mm弱であり、インプラント周囲粘膜の平均的な高さは3mmであった。この観察結果は、BerglundhとLindhe（1996）のイヌを用いた研究で得られた所見と一致している。この研究の結論は、「インプラント周囲粘膜には最小限の幅（約3mm）が必要であり、粘膜の幅が十分でなければ、軟組織の安定的な付着を得るために、骨吸収が起こる」ということであった。これに対し、Wennströmら（1994）もインプラント周囲の境界組織としての咀嚼粘膜付着部の重要性について考察したが、この臨床的研究からは、「咀嚼粘膜の付着部の欠如によって、デンタルインプラント周囲軟組織の健康維持が阻害される」という概念を

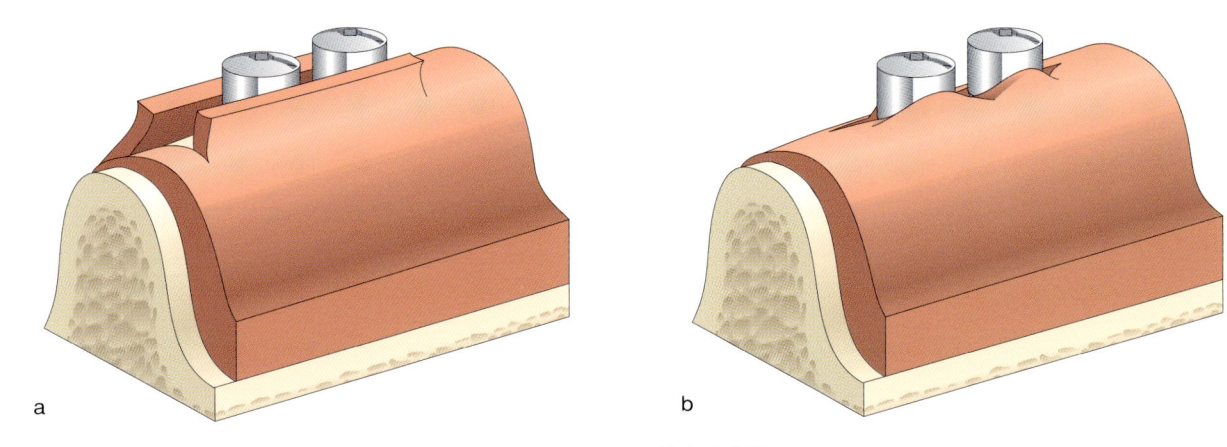

図8-13　(a)フルシックネスフラップを用いるテクニック。(b)最終的治療結果。

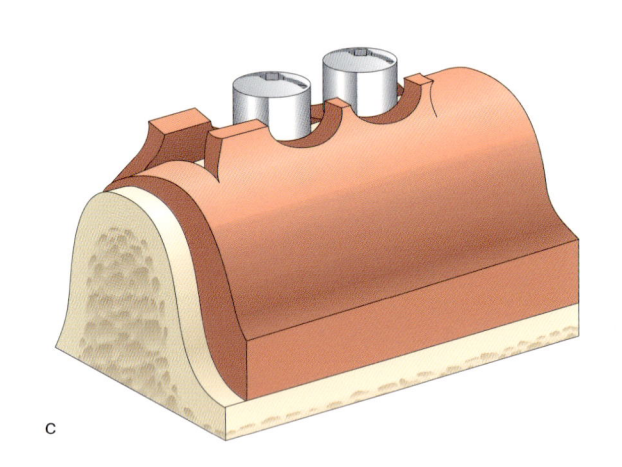

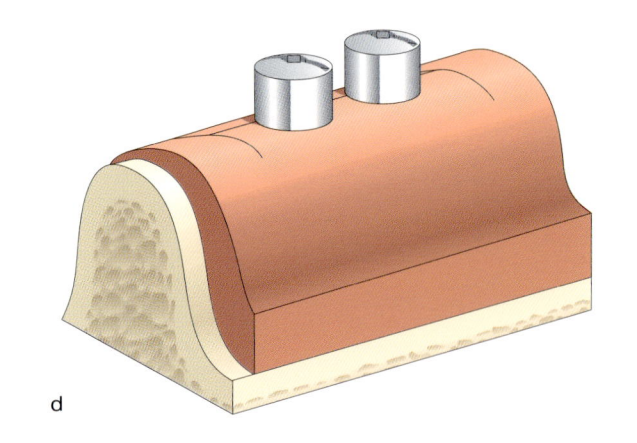

図8-14　(a)スキャロッピングテクニック。(b)最終的治療結果。

支持できなかった。これらの観察結果は、Strubら(1991)がイヌを用いて行った実験的研究で得られた所見と一致している。さらにBengaziら(1996)は、163本のブローネマルクインプラントについて2年間の長期的、前向きの研究を行った。彼らは、観察されたインプラント周囲軟組織縁の経時的な退縮は、主として、「軟組織バリアーの適切な生物学的幅径、すなわち歯槽堤上軟組織の頬舌的な厚みに対する上皮-結合組織付着の必要な幅径を確立するために」、軟組織の再構築が生じることの結果である、と報告した。

第二次手術

第二次手術には、2つの目標がある。(1)インプラントに粘膜を貫通させる、ならびに(2)軟組織に良好な解剖学的形態を付与し、その結果、健康な歯肉の形態に匹敵するインプラント周囲粘膜のカントゥアが得られるようにする(図8-15)。これらの目標を達成するためには、生物学的原則にのっとった外科手技を用いる必要がある。すなわち、関与す

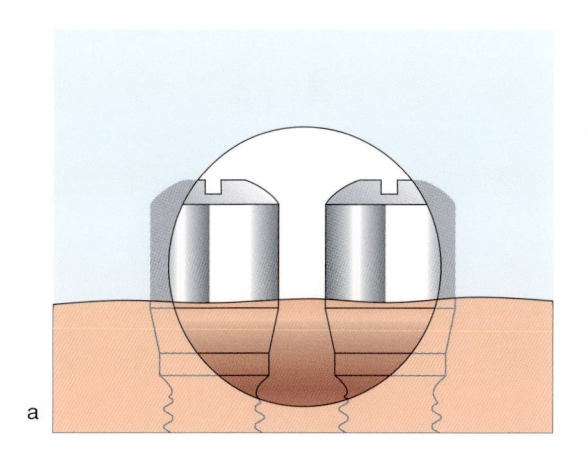

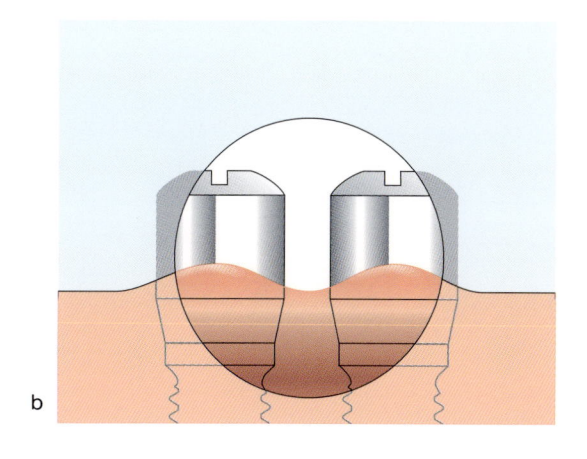

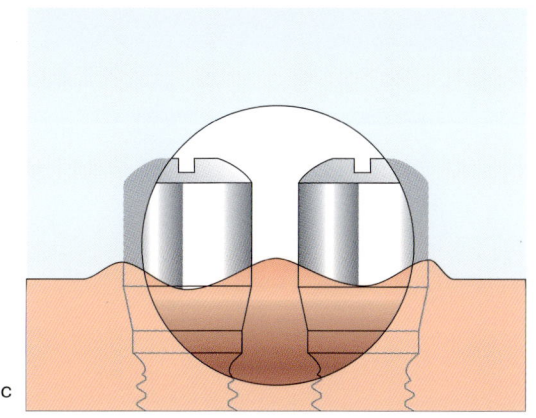

図8-15 さまざまな方法で第二次手術を行った後の最終的治療結果。(a)パンチアンドスキャロッピング・テクニック。(b)フルシックネスフラップ・テクニック。(c)歯間乳頭再生術。

る硬組織ならびに軟組織への血液供給を維持し、適正な軟組織バリアーを形成させる必要がある。たとえば、歯間乳頭を形成するときには、インプラントに隣接する軟組織を適切に取り扱うことにより、インプラント周囲組織の適正な治癒が得られる。その結果、天然歯周囲の解剖学的形態に類似した軟組織の形態が得られる。

第二次手術後に歯間乳頭状の形成を行い、軟組織を最適な審美性をもって治癒させるための外科的手法が開発された(Palacci 1992, 1996、Andreasenら1994)。このテクニックでは、歯槽頂の付着粘膜を頬側方向に押し上げ、その結果、インプラントの頬側の組織量を増大させる。この増大した組織片は、連結したアバットメントによって、その位置を固定する。頬側に存在する余剰の軟組織は、切開することにより有茎弁として回転させることができるため、これによって、欠損歯を修復するインプラント間のスペースを満たすことになる。インプラントが適切に位置づけされていることが前提となるが、このテクニックを用いることにより、インプラント支持の補綴物に隣接する軟組織の形態が調和のとれたものとなる。その結果、審美性、発音ならびに口腔衛生の点において、より優れた治療結果を得ることができる。

歯間乳頭再生術は、以下のようにして行う。

歯間乳頭再生術（図8-16〜8-32を参照）

1. 被覆粘膜を通して、カバースクリューの位置を確認する。
2. カバースクリューの口蓋側-舌側に切開を入れ、その後、頬側に垂直減張切開を施すが、このときにはフラップへの血液供給が良好となるように、遠心方向に切開を行う。また、隣在歯を取り巻く歯肉を保存することが重要である。
3. 頬側方向に、フルシックネスのフラップを翻転する。
4. カバースクリューを除去する。
5. 適切なアバットメントを選択し、インプラントに連結する。
6. それぞれのアバットメントに向けて、頬側のフラップに半月状傾斜切開を入れる。もっとも近心に位置するインプラントの遠心面から開始する。
7. 有茎弁を動かし、口蓋側に向けて90度回転させ、インプラント間のスペースを埋める。
8. 有茎弁にまったくテンションが加わらないようにして、軟組織を縫合する。

図8-16〜32　歯間乳頭再生術のステップ・バイ・ステップの図解。

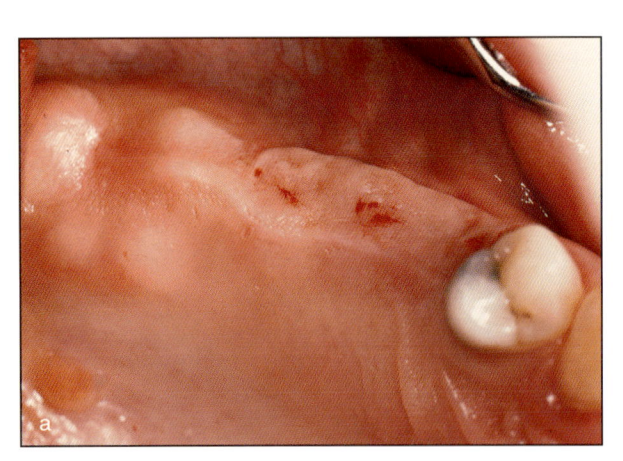

図8-16　(a)第一小臼歯よりも遠心に存在する上顎右側の欠損領域。インプラントはすでに埋入されているが、アバットメント連結はまだ行われていない。

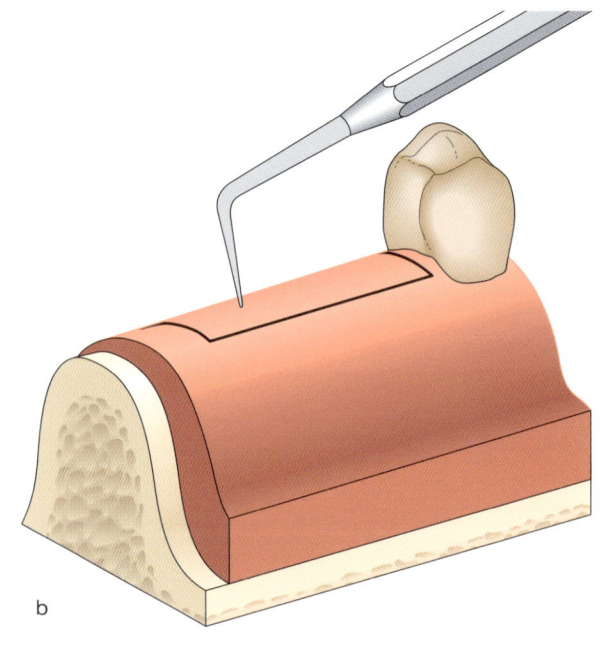

図8-16　(b)プローブの先端を用いて、カバースクリューを確認するテクニック。カバースクリューの口蓋側に水平切開を行い、続いて頬側方向に垂直減張切開を施す。臨床状況ならびに最終的な治療目的にしたがい、第一小臼歯の遠心側の歯肉は保存する必要がある。

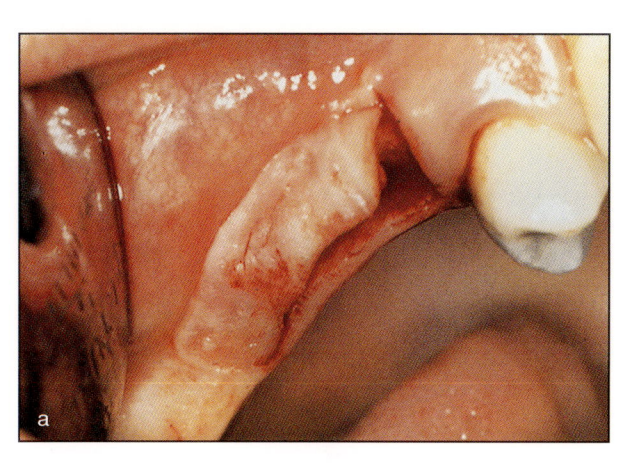

図8-17　(a)切開を加えた後の状況。(b)フラップ翻転の開始。

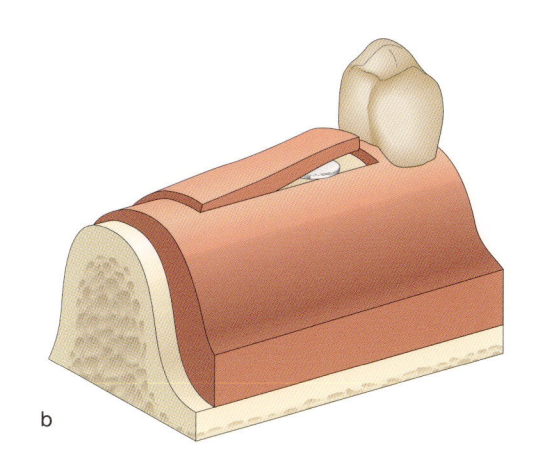

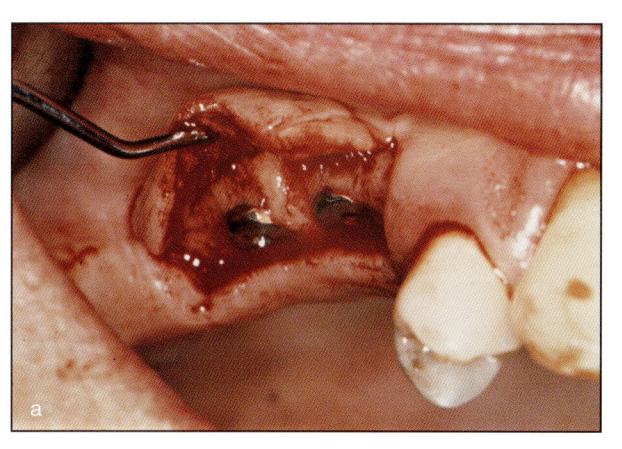

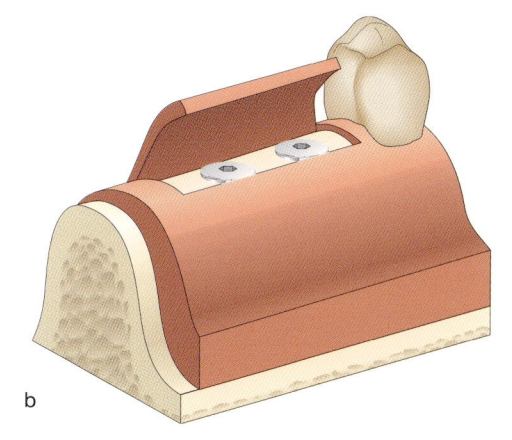

図8-18　(a、b)フルシックネスフラップを翻転して、カバースクリューが露出した状態。

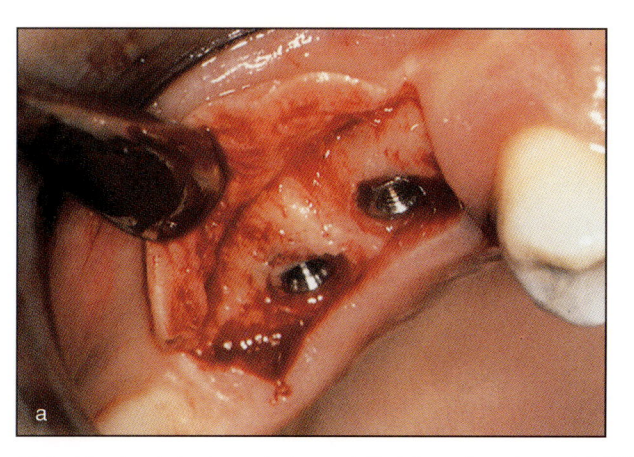

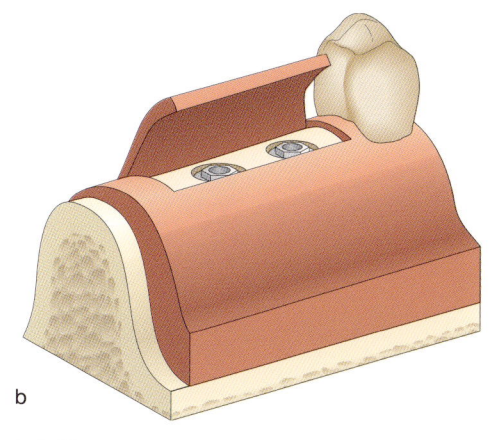

図8-19　(a、b)カバースクリューを除去し、インプラント頭部が露出した状態。

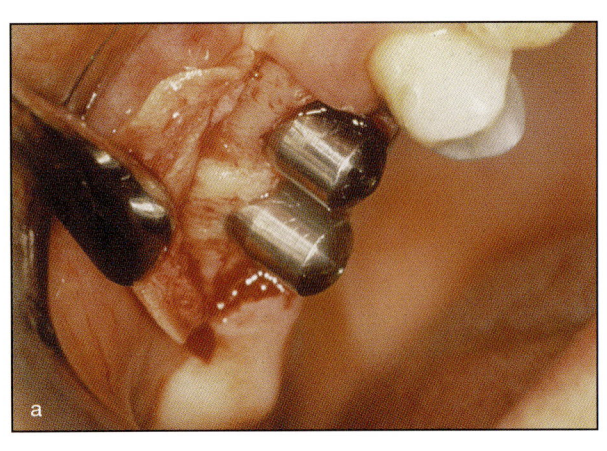

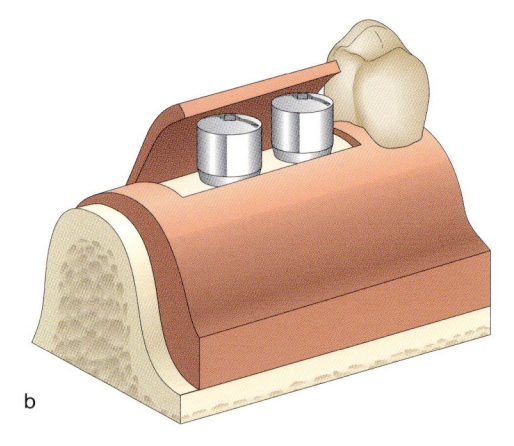

図8-20　(a、b)ヒーリングアバットメントを選択し、インプラントに連結した。

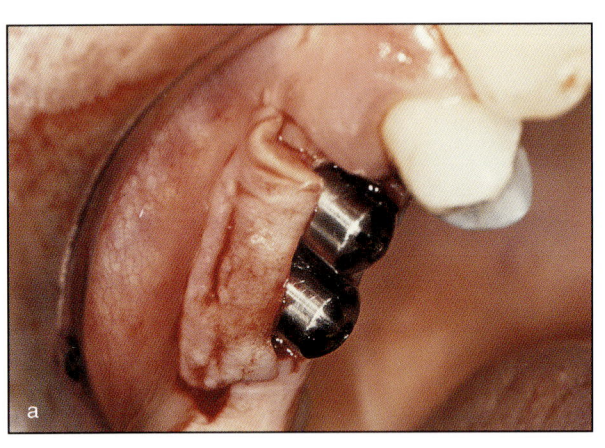

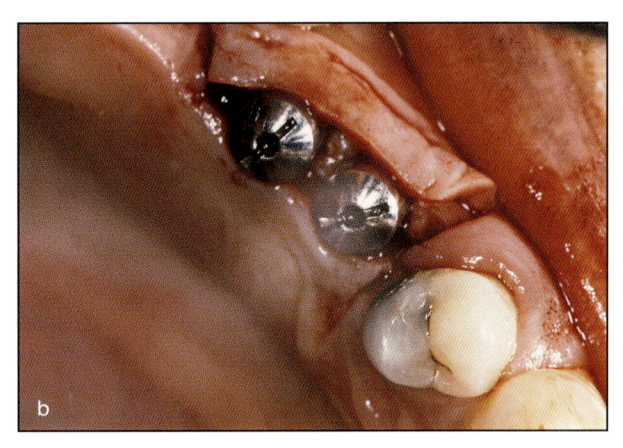

図8-21　(a、b)フラップを支持するために十分な長さのヒーリングアバットメントを選択する。インプラントの頬側面では、大量の軟組織の存在が、はっきりとわかる。

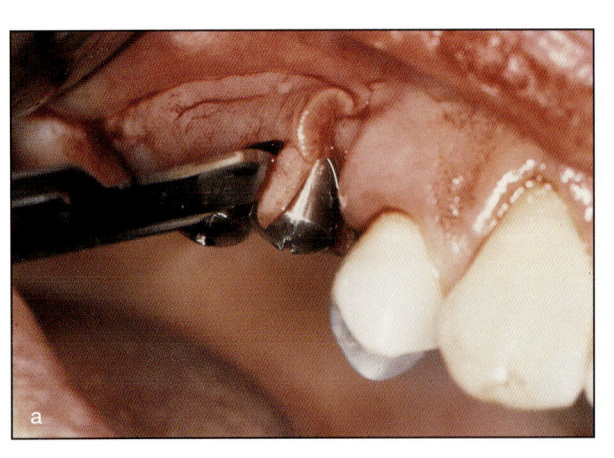

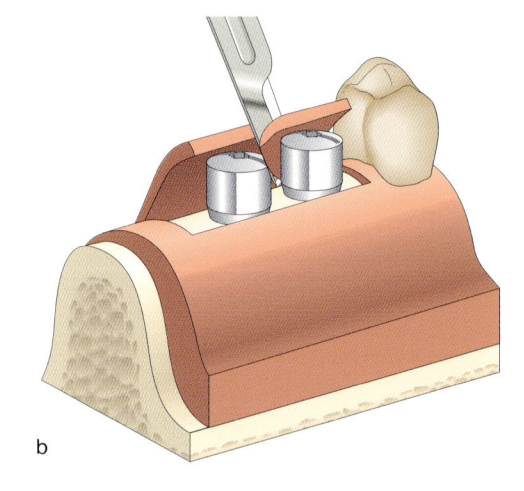

図8-22　(a、b)それぞれのインプラントに対し、フラップ内に半月状傾斜切開を施す。もっとも近心に位置するインプラントの遠心面に、最初の切開を加える。

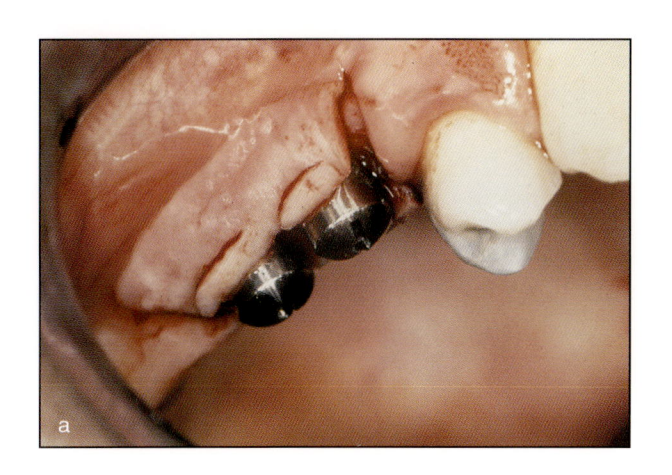

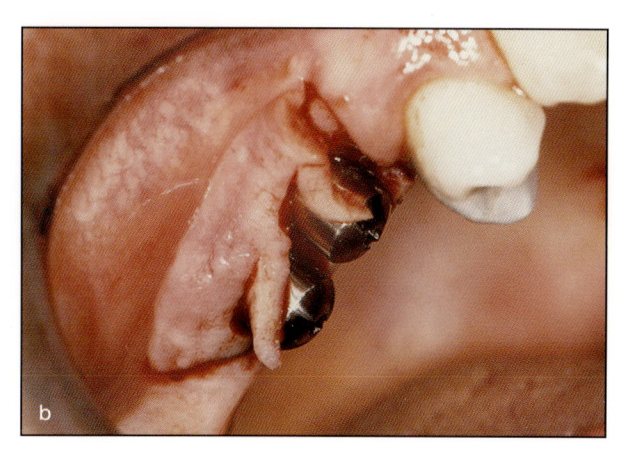

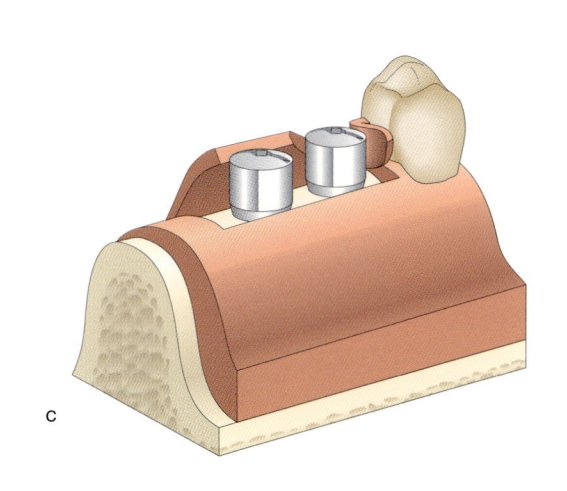

図8-23 (a〜c)切開によって形成した有茎弁を、アバットメントの近心側に向かって90度回転させる。半月状傾斜切開は十分広範囲に施し、まったくテンションが加わらない状態で有茎弁を回転させ、隣接領域に位置づける。症例によっては、半月状傾斜切開の形態と傾斜のつけ方を変える。また、軟組織を垂直方向または水平方向のどちらに増大させる必要があるかによって、有茎弁の厚みを変化させる。

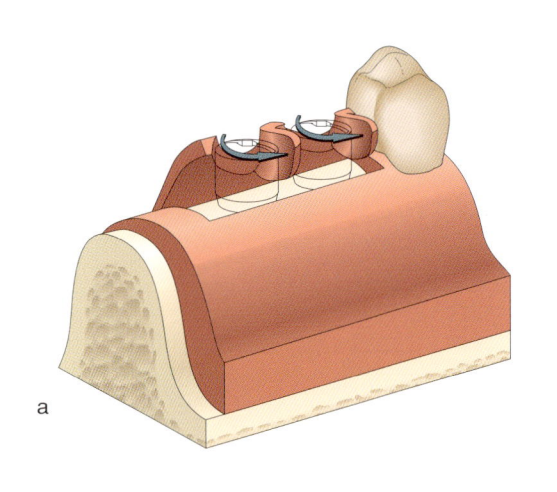

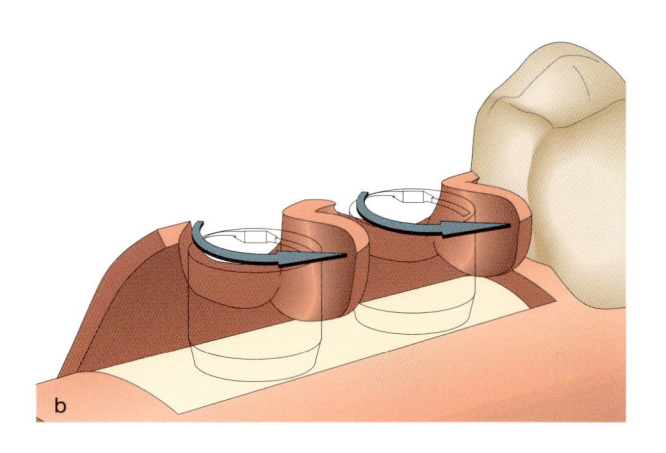

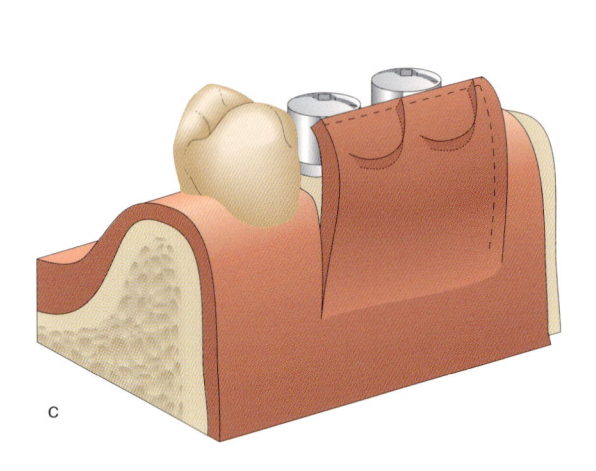

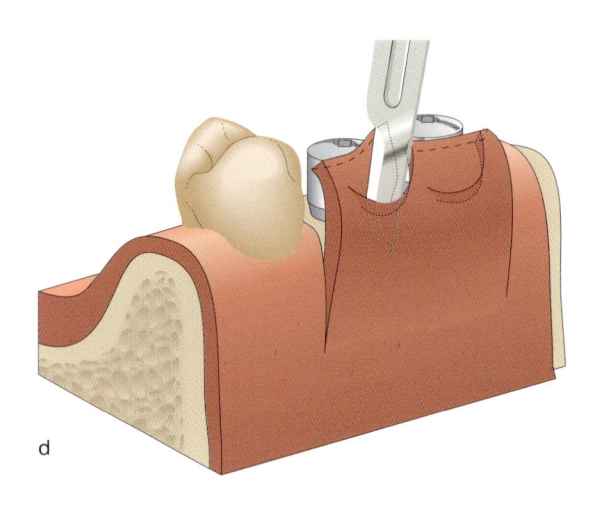

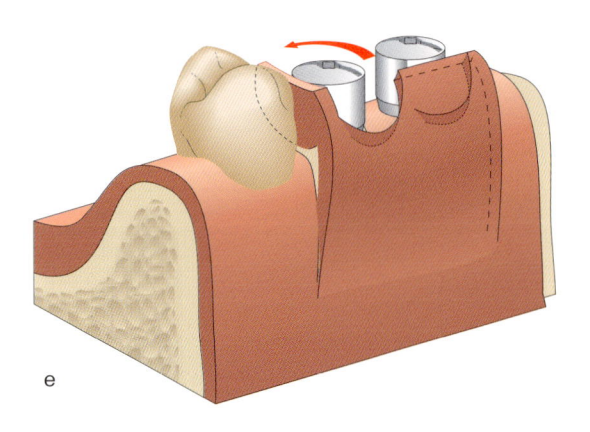

図8-24 (a、b)それぞれのインプラントに対し、半月状傾斜切開と有茎弁の回転を繰り返し行う。(c〜e)有茎弁、半月状傾斜切開ならびに90度回転させた有茎弁の頬側面観。アバットメントならびに将来の歯冠修復物周辺の粘膜に、調和のとれたカントゥアを与えている。

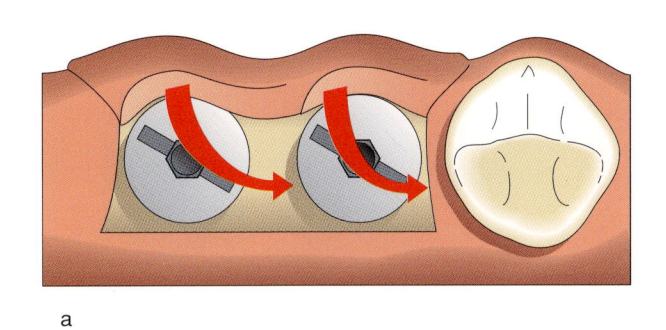

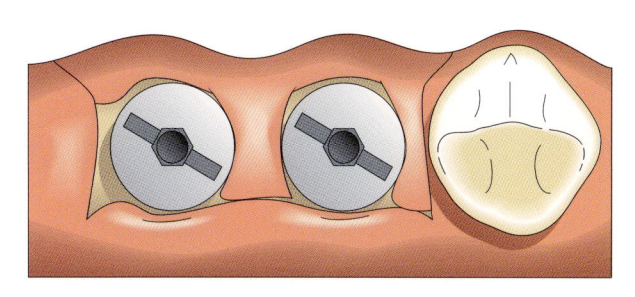

図8-25　(a、b)有茎弁の回転。咬合面観。

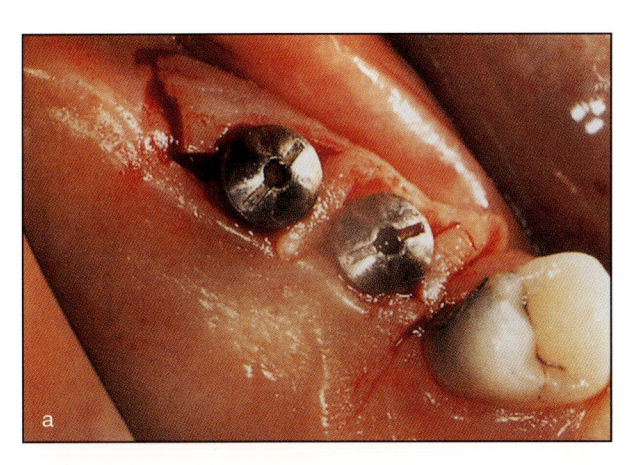

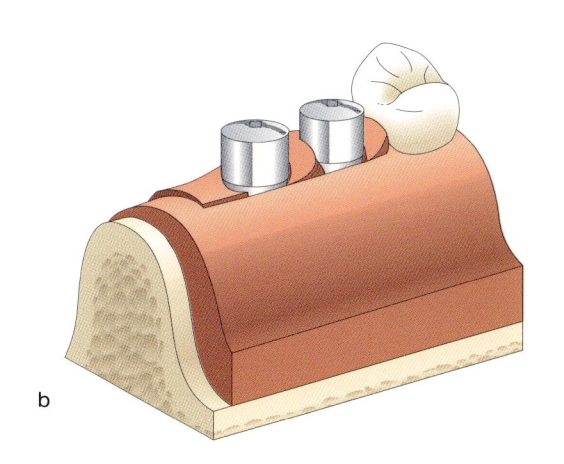

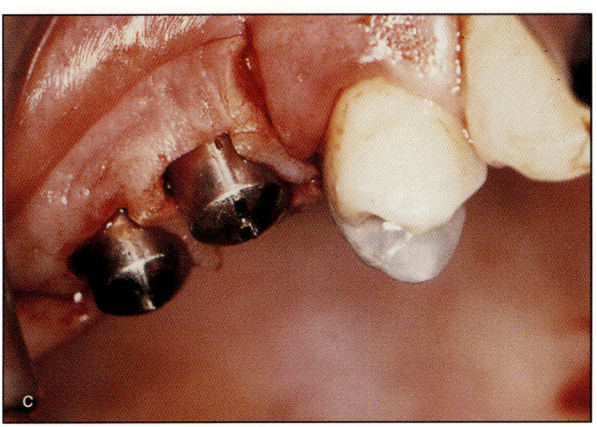

図8-26　(a～c)回転した有茎弁によって隣接面領域が満たされ、その結果、軟組織の高さが増加する。この部分の軟組織は、乳頭状の形態をとることになる。

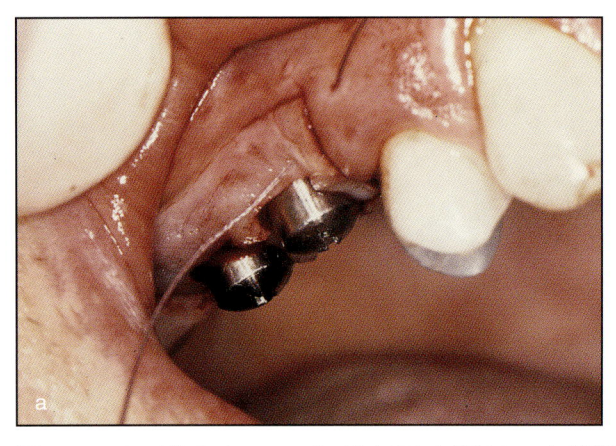

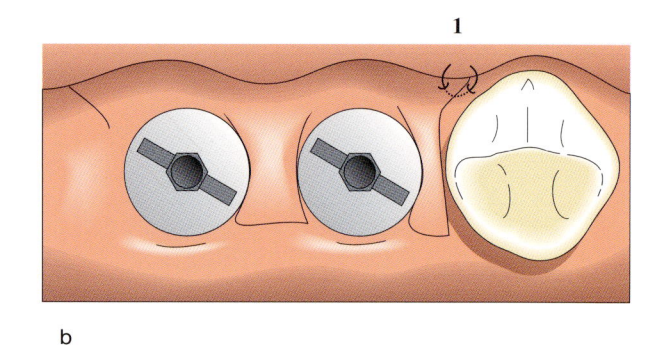

図8-27 (a、b)縫合はフラップの近心側から開始し、まず減張切開の部分に一糸、縫合を行う(ステップ1)。

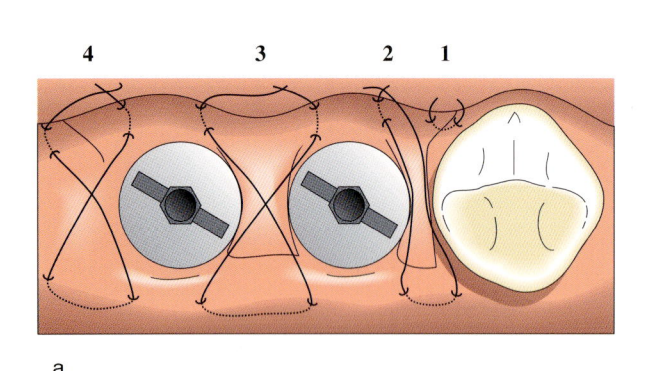

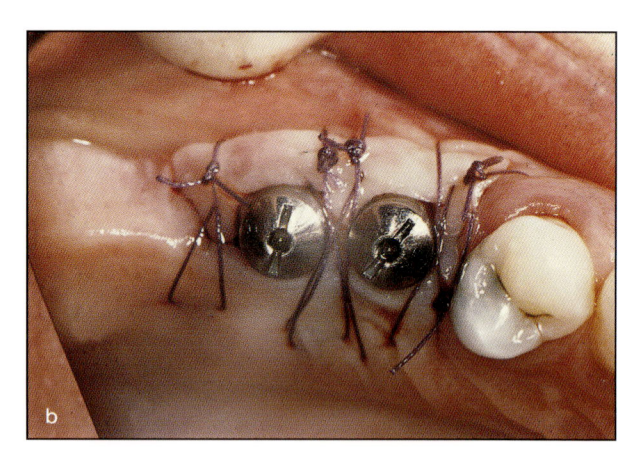

図8-28 (a)減張切開を加えた部位の頬側に最初の縫合を行い、続いて頬側から始まり、口蓋側に至り、そして頬側に戻るマットレス縫合を行う(ステップ2、3ならびに4)。このようなデザインで縫合を行うことにより、有茎弁が隣接面領域に固定され、この組織片を支持骨に適合させることができる。(b、c)さらに、この縫合法を用いることで、有茎弁が崩壊するというリスクが最小となる。

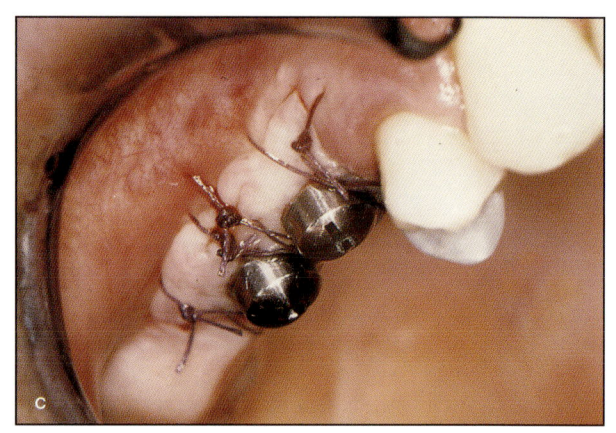

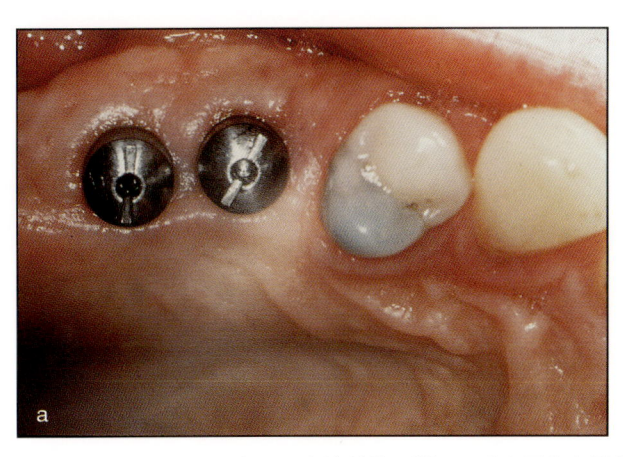

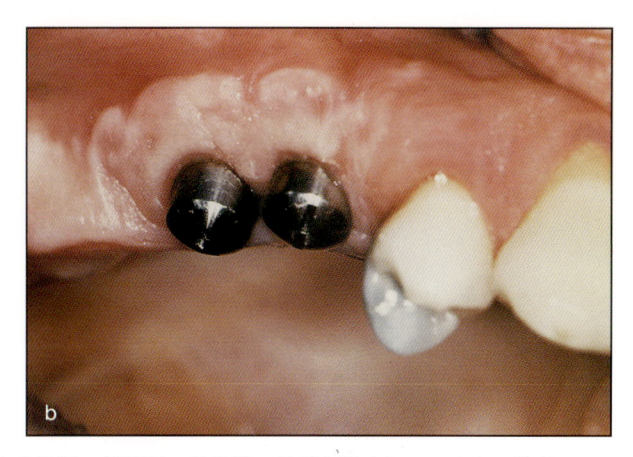

図8-29　(a、b)アバットメント連結後6週での咬合面から見た治癒状態。頰側面の軟組織の体積が増大している点に注目。

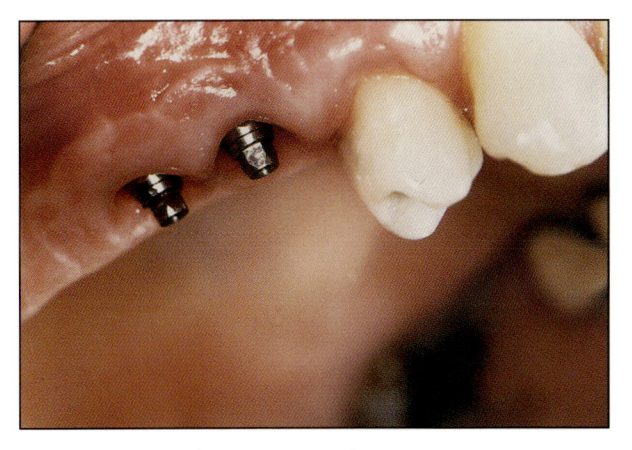

図8-30　第二次手術の2〜6週後に、ヒーリングアバットメントを最終的なアバットメント(エスティコーン)に交換する。治療がこの段階に達すると、軟組織の外科的なマネージメントにより、あきらかに天然歯肉の形態に調和するインプラント周囲軟組織のカントゥアが形成されていることがわかる。

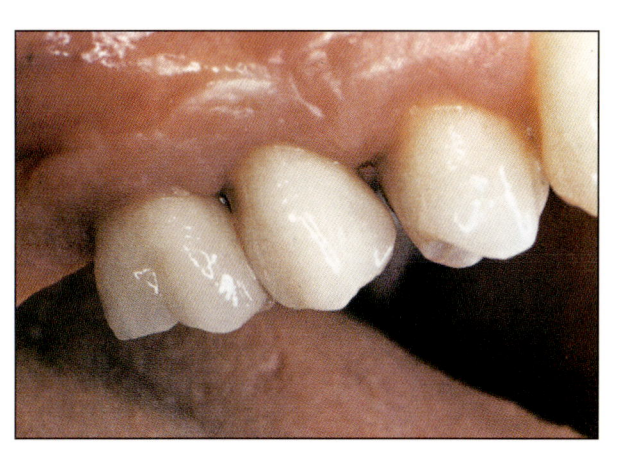

図8-31　装着した補綴物。

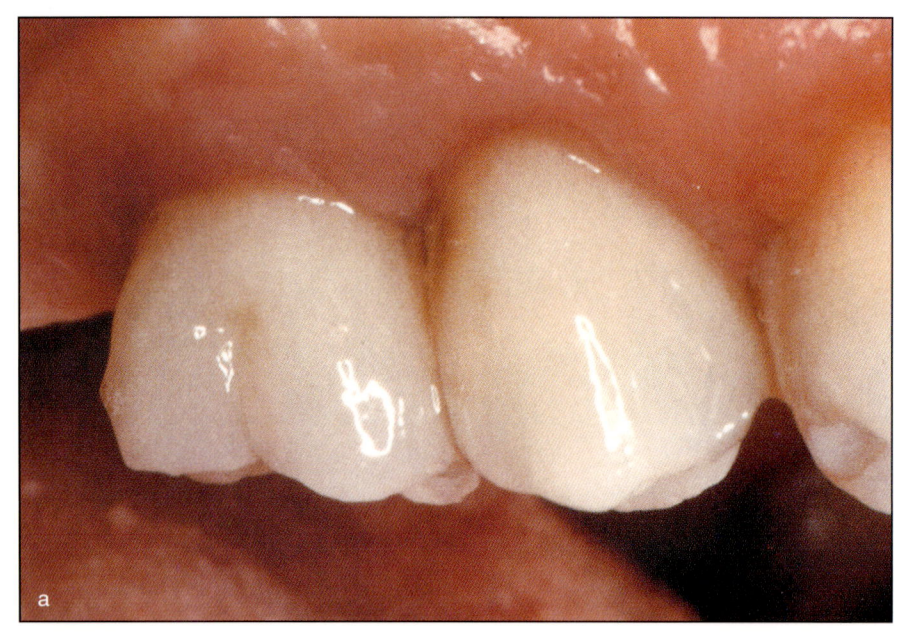

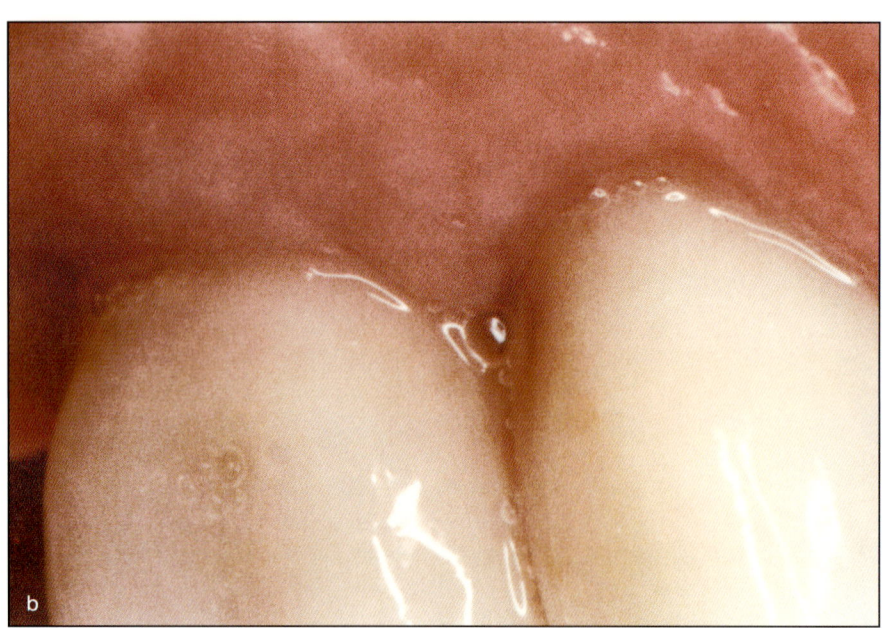

図8-32 (a、b)固定式補綴物を装着して2年後のインプラント周囲軟組織の状態と形態。

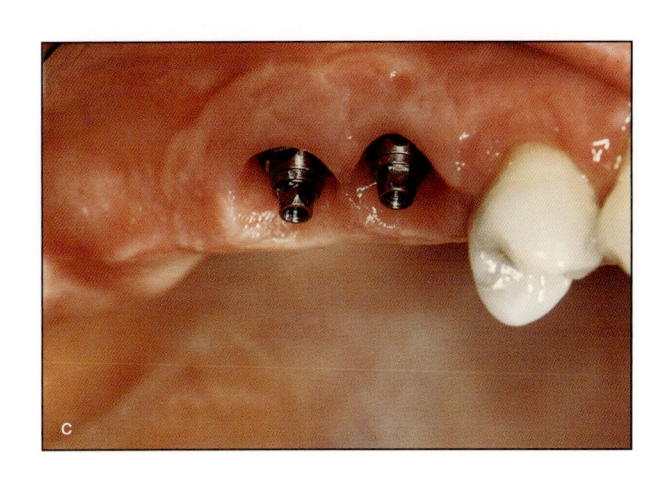

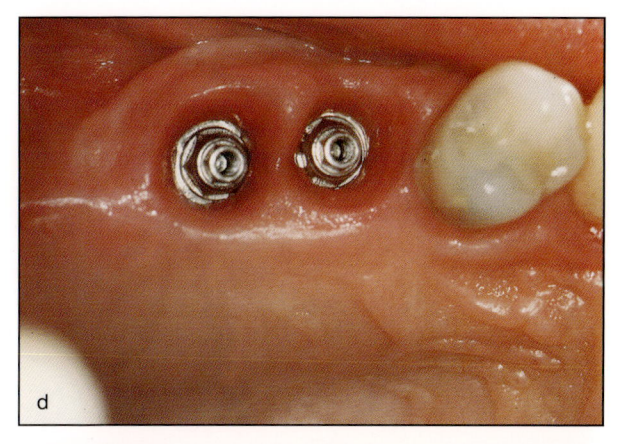

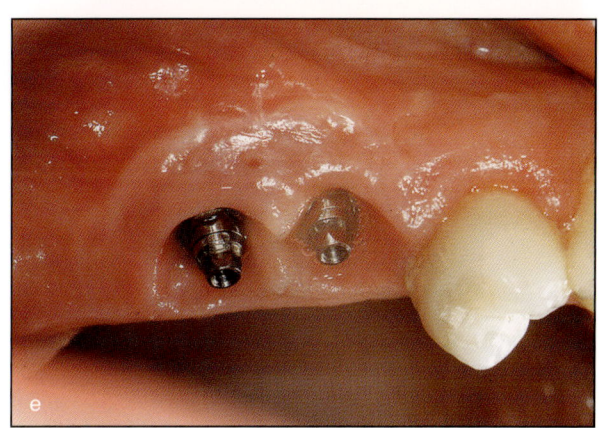

図8-32 固定式補綴物装着後4年(c)、ならびに7年(d、e)経過後の状態。軟組織の健康状態と形態を検査するために、ブリッジを除去した。

外科術式の注意事項

前述した第二次手術の外科術式は、いくつかの要素によって変わってくる。その要素として、歯が欠損している範囲、インプラント間のスペース、アバットメントの形態、軟組織を押し上げることによって起こる歯槽堤頬側部の増大、ならびに有茎弁の変位などがあげられる。

この術式は、一見簡単そうに見えるが、実際には非常に技量の問われるテクニックであるので、臨床家は以下のことを念頭に置いておく必要がある。

1. 血管系への最小限の侵襲も含め、できる限り外傷を回避する方法で軟組織を取り扱うべきである。
2. 可動性のフラップに傾斜切開を施すときには、細心の注意を必要とするため、患者のニーズ(厚み、高さ、もしくは両方)によって変化させるべきである。
3. 回転させた有茎弁は、まったくテンションの加わっていない状態で、その位置に留めておかなければならない。
4. 有茎弁が支持骨ならびにアバットメントに対して、緊密に適合させることができるような縫合を行う。

単独歯欠損修復

単独歯欠損修復では、歯間乳頭再生術の変法を用いる。近心ならびに遠心の歯間乳頭を再生させる必要があること、軟組織の量が不足していること、ならびにフラップにテンションを与える可能性があることなどから、最初の切開は通常よりも口蓋側に施し、使用可能な軟組織の量を増加させるとともに、失敗のリスクを減少させる。さらに、粘膜骨膜弁の根尖側部分において、減張切開をより近心ならびに遠心に施すことにより、厚くて広いフラップを翻転させ、これによって、2つの有茎弁が形成できる(図8-33)。近心に向けて90度回転させた有茎弁から、近心の歯間乳頭を形成し、遠心に向けて回転した有茎弁によって遠心の歯間乳頭を形成する(図8-34〜8-36)。近心ならびに遠心の歯間乳頭は、図8-37に示す術式によって形成することもできる。上顎前歯部においてはインプラントと隣在歯間のスペースが少ないが、この術式を用いることにより、頬側ならびに歯冠側に向けて適切な量の軟組織を得ることができる。標準的な歯間乳頭再生術の場合と同様に、この場合にも水平マットレス縫合を用いて、テンションが加わらない状態で、フラップを最適な位置に固定することができる(図8-38)。

図8-39から8-44は、歯間乳頭再生術を用いて、良好な結果を得られたことを示す症例である。

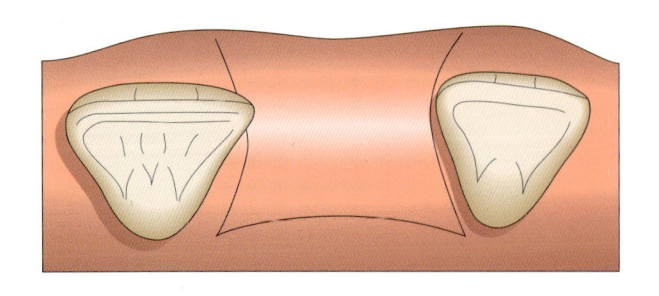

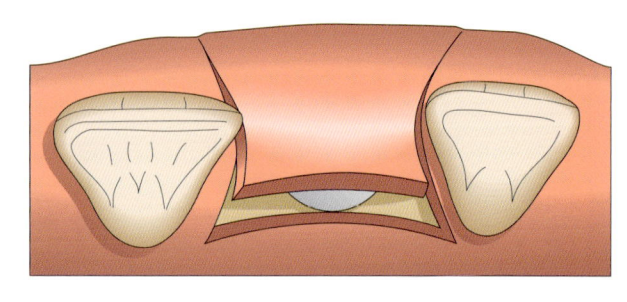

a　　　　　　　　　　　　　　　　　　　b

図8-33 (a、b)単独歯欠損症例の治療では、一般的に最小限の軟組織しか用いることができないこと、さらにテンション、虚血ならびに失敗などのリスクが大きいことに留意しなければならない。基本的なテクニックと考え方は同じであるが、頬側により多くの組織を得るために、水平切開をより口蓋側寄りに施す。もしも近心ならびに遠心の歯間乳頭が存在(クラスⅠあるいはクラスⅡ)するならば、これらは保存すべきである。一方、もし近心と遠心の歯間乳頭を増大させる必要があれば(クラスⅢ)、そのようにフラップをデザインするべきである。

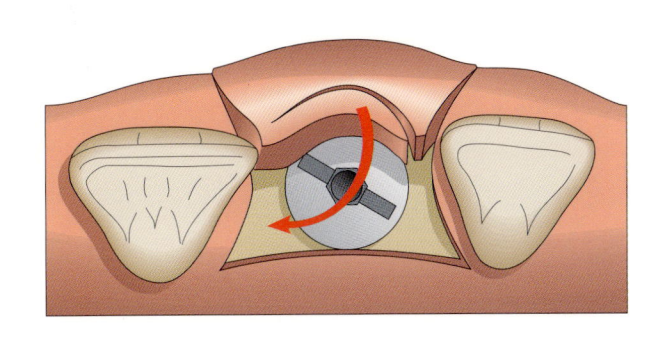

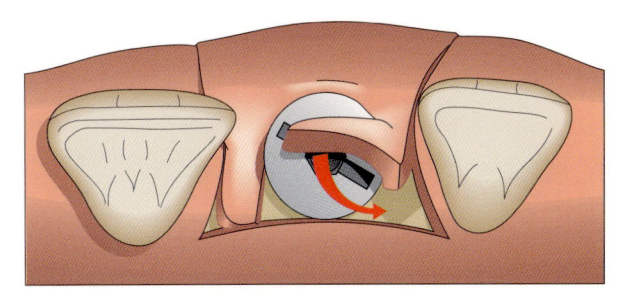

図8-34 遠心から近心に施した半月状傾斜切開、ならびに有茎弁の90度の回転を示すシェーマ。

図8-35 最初の有茎弁の位置づけが終わったら、近心から遠心にかけて、2つ目の半月状傾斜切開を施す。次にこの有茎弁を90度回転させ、アバットメントと遠心の隣在歯の間のスペースを満たす。

図8-36 アバットメントの近心側ならびに遠心側の2つの有茎弁を移動させて、歯間乳頭を新たに形成する。咬合面観。

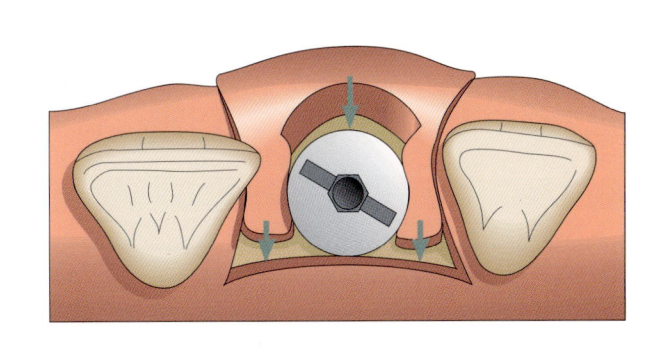

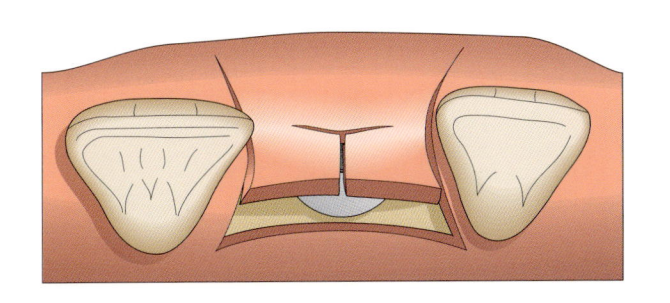

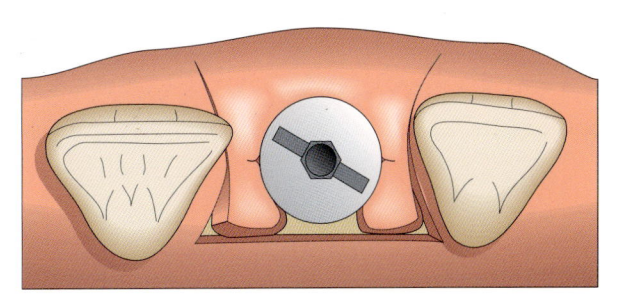

図8-37と8-38 状況によってはT型の切開を行い、両側のフラップを側方に移動させ、図8-38に示すように、アバットメントと隣在歯の間のスペースを満たすことができる。

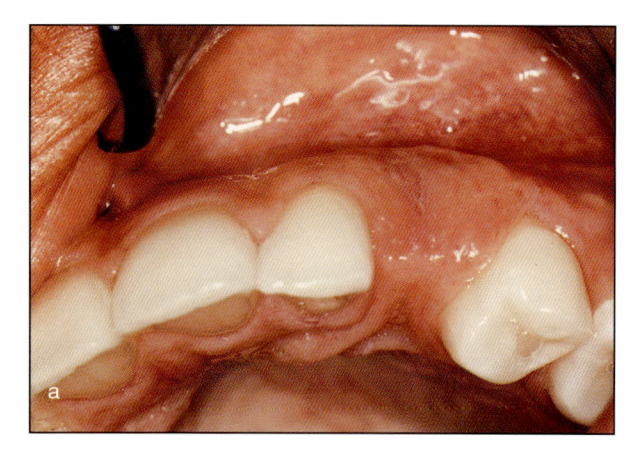

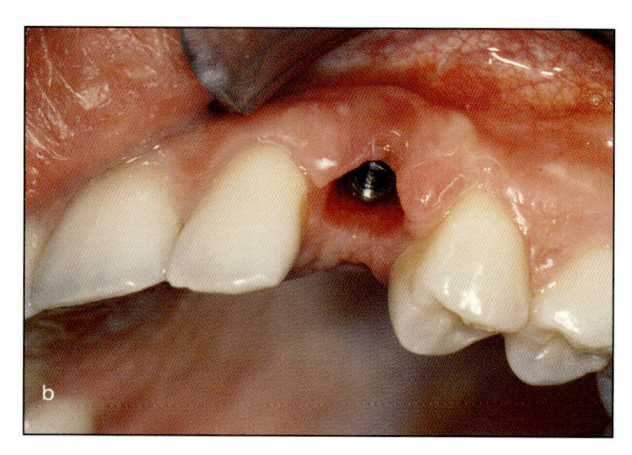

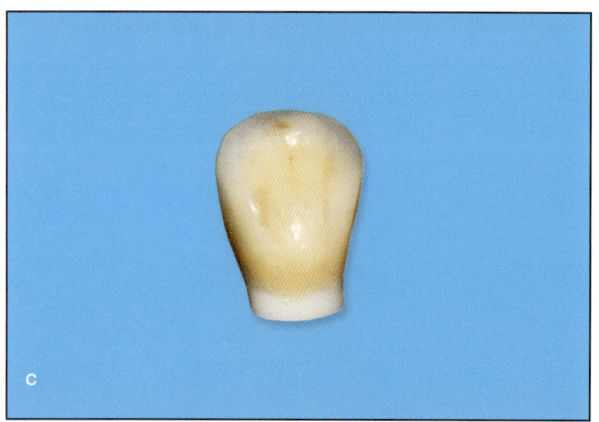

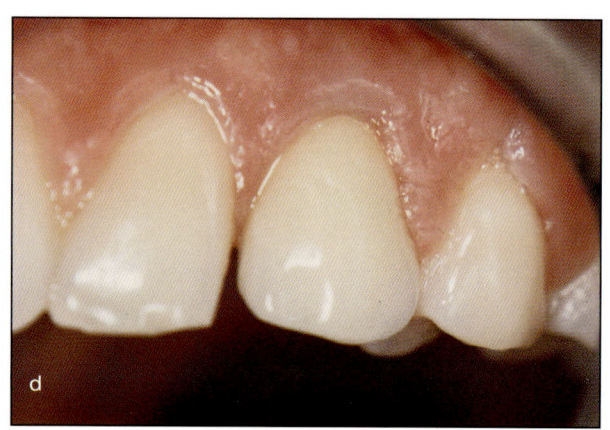

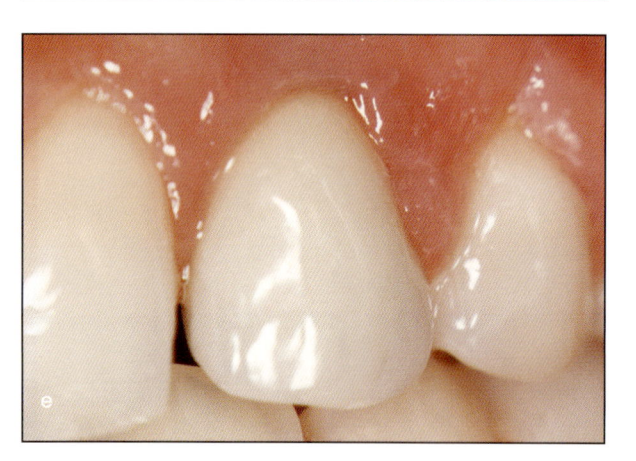

図8-39 （a、b）欠損している上顎左側犬歯を補綴するために、インプラントを埋入した。(c)セラワンアバットメントとセラミッククラウンを用いて作製したインプラント支持の単独歯欠損修復物。(d)修復物を装着してから3年後の臨床写真。歯間乳頭再生術を用いて、調和のとれた軟組織形態をつくった。(e) 6年後の臨床写真。クラウン周辺の調和のとれたカントゥアならびにデンタルフロスを乱暴に用いたために生じた第一小臼歯頬側のクレフトに注目。

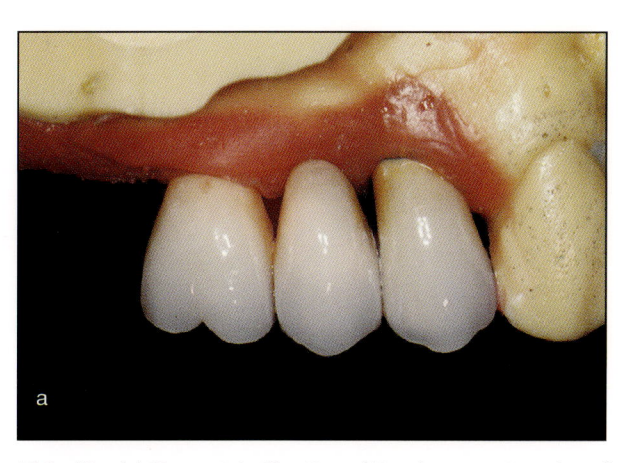

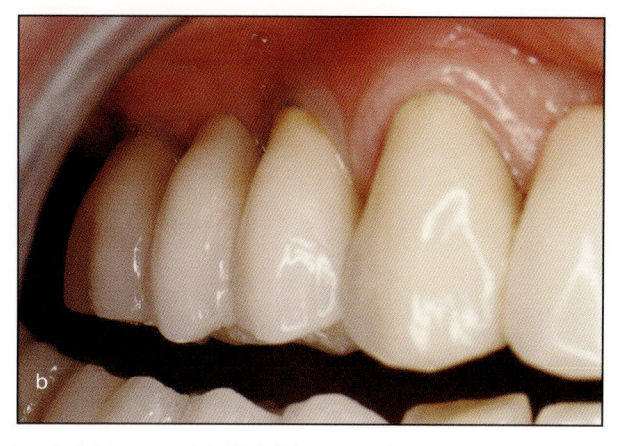

図8-40 (a)13mmのレギュラープラットフォーム・インプラント2本を用いて3歯欠損を補綴した臨床症例。インプラントを適切に位置づけることにより、歯科技工士が生理学的なエンブレージャーをもつブリッジを作製しやすくなる。(b)装着時の臨床写真。第一小臼歯と犬歯の間に形成された歯間乳頭、ならびにアバットメント周囲軟組織のカントゥアに注目。(c)10年経過後の臨床写真。組織は安定し、健全である。患者は、補綴物周辺の軟組織を適切に維持することができる。

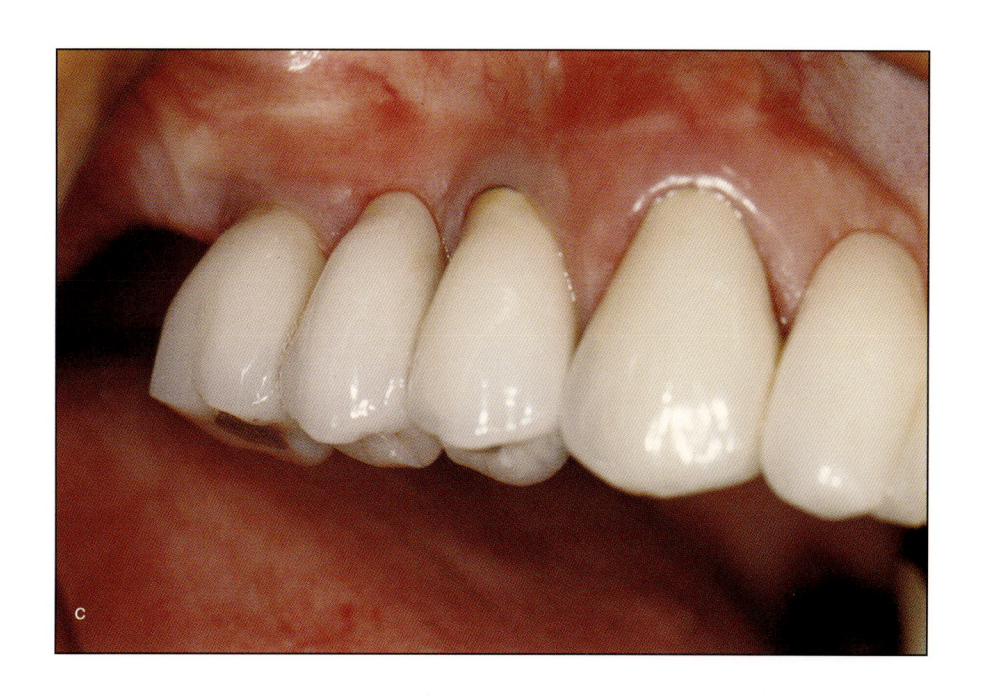

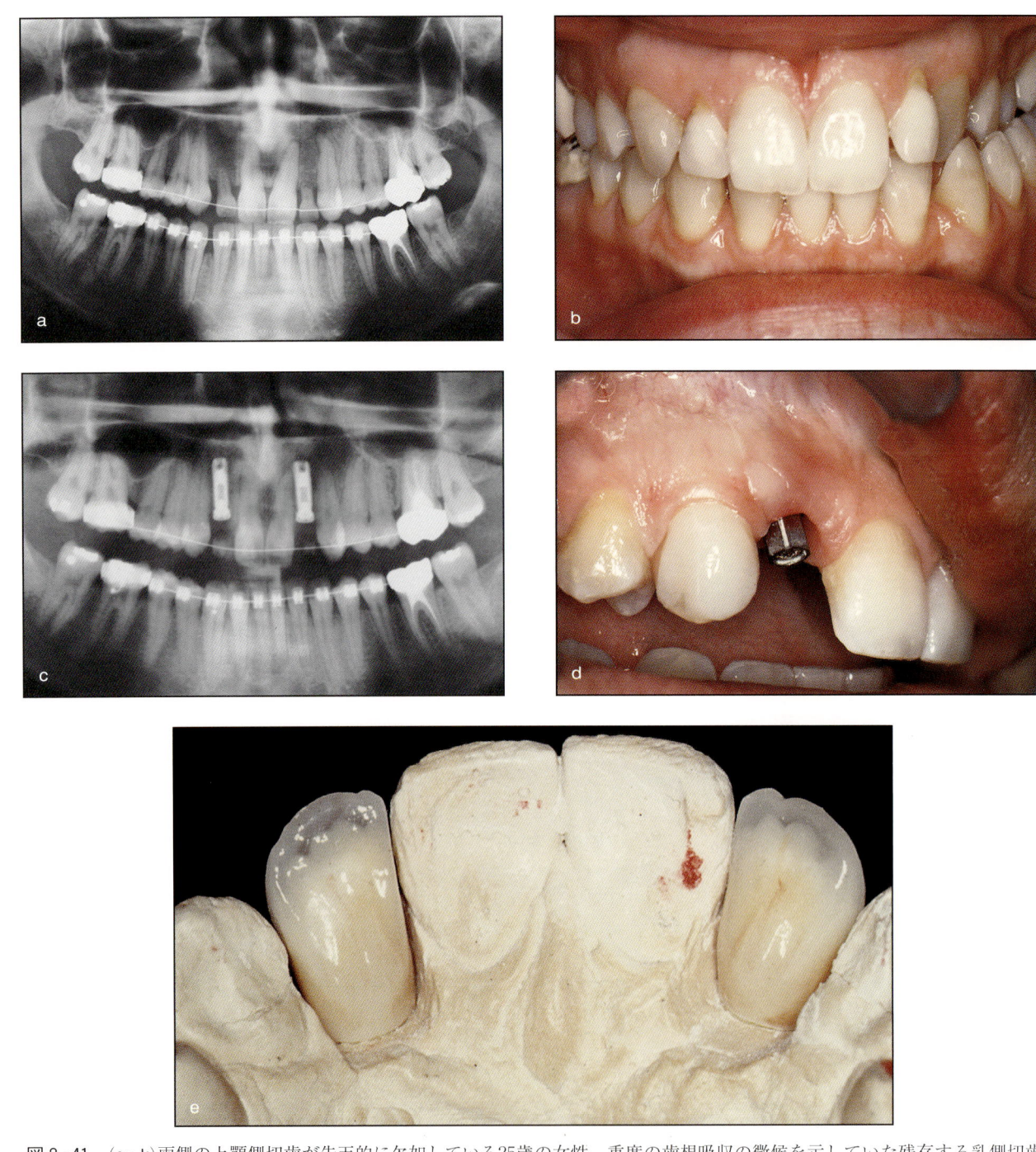

図8-41 (a〜k)両側の上顎側切歯が先天的に欠如している25歳の女性。重度の歯根吸収の徴候を示していた残存する乳側切歯を抜去して、インプラント支持の単独歯欠損修復を行った。治癒期間終了後、フィクスチャーにセラワンアバットメントを連結し、セラミッククラウンを作製、装着した。

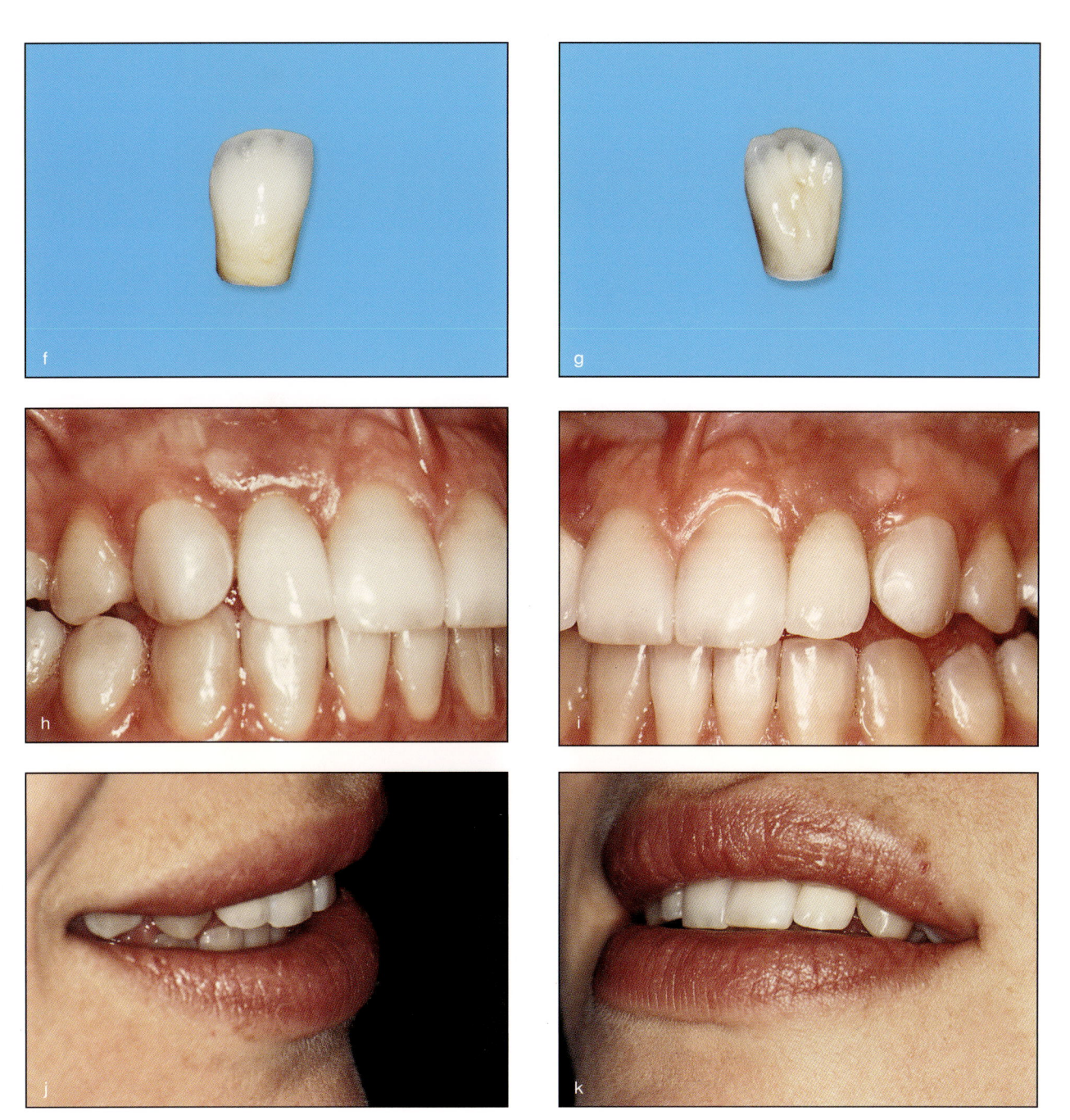

歯間乳頭再生術

187

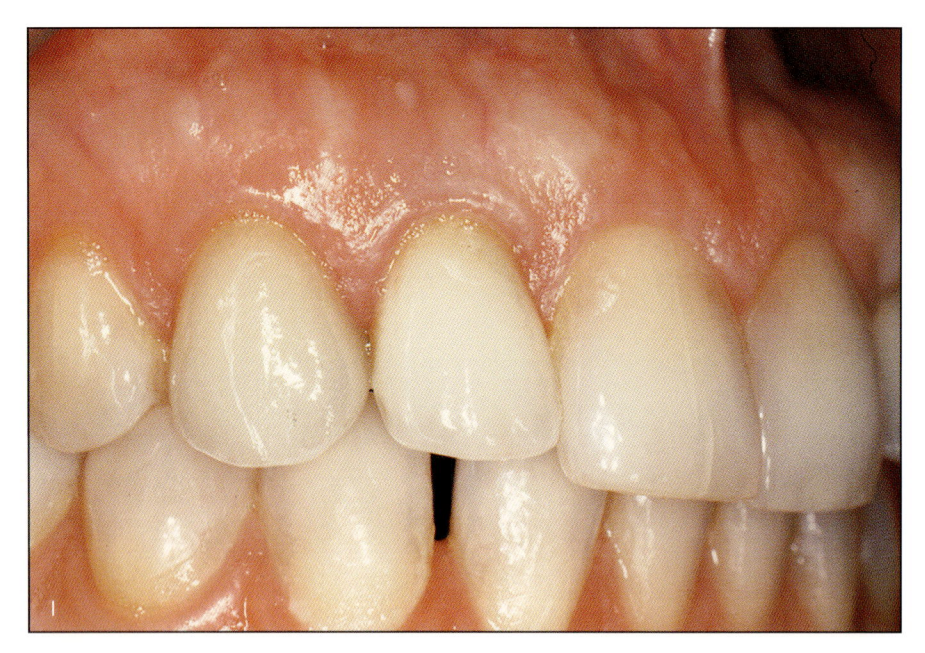

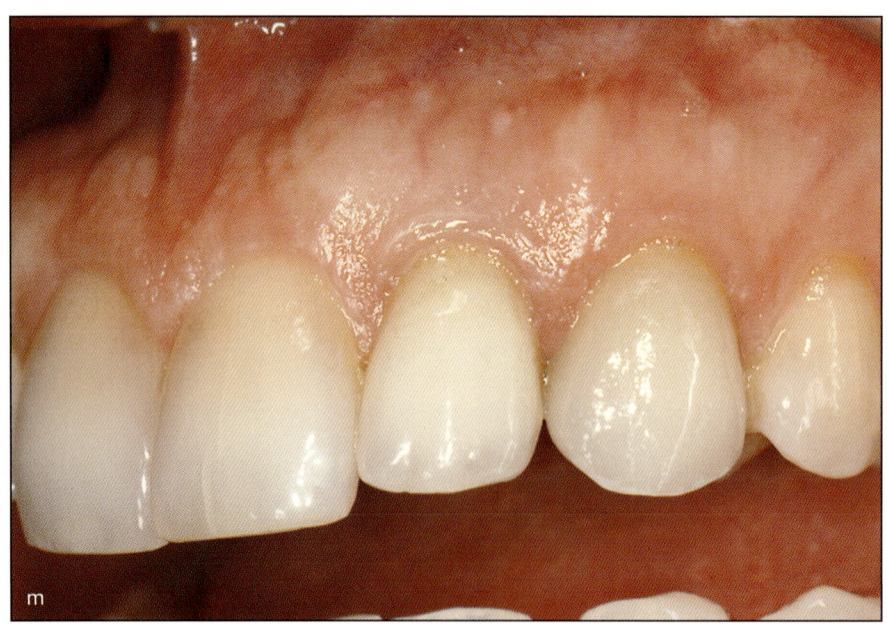

図8-41 (l, m) 9年後の臨床写真。セラワンクラウン周辺のインプラント周囲組織の良好な適合状態、ならびに歯間乳頭再生術を用いて形成したインプラントと歯の間の歯間乳頭が維持されている点に注目。

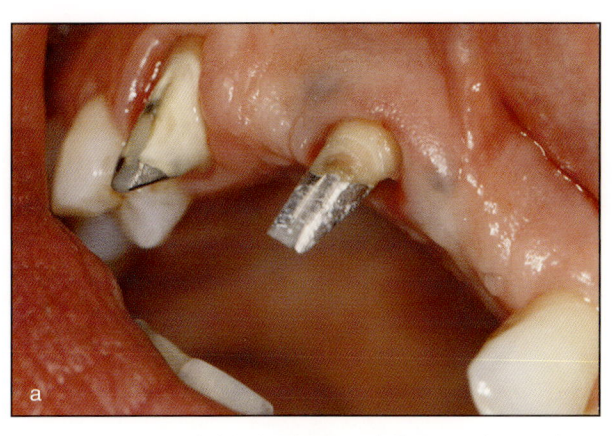

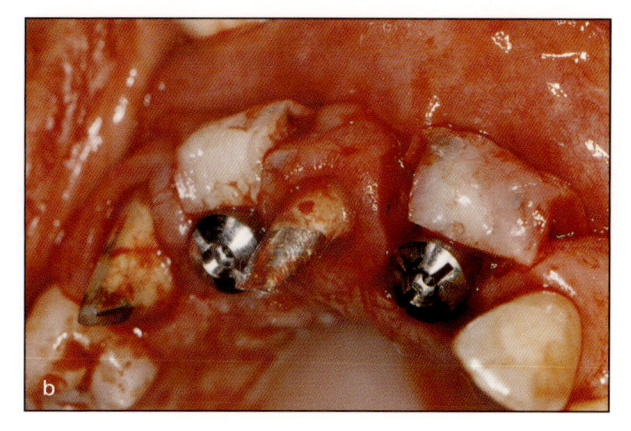

図8-42 (a)上顎前歯部欠損症例。歯槽堤の吸収に注意。2本のインプラントで側切歯と中切歯を修復する。(b)インプラント埋入後6ヵ月で、第二次手術を行った。フラップをこのようにデザインし、また、ヒーリングアバットメントを連結することにより、歯槽堤のカントゥアを適切なものにすることができる。

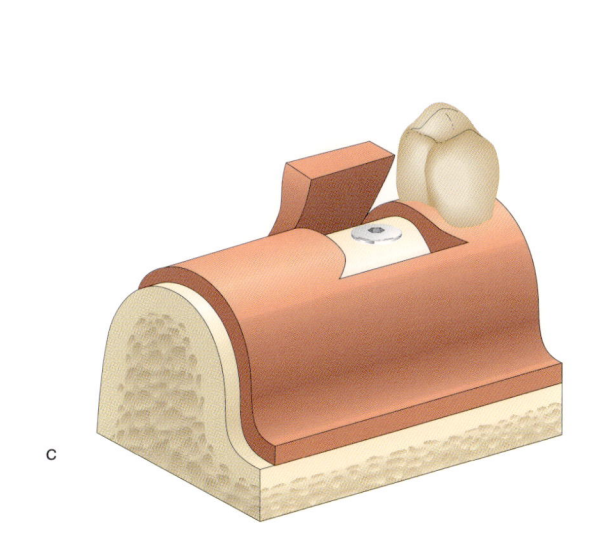

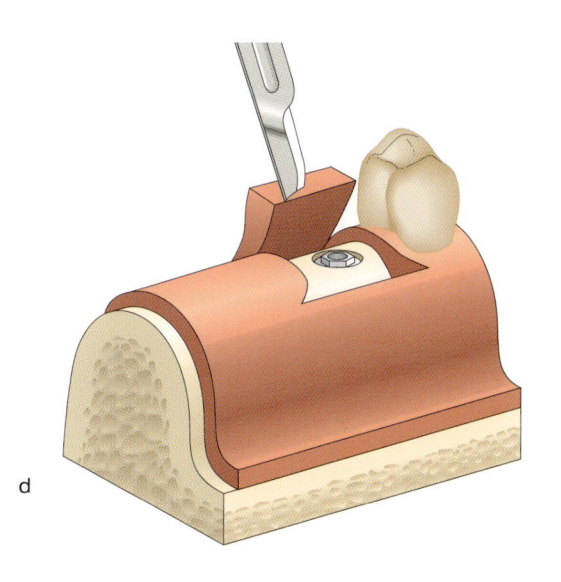

図8-42 (c〜f)単独歯欠損症例に歯間乳頭再生術を行うときのさまざまなステップ。個別の状況に応じて、基本的なコンセプトにわずかな改変を加えて用いる：
- 基本的な術式と同様に、フルシックネスフラップを翻転するが、より多くの軟組織を得るために水平切開は通常よりも口蓋側寄りに施す。
- フラップを翻転した後、遠心から近心にかけて半月状傾斜切開を施す。次いで、近心から遠心にかけて半月状傾斜切開をもう1つ加える。
- この状態から90度回転させることにより、歯間乳頭が2つ形成される。アバットメントの近心側ならびに遠心側は、この2つの有茎弁移植片によって満たされる。

組織の絶対量が少ないため、このテクニックでは、乳頭を設置し縫合するときにテンションならびに虚血のリスクの影響を非常に受けやすい。状況によっては、レギュラー・ヒーリングアバットメントのかわりにナロー・ヒーリングアバットメントを用いたほうがよい場合がある。いずれにせよ、ワイド・アバットメントは決して使うべきではない。

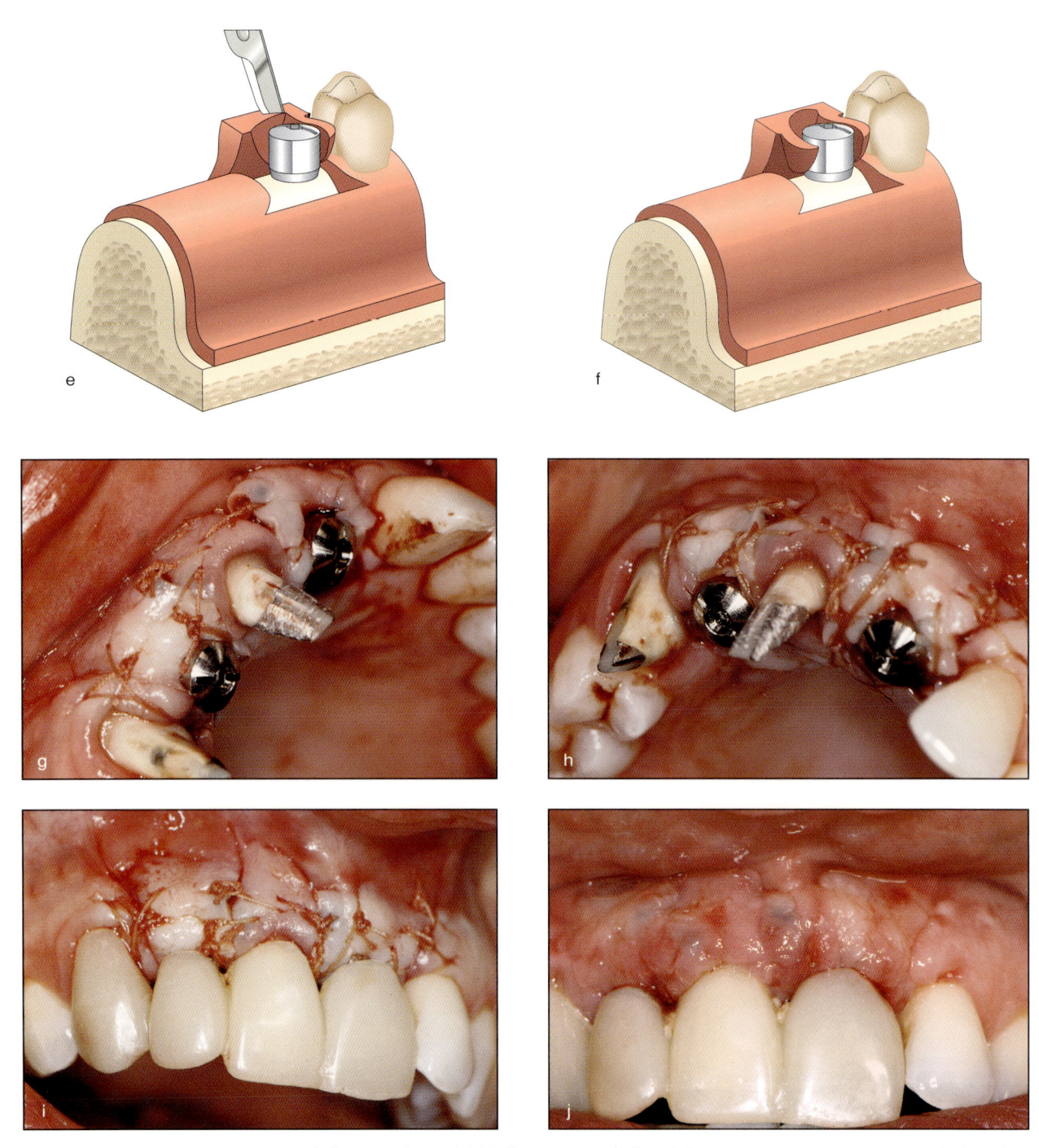

図8-42 (g〜i)歯間乳頭をしかるべき位置に縫合し、欠損部位の顎堤の形態修正を行った。アバットメント周囲軟組織の適合状態、ならびにインプラント周囲粘膜に自然なカントゥアが再確立されている点に注目。(j)手術8日後に抜糸を行った。組織は健全で、血行も良好である。

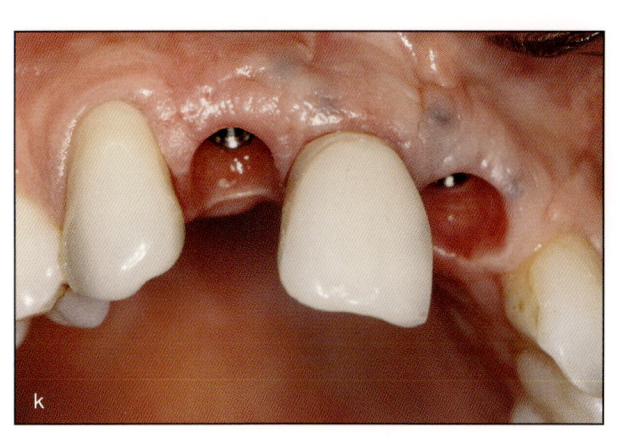

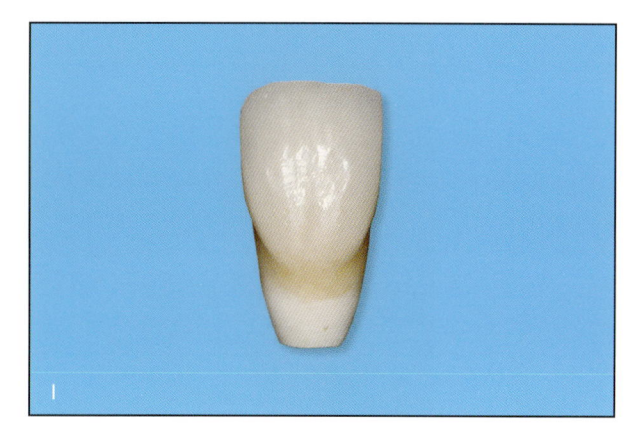

図8-42 (k) 4〜6週後に、フィクスチャーレベルで印象採得を行う。天然歯にはクラウンが装着されている。(l) セラダプトを用いた修復物。セメント-エナメル境における4〜6mmのエマージェンス・プロファイルに注目。

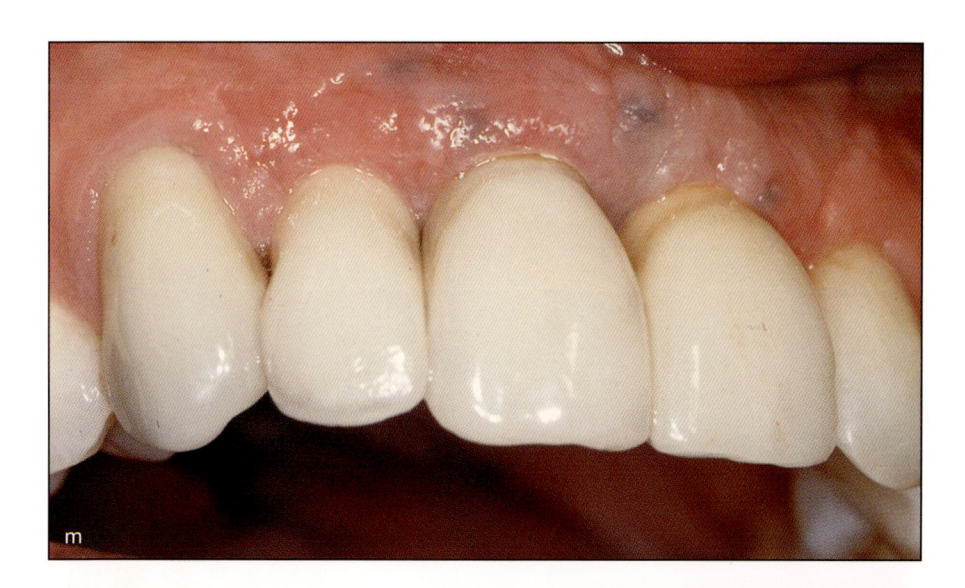

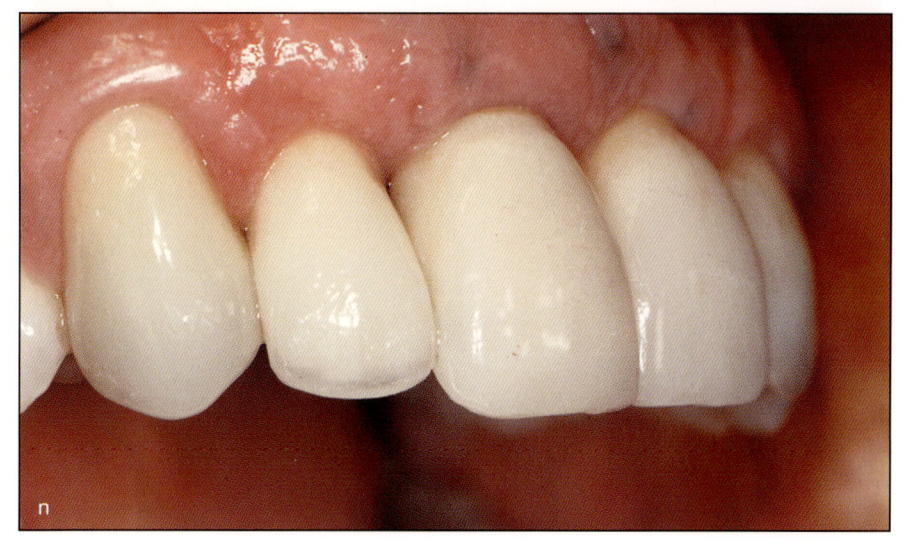

図8-42 補綴物装着後6ヵ月(m)、ならびに3年(n)での臨床写真(補綴担当：A. J. Faucher教授、補綴専門医)。

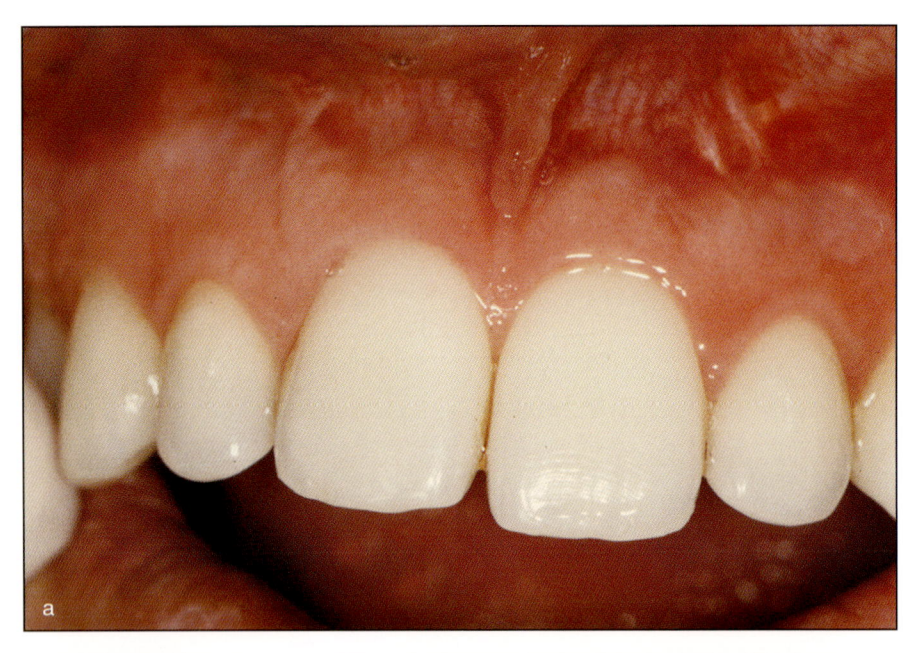

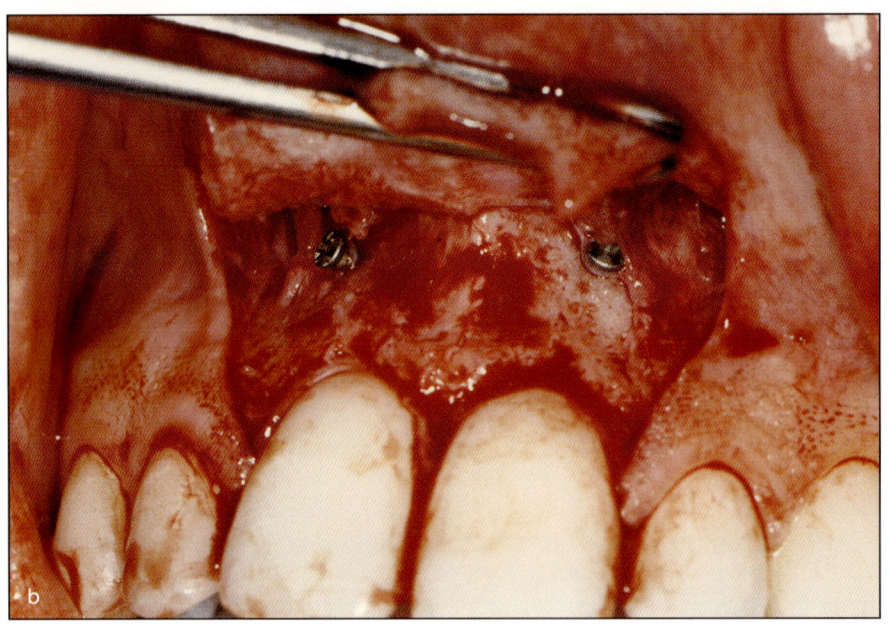

図8-43 (a)20歳の女性の患者が、矯正治療後に生じた医原性の歯根吸収のために、両側上顎中切歯が高度に動揺をきたした状態で来院した。(b)抜歯ならびにインプラント埋入の4ヵ月前に、歯槽堤の顕著な陥凹を修正するために骨移植を行った。移植骨は、下顎角領域から採取した。

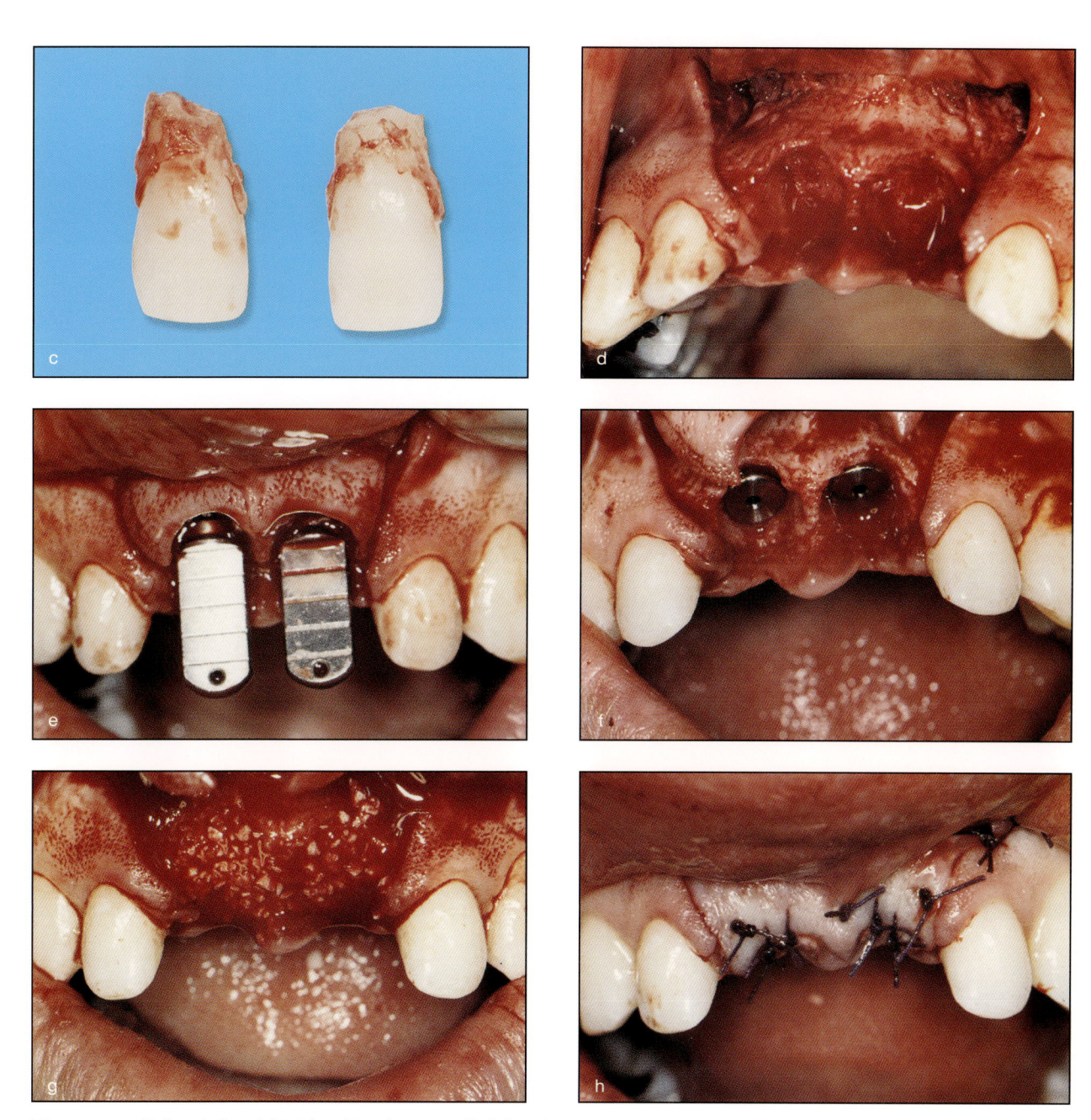

図8-43　(c)抜去した歯。歯根吸収の量に注目。(d)抜歯後の歯槽堤の臨床写真。骨移植のおかげで、インプラント埋入にとってより好ましい状況が生みだされている。(e)インプラントポジショニング・ガイドを挿入することにより、インプラントの位置ならびに最終補綴物との位置関係が示されている。(f)埋入したインプラント。隣在歯のセメント-エナメル境に対して歯根側寄りに位置づけられていること、ならびにインプラント間の骨の突起を保存している点に注目。(g)採取した骨とBio-Oss (Geistlich Biomaterials)の混合物で、歯槽堤ならびにカバースクリューを被覆する。これにより、その上の軟組織に対する支持を追加することができる。

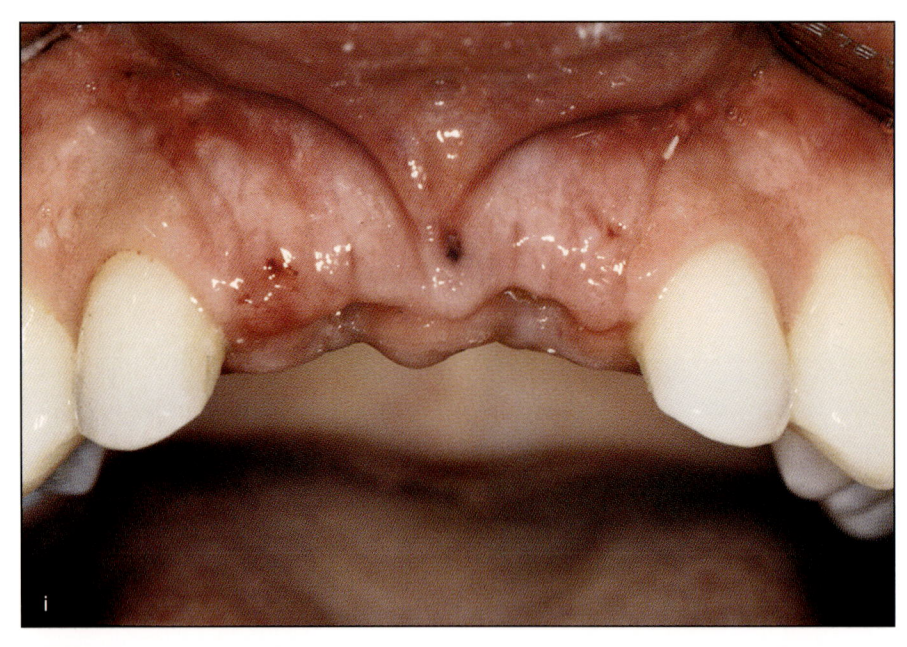

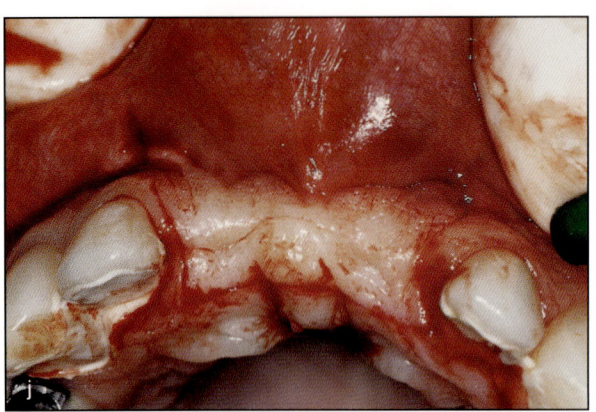

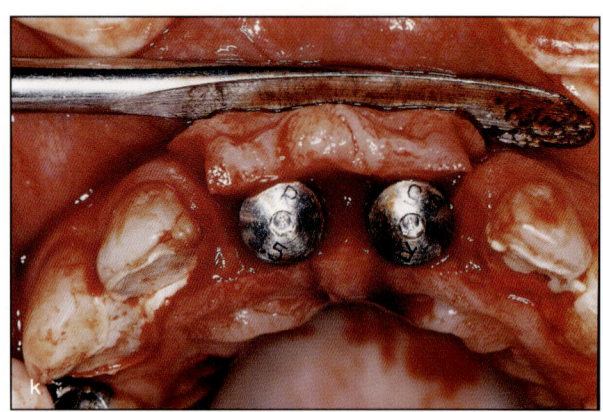

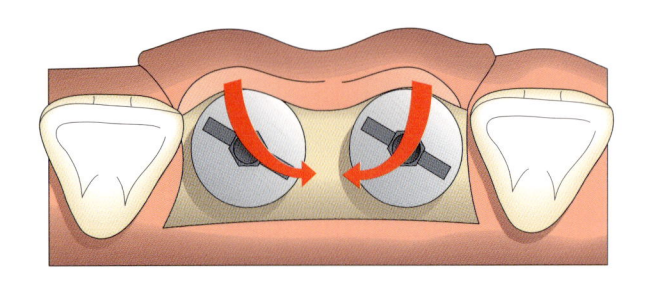

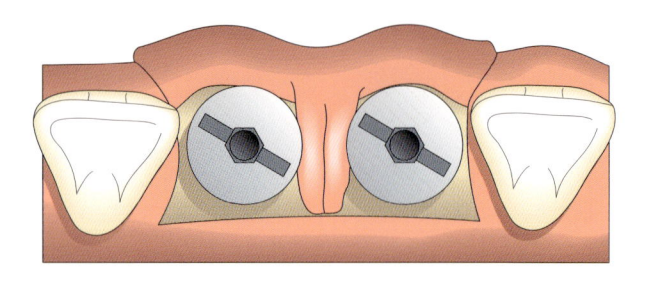

図8-43 (i)インプラント埋入後6ヵ月での状況。(j)第二次手術時に口蓋側寄りに水平切開を行うとともに、2つの垂直減張切開を行うが、このとき側切歯周辺に存在する歯間乳頭は保存しておく。(k)ヒーリングアバットメントによって、軟組織がより頬側に維持される。これにより適切な歯槽堤のカントゥアが形成される。(l)フラップを翻転し、2本のインプラント間の中央部の歯間乳頭を形成する。遠心から近心に向けて半月状傾斜切開を行うことにより、2つの有茎弁を形成し、これらを90度回転させる。(m)90度回転させた後に、2つの有茎弁を適切に位置づけて、中央部に乳頭状形成を行う。

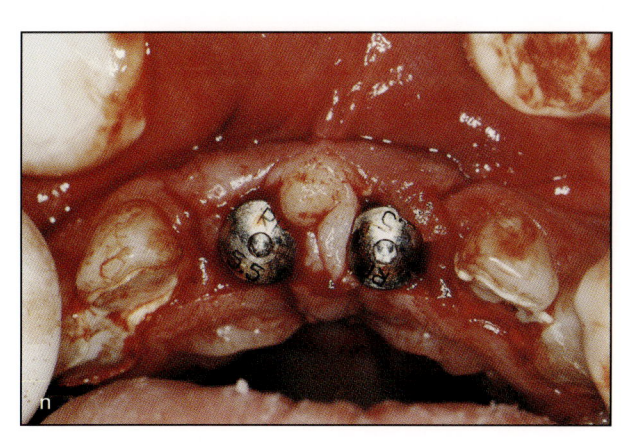

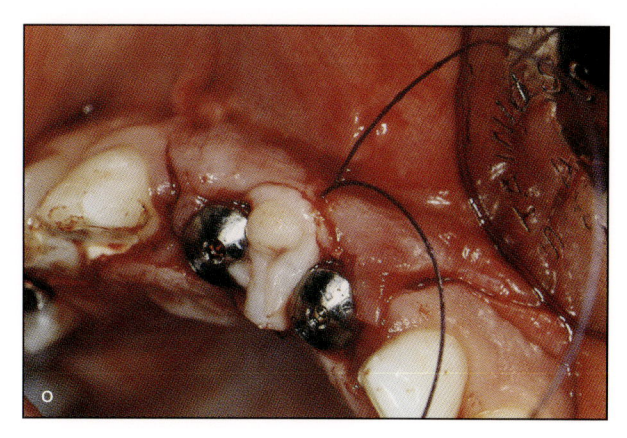

図8-43　(n～p)臨床的に2つの有茎弁が所定の位置に存在している。頰側から口蓋側に貫通する縫合を行い、軟組織を適切な位置に保持する。続いて、すでに図8-28で示したように、骨膜マットレス縫合を行う。

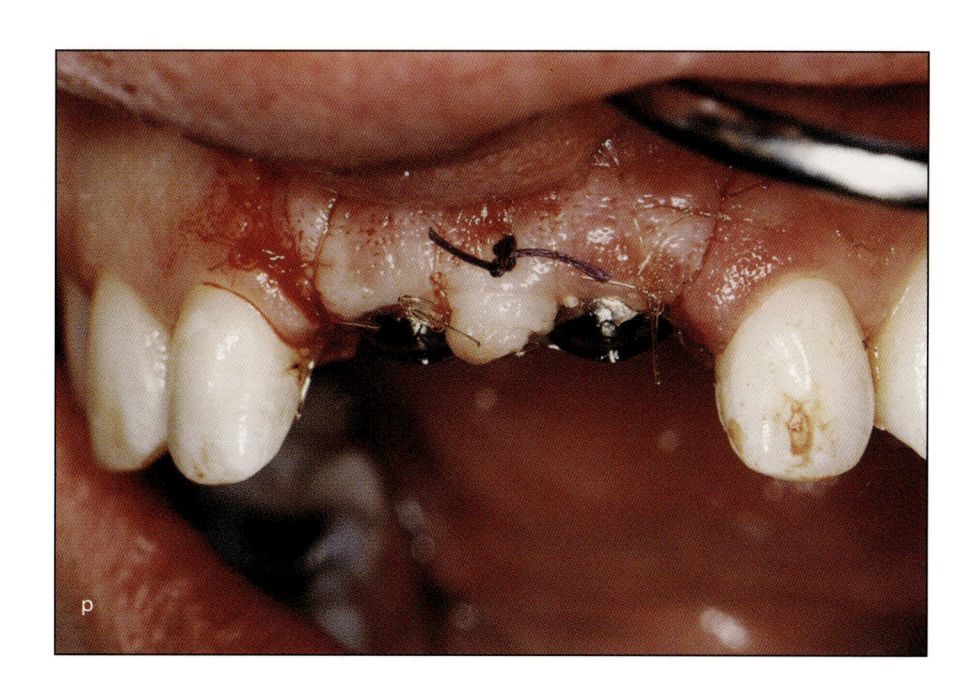

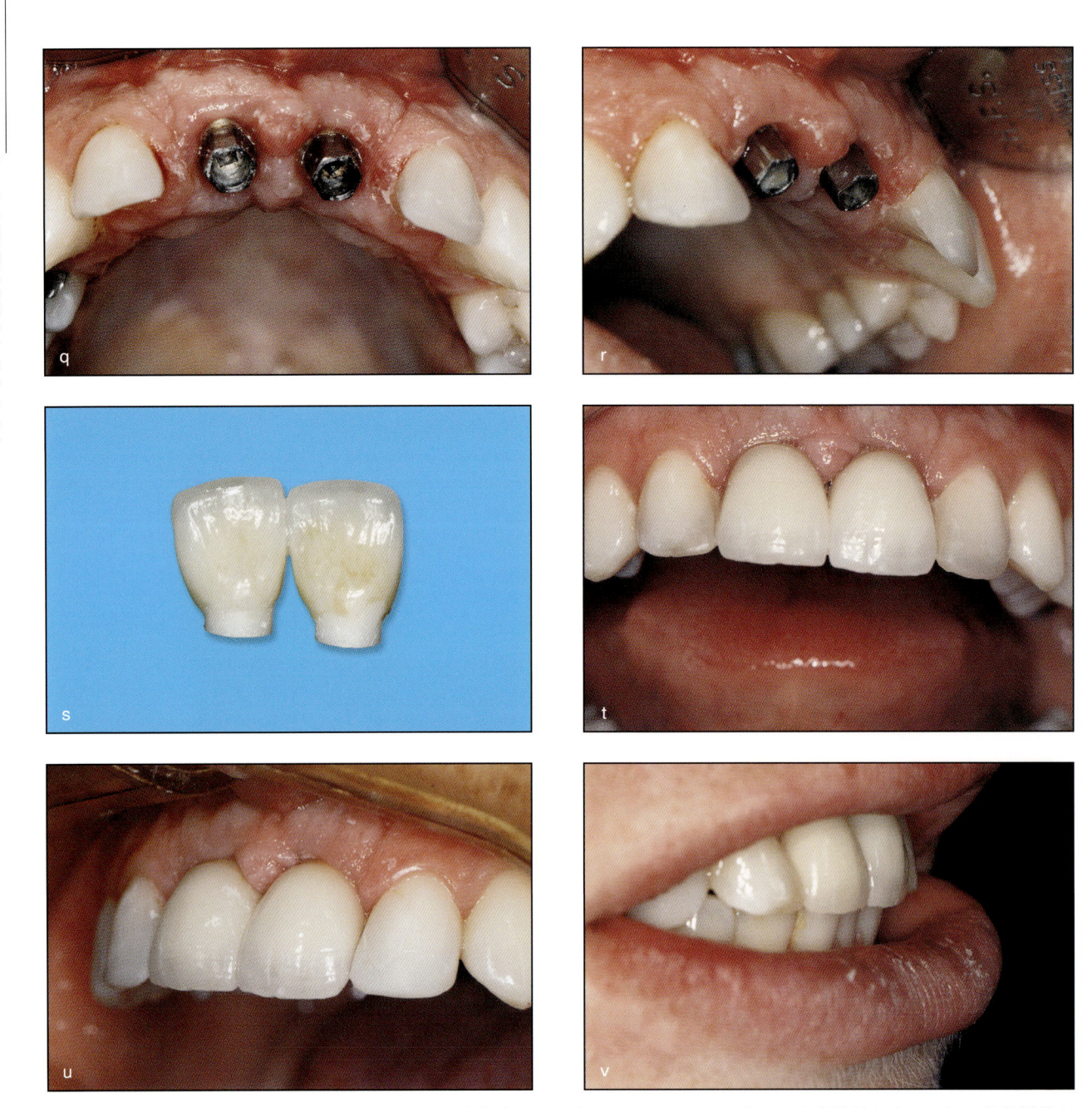

図8-43　(q、r) 4週後にヒーリングアバットメントを除去し、2本のセラワンアバットメントを連結した。これで印象採得が可能な状態となった。歯槽堤のカントゥアが適切に再構築されていることと、2本のインプラント間の中央部に歯間乳頭が存在することに注目。(s)セラミッククラウンの口蓋側面観。(t～v) 2本のクラウンを装着後、軟組織の成熟が始まる。4～6ヵ月後には、形態、性状ならびに色調の点で最適な結果が期待できる。

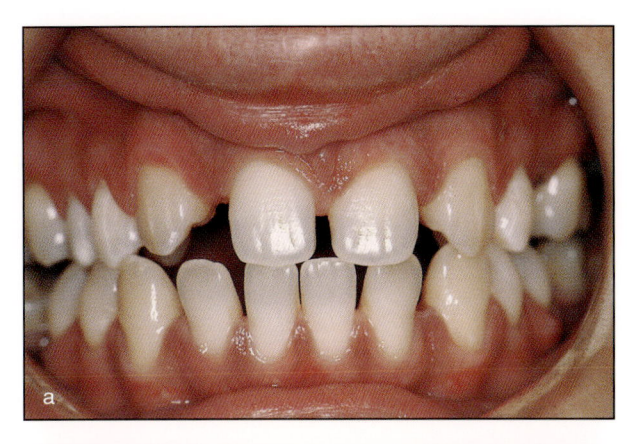

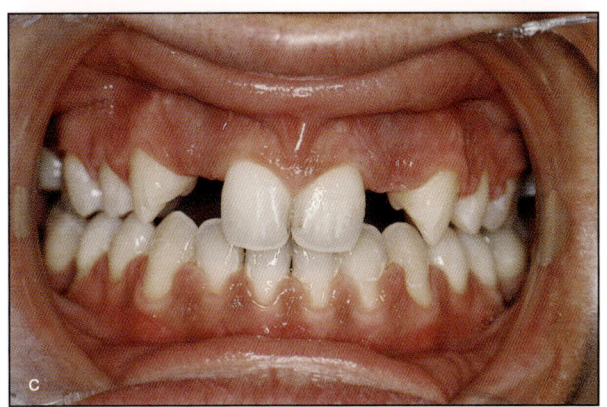

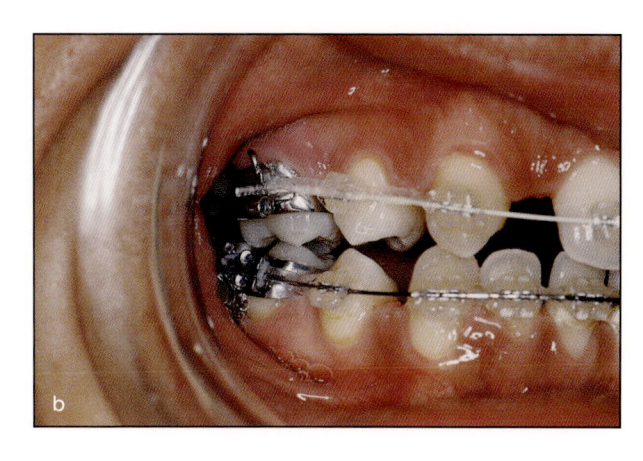

図8-44 (a)24歳の女性の患者で、側切歯の先天的欠損が原因で前歯の位置異常が起こった症例。(b)矯正治療により、インプラント埋入するためにより好ましい状況をつくることができる（矯正治療：Dr. J. Lacout と Dr. D. Deroze）。(c)矯正治療終了後の臨床写真。(d〜f)インプラントの埋入。右側では歯槽堤の形態は適切である。反対側では陥凹部が存在するため、インプラント埋入時にネジ山が露出する結果となった。このため、頬側に自家骨を填入してネジ山を被覆するとともに、歯槽堤の解剖学的形態を最適なものとした。

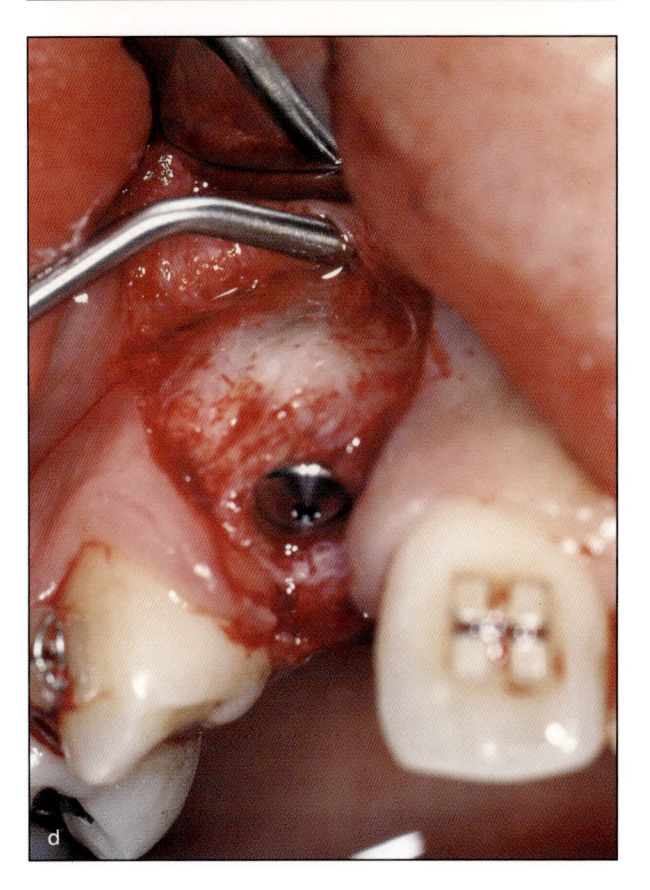

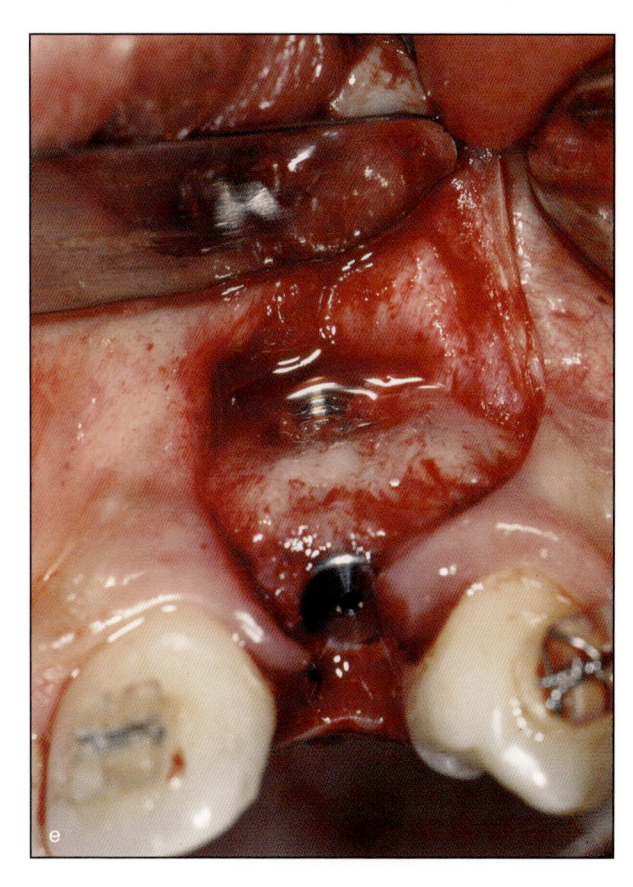

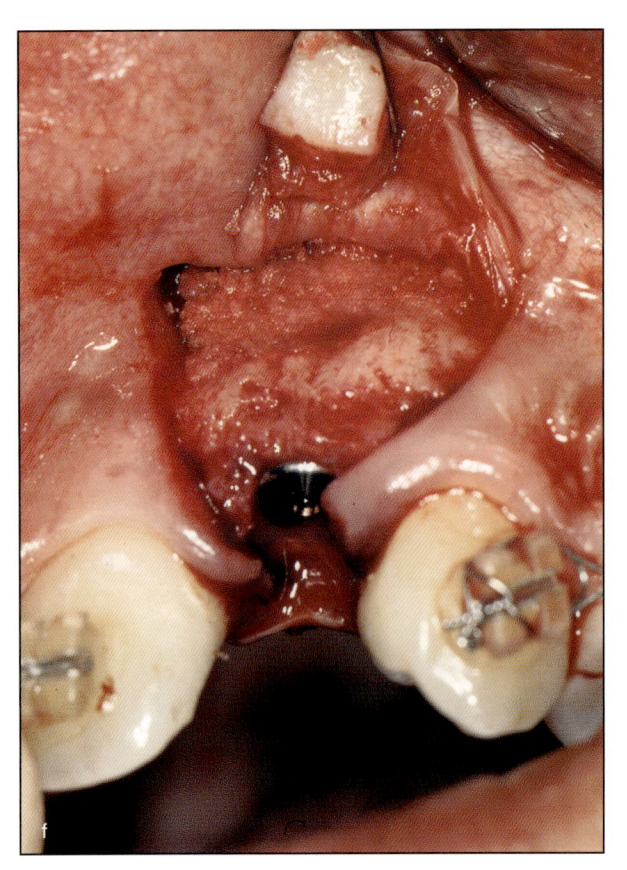

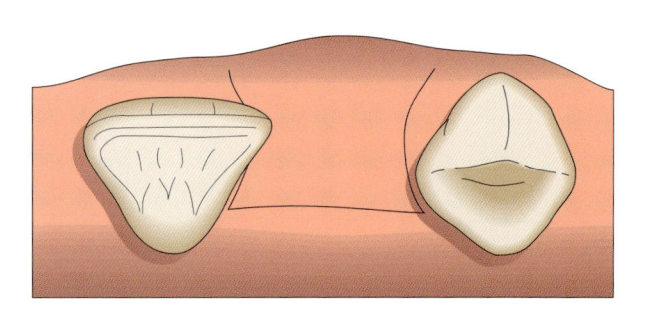

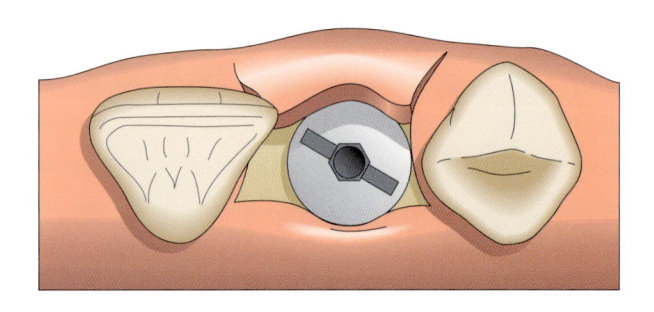

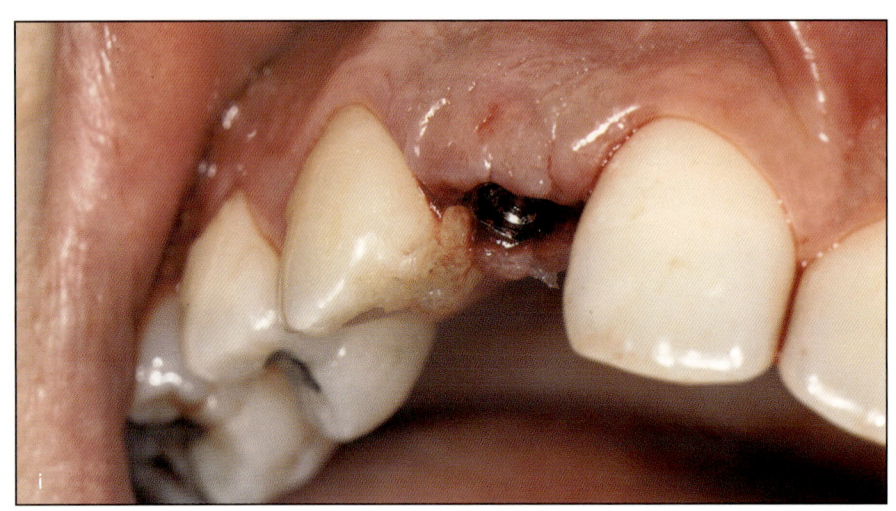

図8-44 (g、h)中等度の歯槽堤吸収をともなう前歯部の単独歯欠損修復のための歯間乳頭再生術。口蓋側での切開ならびに2つの減張切開(必要ならば)をすることで、フルシックネスフラップがアバットメントによって頬側に押される状態となる。歯槽堤の欠損が中等度であるため、水平切開はあまり口蓋側に寄りすぎないようにすべきである。(i、j)この臨床状況では、半月状傾斜切開によって適切な軟組織のカントゥアがもたらされ、また、回転させた有茎弁によってヒーリングアバットメントと中央切開部の間のスペースが満たされ、歯間乳頭が形成されるため、減張切開は不要であった。用いることのできるスペースならびに軟組織の量が限られた状況では、直径4mmのヒーリングアバットメントを用いることにより、フラップへのテンションを回避する。

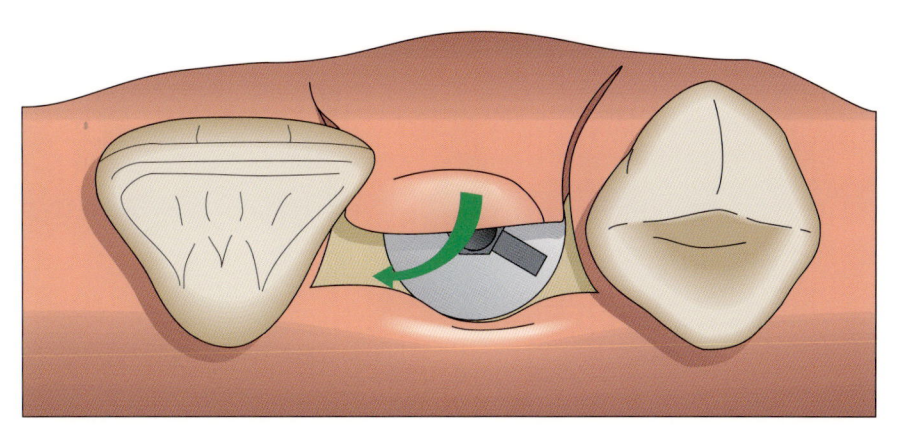

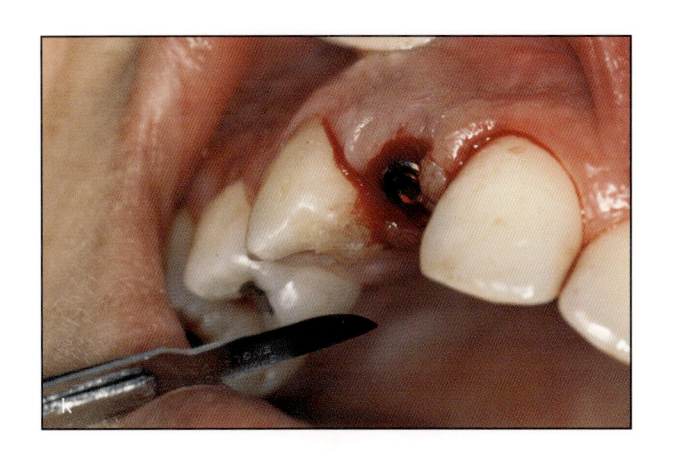

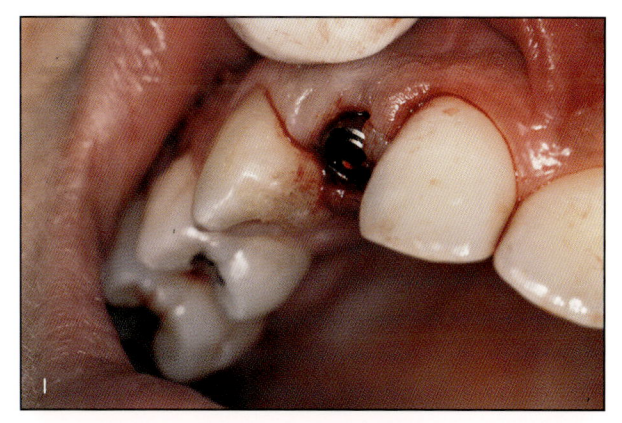

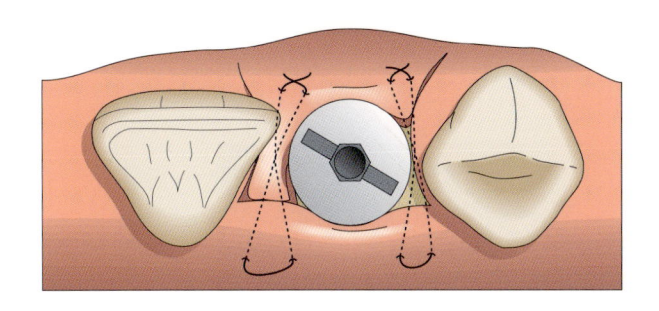

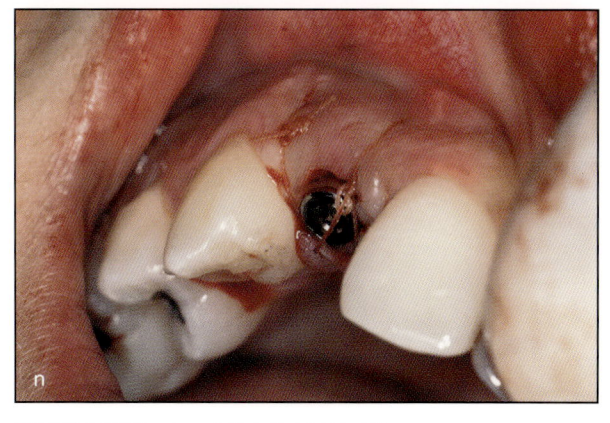

図8-44　(k、l)有茎弁の回転、ならびにその結果得られる軟組織の解剖学的形態。(m、n)縫合法(前述同様)。

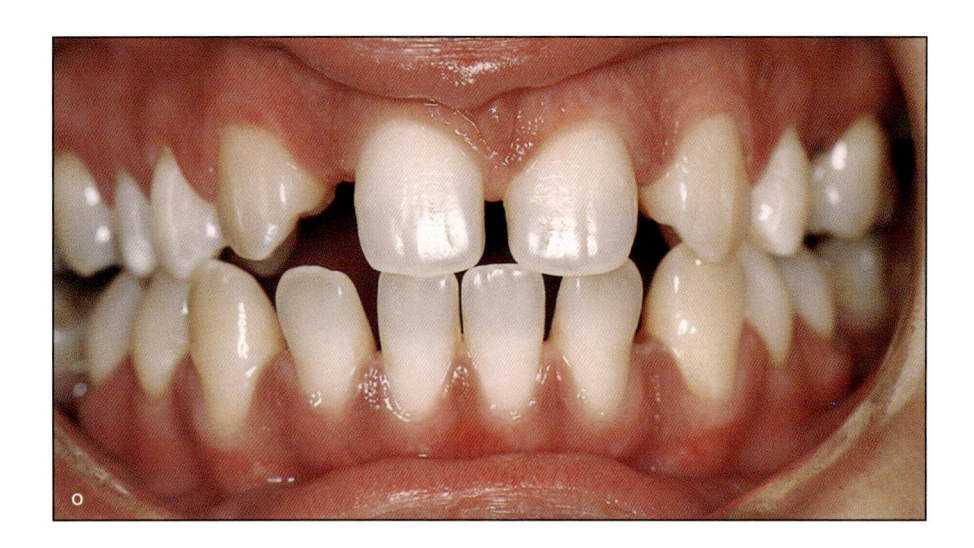

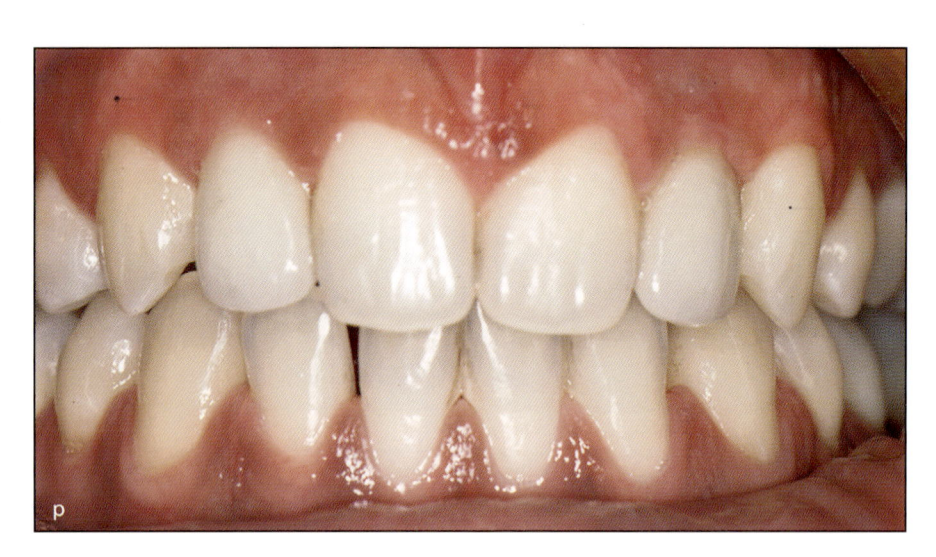

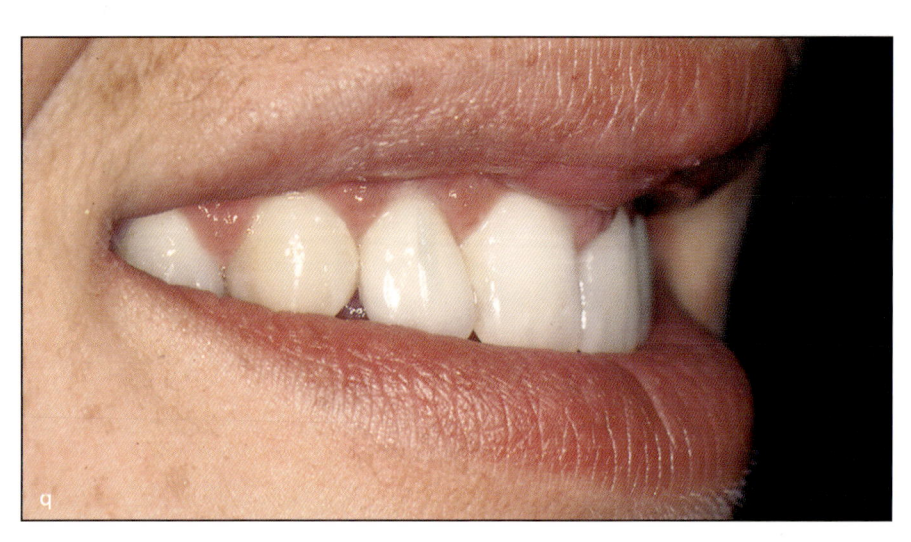

図8-44 (o～q)術前ならびに術後の状態。この治療結果から、最適な治療結果は、インプラント埋入の状態、歯肉形態ならびに補綴物だけではなく、唇のかたちにも影響されることが、あきらかに表われている。

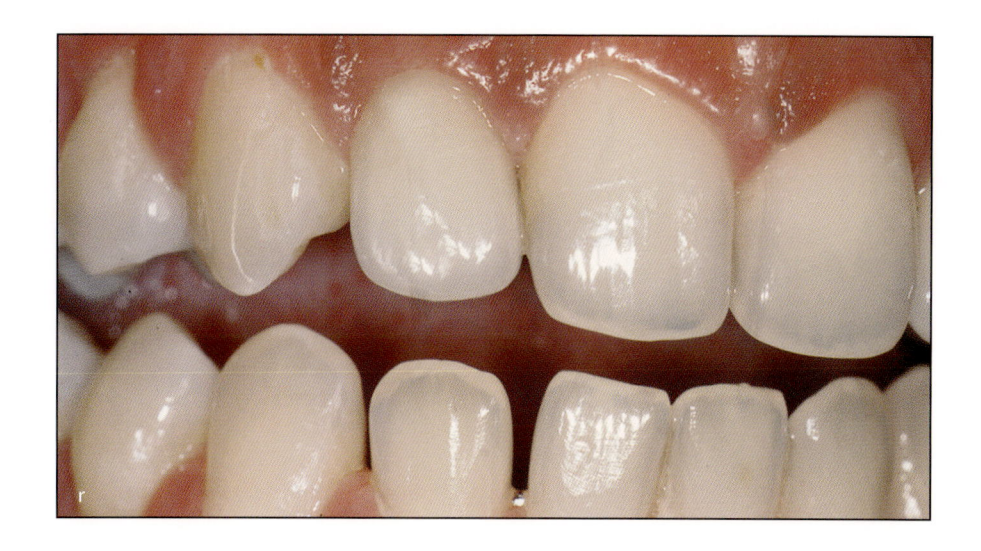

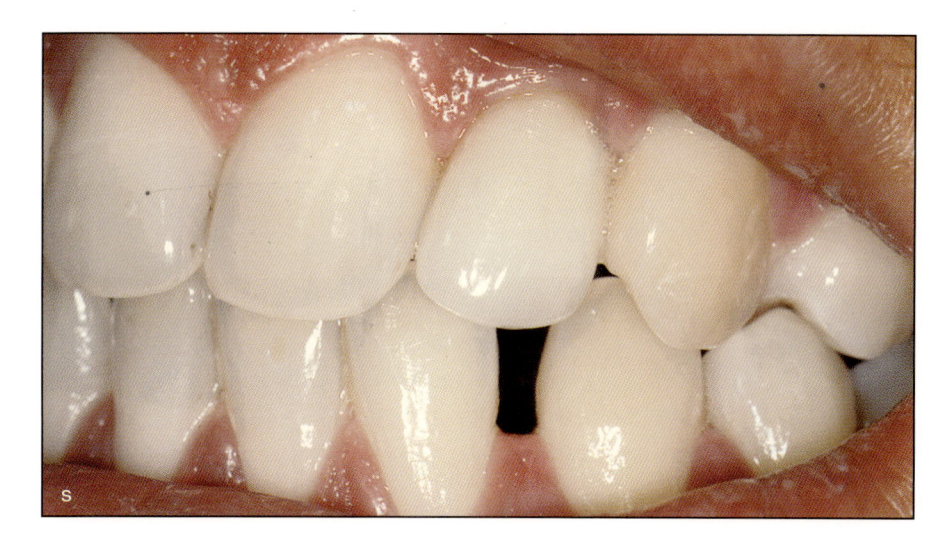

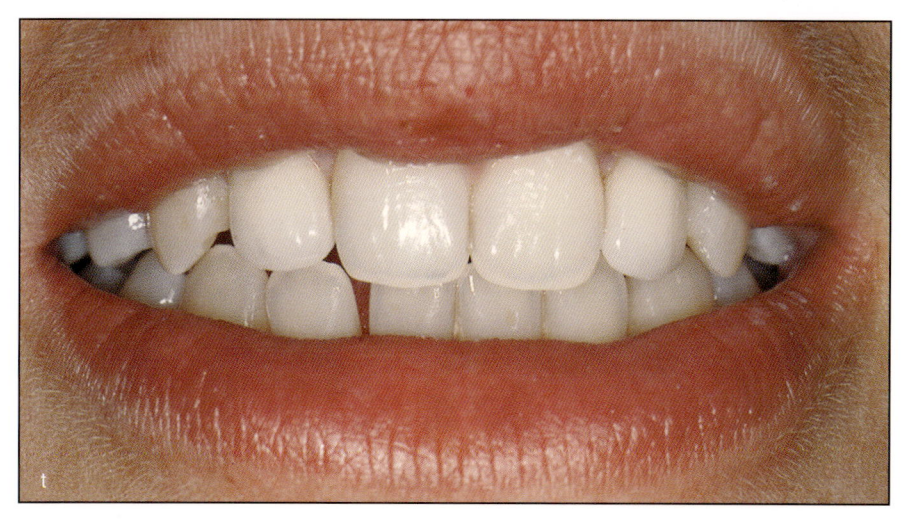

図8-44　(r〜t) 4年後の状態。

結論

　本章で述べた歯間乳頭再生術の外科術式を用いれば、軟組織の初期の状態がより良好なものとなり、健康な歯肉の形態に調和するインプラント周囲粘膜のカントゥアを形成することができる。ただし、インプラント周囲の軟組織ならびに歯肉組織は、硬組織による支持を必要とする。したがって、予知性の高い治療結果を得るためには、インプラント周囲の軟組織が、硬組織による適切な支持を受けていることに加え、インプラントの位置づけが適正になされていることが必要となる。インプラントの位置づけが不適切であると、歯間乳頭の再生が困難となる。

参考文献

Adell R, Lekholm U, Brånemark P-I. Surgical procedures. In: Brånemark P-I, Zarb GA, Albrektsson T (eds). Tissue-integrated Prostheses: Osseointegration in Clinical Dentistry. Chicago: Quintessence, 1985:211–232.

Andreasen JO, Kristerson L, Nilson H, Dahlin K, Schwartz O, Palacci P, et al. Implants in the anterior region. In: Andreasen JO, Andreasen FM (eds). Textbook and Color Atlas of Traumatic Injuries to the Teeth, ed 3. Copenhagen: Munksgaard, 1994.

Bengazi F, Wennström JL, Lekholm U. Recession of the soft tissue margin at oral implants: A 2-year longitudinal prospective study. Clin Oral Implants Res 1996;7:303–310.

Berglundh T, Lindhe J. Dimension of the periimplant mucosa: Biological width revisited. J Clin Periodontol 1996;23:971–973.

Hertel RC, Blijdorp PA, Kalk W, Baker DL. Stage 2 surgical techniques in endosseous implantation. Int J Oral Maxillofac Implants 1994;9:273–278.

Israelsson H, Plemons JM. Dental implants, regenerative techniques, and periodontal plastic surgery to restore maxillary anterior esthetics. Int J Oral Maxillofac Implants 1993;8:555–561.

Kenney EB, Weinlander M, Moy PK. Uncovering implants: A review of the UCLA modification of second stage surgical technique for uncovering implants. J Calif Dent Assoc 1989;3:18–22.

Liljenberg B, Gualini F, Berglundh T, Tonetti T, Lindhe J. Some characteristics of the ridge mucosa before and after implant installation: A prospective study in humans. J Clin Periodontol 1996;23:1008–1013.

Moy PK, Weinlaender M, Kenney EB. Soft tissue modifications of surgical techniques for placement and uncovering of osseointegrated implants. Dent Clin North Am 1989;33:665–681.

Palacci P. Amenagement des tissus peri-implantaires intéret de la regeneration des papilles. Real Clin 1992;3:381–387.

Palacci P. Optimal implant positioning and soft-tissue considerations. Oral Maxillofac Surg Clin North Am 1996;8:445–452.

Seibert J, Lindhe J. Esthetics in periodontal therapy. In: Lindhe J, Karring T, Lang NP (eds). Clinical Periodontology and Implant Dentistry, ed 3. Copenhagen: Munksgaard, 1997:647–681.

Strub JP, Garberthuel TW, Grunder U. The role of attached gingiva in the health of peri-implant tissues in dogs. Int J Periodontics Restorative Dent 1991;11:317–333.

Sullivan D, Kay H, Schwartz M, Gelb D. Esthetic problems in the anterior maxilla. Int J Oral Maxillofac Implants 1994;9(suppl):64–74.

Wennström JL, Bengazi F, Lekholm U. The influence of the masticatory mucosa on the peri-implant soft tissue condition. Clin Oral Implants Res 1994;5:1–8.

第9章

さまざまな補綴コンポーネントの使用方法

Hans Nilson, LDS, Ingvar Ericsson, LDS, Odont Dr,
Patrick Palacci, DDS

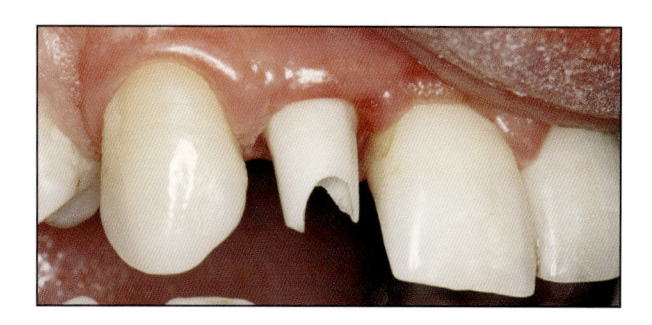

インプラント治療で使用される補綴コンポーネントの種類は、近年すさまじい勢いで増加した。その主な理由の1つには、ここ20年でインプラント治療を受けた患者が増加し、それにともなって審美的、機能的観点から非常に多様な要求が示されるようになったことがあげられる。さらに、インプラント治療に対する要求や知識レベルの異なる多くの歯科医師がインプラント治療に携わるようになったことも、その一因といえる。また、補綴コンポーネントが発展したもう1つの理由として、市場にインプラント関連企業が増え、多種多様なインプラントコンポーネントの開発が、マーケティングとして重要となったという事実があげられる。

幅広い多様性をもつコンポーネント、たとえば各種アバットメント（タイプや長さ）、インプレッションコーピング、コネクティングスクリューなどを、入手し保存しておけば、ほとんどの患者や歯科医師の要求を満たすことができる。しかしながら、同時にコストがかかり、扱う側もその都度コンポーネントについての新しい知識を増やさなければならない。そのため、現在ではコンポーネントの数を最小限にするとともに、幅広く応用ができ、取り扱いが容易なコンポーネントを用いる傾向が強まっている。言い換えれば、今日では"標準的な補綴コンポーネントのセット"で、患者の大部分（90％〜95％）に対応できることを目標としている。ブローネマルクインプラントで治療を行う場合、いわゆるカスタムメイドコンポーネントを用いなければ審美的、機能的な要求を満たすことができない患者の数は、非常に少数である。

インプラント修復における成功の鍵は、適切な症例選択と適切な治療計画である。症例選択と治療計画が不適切であると、理想的な治療結果が得られないばかりか、オッセオインテグレーションの確立すら危うくなる可能性がある。言い換えれば、審美、機能、発音に関してインプラント修復を成功させるための最大の要因は、最適な位置にインプラントを埋入することである（第4章参照）。インプラントの埋入の仕方が不適切では、どんなに多様な補綴コンポーネントが揃っていても、その価値は減少する。

単独歯欠損患者の治療

さまざまなプラットフォーム

さまざまなプラットフォーム、すなわち直径の異なるインプラントとアバットメントが導入され、単独歯欠損患者の修復が行いやすくなった。たとえば、ナロープラットフォーム・インプラント（直径＝3.3mm）により、上顎側切歯や下顎切歯の修復が容易になった。また、ワイドプラットフォーム・インプラント（直径＝5.0mm）は、骨量が十分にある場合、大臼歯あるいは小臼歯の修復に用いることができる。レギュラープラットフォーム・インプラント（直径＝3.75または4.0mm）は、3つのプラットフォームのうちでもっとも一般的に使用されている。

歯列のうちのどの部位を修復する必要があるかによって、修復を必要とする歯に適したコンポーネント（インプラントとアバットメント）が決まってくる。詳しくは、第3章、第4章を参照。

セラワン（CeraOne）アバットメント

単独歯欠損修復に対してもっとも頻繁に使われるアバットメントは、セラワンアバットメントである（図9-1）。セラワンを用いるときには、トルクコントローラーを用いて、20、32、あるいは45Ncmの強さで、金合金のアバットメントスクリューを締めつける必要がある。ナロープラットフォーム・インプラントではもっとも小さいトルク（20Ncm）を用い、ワイドプラットフォーム・インプラントでは45Ncmを用いる。臨床医の間では、セラワンアバットメントが良好な審美的結果をもたらし、安全でスピーディで、なおかつ容易に取り扱うことができると認識されている。また、このアバットメントを長期間使用して、良好な治療結果が得られたという報告がなされている（JemtとPettersson 1993、Anderssonら 1995、Henryら 1996）。

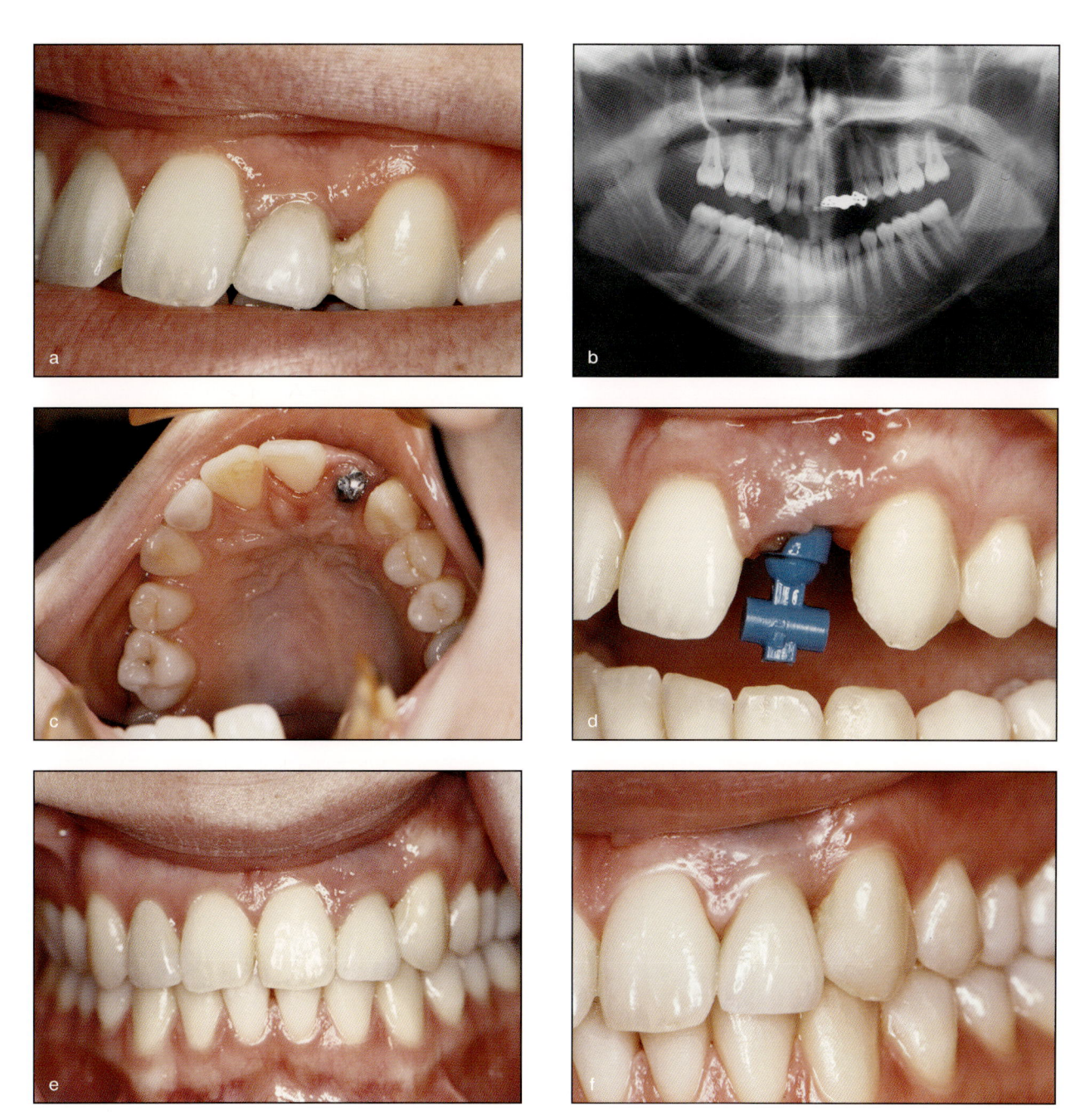

図9-1 (a)先天的な側切歯欠損。(b)パノラマX線写真。(c)ゴールドスクリューを用いてインプラントに連結したセラワンアバットメント。(d)インプレッションコーピングを連結した状態。(e)1年後の経過観察。(f)3年後の経過観察。

　セラワンアバットメントの術式では、アバットメントは二次手術の際に連結しても、ヒーリングアバットメントで軟組織の治癒をしばらく待ってから連結しても、どちらでもよいとされている。ただし、ヒーリングアバットメントは審美的な要求が高い部位においては有効であるが、アバットメントを

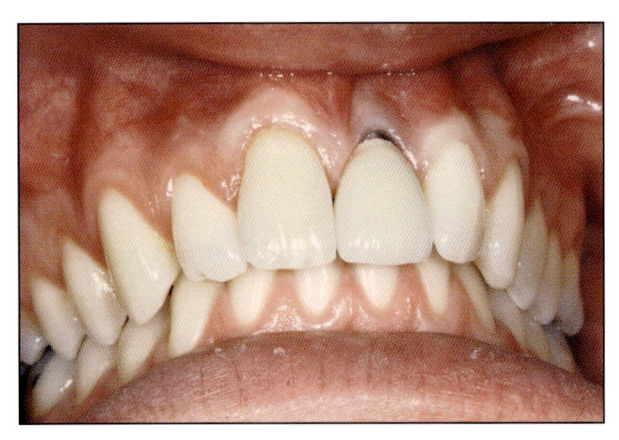

図9-2 インプラントがあまりに浅い位置に埋入されたため、チタンアバットメントの一部が露出している。

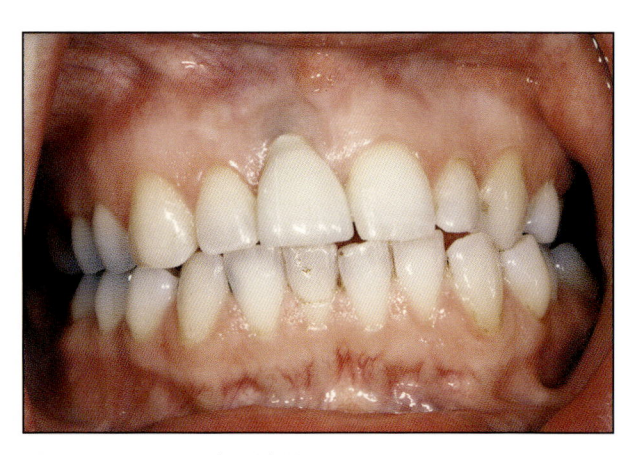

図9-3 チタンの色が透過している。

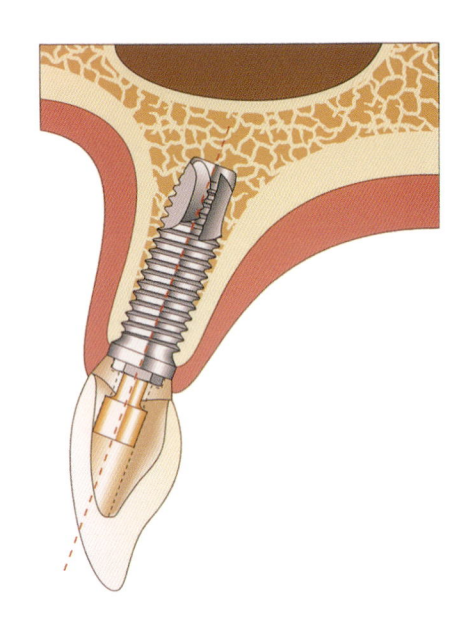

図9-4 唇側に傾斜したインプラントでは、望ましくない歯冠形態となる。

繰り返し交換すると接合上皮のダウングロウスが起こり、その結果、骨吸収が生じることがあることを念頭に置いておく必要がある(Abrahamssonら1997)。

セラダプト(CerAdapt)アバットメント

セラダプトアバットメントは、単独歯欠損修復の審美性をさらに向上させることとなったセラミック製のアバットメントである。セラダプトアバットメントは、切削によって個別に形態を付与することが可能で、個々の必要性に応じて角度やフィニッシングラインを変えることができる。個別に形態付与したアバットメントにクラウンをセメント合着することもでき、あるいはセラミック製のアバットメント上に直接ポーセレンを焼き付けることもできる。ただし、直接ポーセレンを焼き付ける際には、インプラントが適切な傾斜で埋入されていることが必須条件となる。

とくに、以下の3つの状況においては、セラダプトアバットメントが適応となる。

1．非常に浅い位置にインプラントが埋入されて、その結果唇側にチタンが露出してしまった場合(図9-2)
2．インプラントの位置が過剰に唇側寄りで、なおかつインプラント周囲の粘膜が薄いために、チタン製アバットメントの色が透過してしまった場合(図9-3)
3．インプラントが理想的な傾斜からわずかにずれたため、鼓形空隙と歯冠形態を調和させるために、インプラントピラーの方向を修正する必要

がある場合(図9-4)

なお、セラダプトアバットメントを用いるうえで、いくつかの制約がある(図9-5)。材料の強度に限界があるため、大臼歯部あるいは過度の咬合力やブラキシズムを有する患者での使用は避けるべきである。さらに、セラダプトアバットメントはレギュラープラットフォーム・インプラントにおいてのみ使用可能である。ナローあるいはワイドプラットフォーム・インプラントを必要とする状況においては使用できないが、現在新たに開発中である。ま

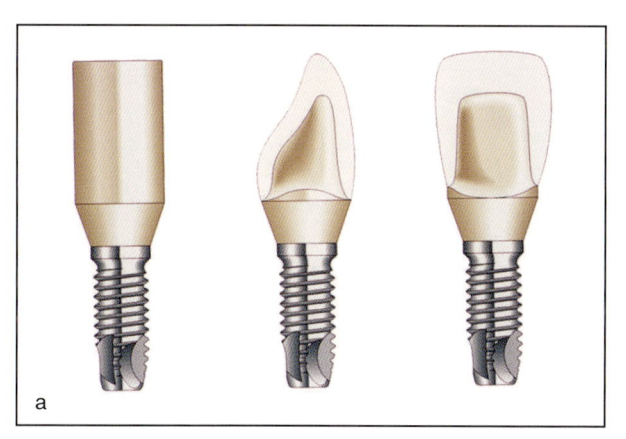

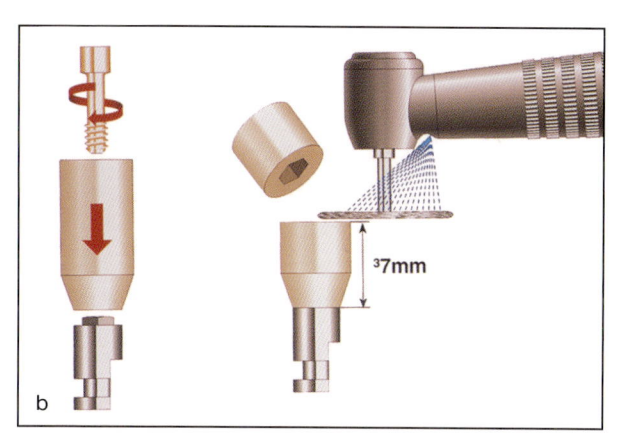

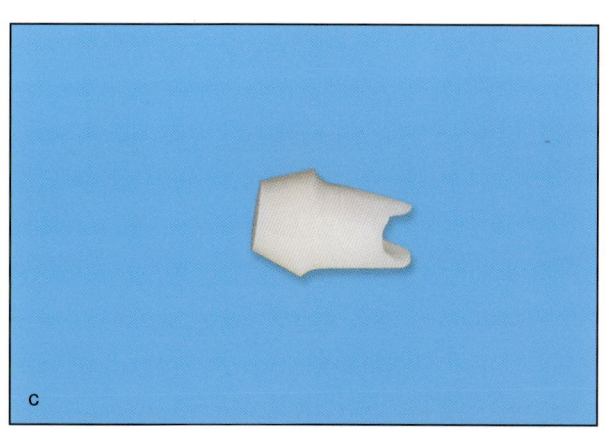

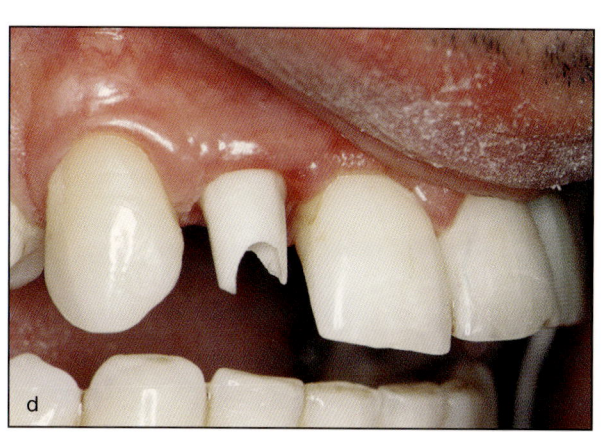

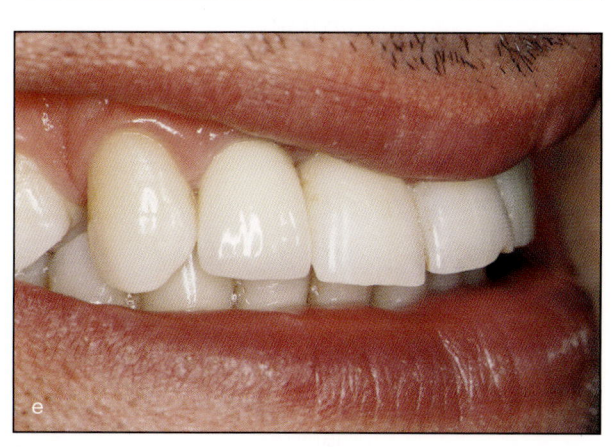

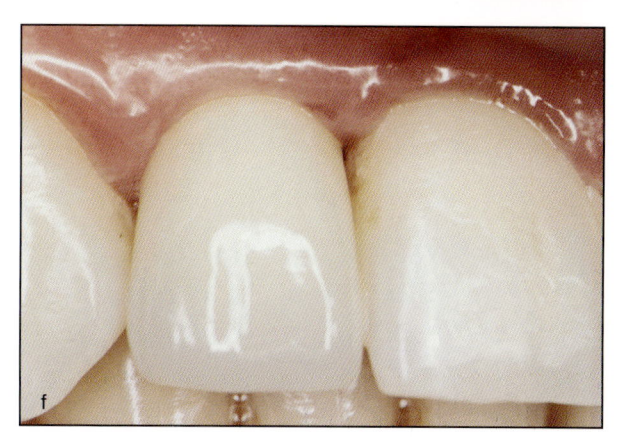

図9-5 (a)セラダプトアバットメント。(b)セラダプトアバットメントの最小高径。(c)形成後のセラダプトアバットメント。(d)形成後のセラダプトアバットメント試適。(e)セラダプトアバットメントにセメント合着したオールセラムクラウン。(f)拡大像。

た、適切な強度を確保するため、セラダプトアバットメントを削除できる量には限界がある。このため、インプラントが著しく不適切な傾斜で埋入されている場合には、とくに配慮が必要となる。インプラントの長軸に対する傾斜が、最大でも30度を超えないほうがよい。

インプラントの埋入位置が理想的であれば、アバットメントに直接焼き付けたクラウンをスクリューで維持することができる（図9-6）。この方法は、たとえば審美的に不安のある場合などに有効である。インプラントレベルで印象採得を行い、それをもとに技工士はアバットメントを形成する。そして、口腔内でアバットメントを試適するときに微調整を行い、問題がなければ再び技工士に戻し、クラウンの作製を行う。その後、クラウンを試適し、スクリューでインプラントに連結する。クラウンの口蓋側に開口するアクセスホールは、コンポジットレジンで封鎖する。

もう1つの方法として、形成したアバットメントにセラミッククラウンをセメント合着する方法がある（図9-5d〜f）。インプラントレベルで印象採得を行い、アバットメントを作製後、ゴールドスクリューにより32Ncmの強さでインプラントに連結する。その後、形成後のアバットメントマージンを正確に再現するために圧排糸を置き、通法にしたがって弾性印象材で印象採得を行う。

また、技工士にアバットメントを戻し、プロセラの術式にしたがってアバットメントの形態を走査し、オールセラミッククラウンを作製する方法もある。この場合にも、前述した方法でアバットメントをインプラントに連結する。最後に通常のセメントを用いて、クラウンをアバットメントに合着する。

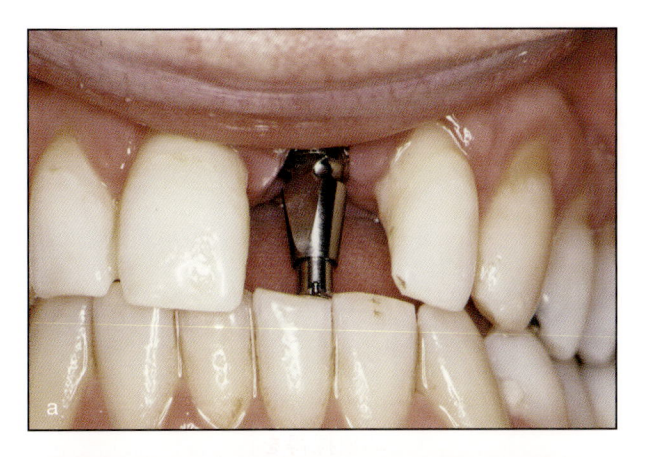

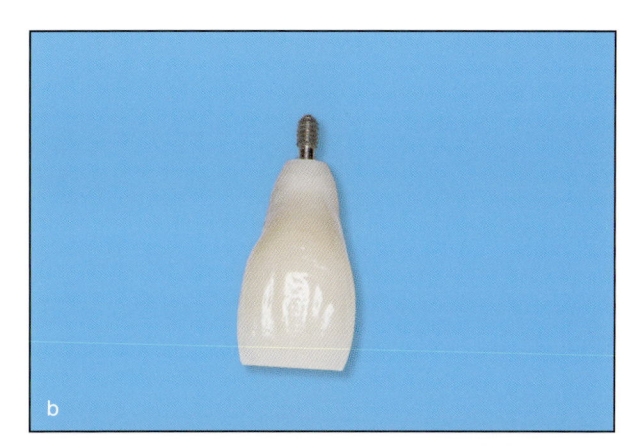

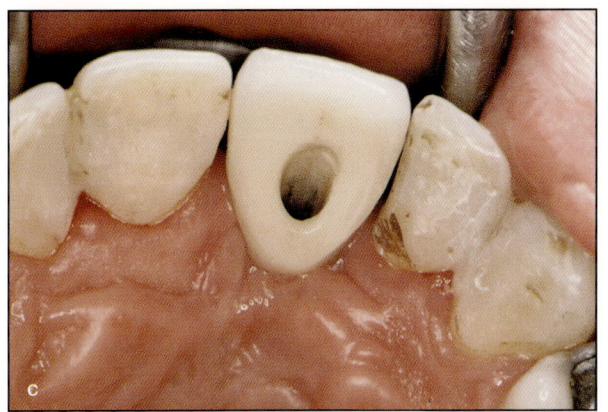

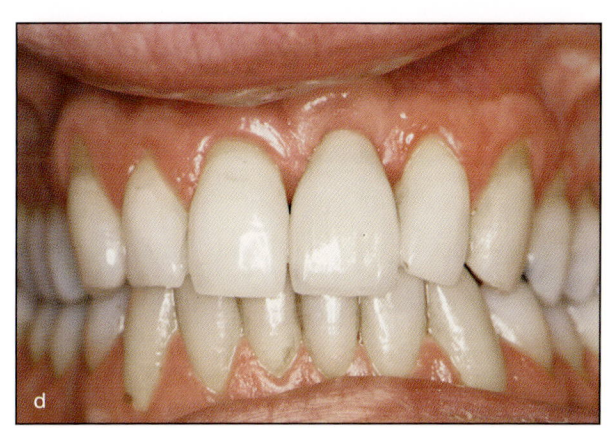

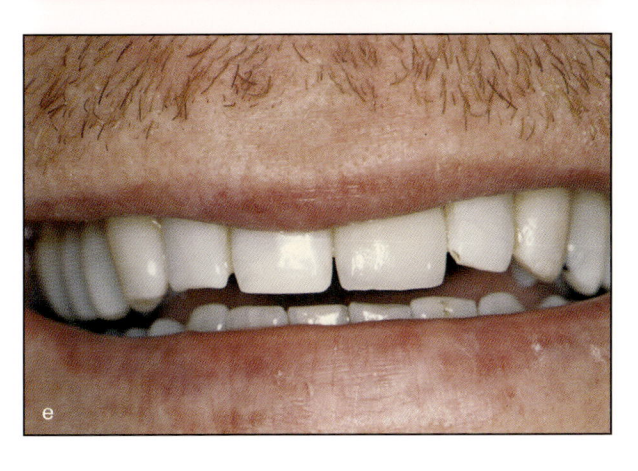

図9-6　(a)インプラントレベルでの印象採得を行うため、インプレッションコーピングを連結した。(b)スクリュー維持式のセラダプトアバットメント。(c)口蓋側面観。(d)唇側面観。(e)顔面側面観。

タイアダプト(TiAdapt)アバットメント

　口腔外で形成でき、口腔内でも調整が可能なもう1つのスクリュー維持式のアバットメントに、タイアダプトアバットメントがある(図9-7)。

　タイアダプトアバットメントは、3つのプラットフォームすべてで利用可能である。印象採得後クラウンを作製し、アバットメントにセメントで合着する。セラダプトアバットメントに比べると、タイアダプトアバットメントの利点としては、形態を個別に付与できることと、その強度があげられる。つまり、強度が増したことにより、アバットメントをより多く削除できるため、セラダプトアバットメントよりも形成の自由度が高まったといえる。

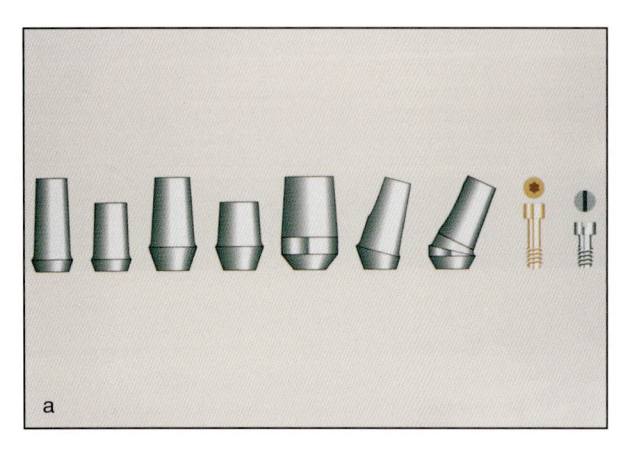

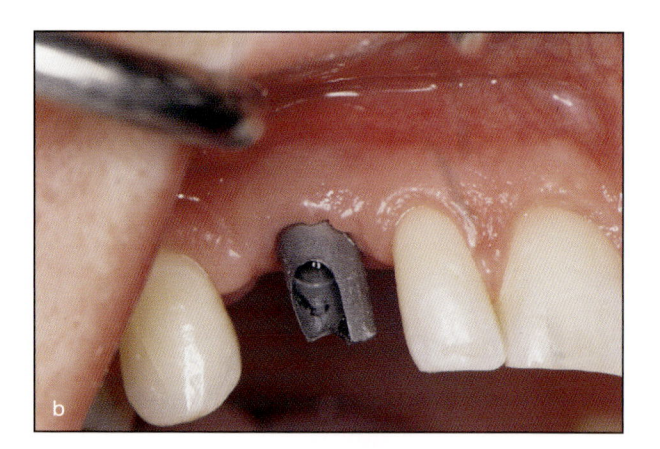

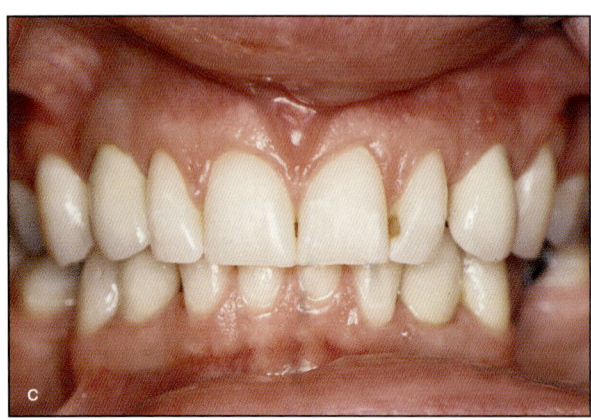

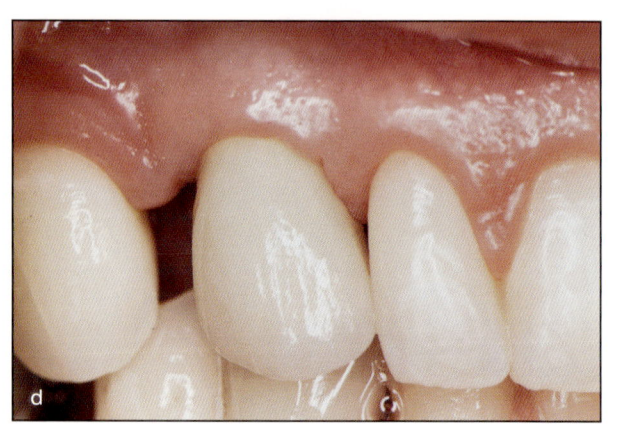

図9-7　(a)レギュラープラットフォーム用のタイアダプトアバットメント。(b)印象採得に先がけた形成済みタイアダプトアバットメントの試適。(c)上顎右側犬歯に連結したタイアダプトアバットメントにセメント合着したオールセラムクラウン。(d)拡大像。

プロセラ(Procera)アバットメント

　チタン製のプロセラアバットメントのコンセプトは、タイアダプトのコンセプトに類似している。しかしプロセラアバットメントでは、コンピュータ・アシステッド・デンタル・デザイン(CADD)のテクニック(図9-8a)、あるいは特殊なワックスアップテクニックを用いて、個々に形態を付与される。CADDテクニックではインプラントレベルで印象採得し、作業用模型を作製する(図9-8b)。インプラントのヘキサゴンの位置とインプラントの傾斜は特殊なTバーを用いて決定し、この情報がコンピュータに送られる。歯科技工士がコンピュータの画面上で三次元的にアバットメントを作製した後、そのデータを工場に送り、ミリングマシーンを用いてプロセラアバットメントを作製する。このテクニックにより特殊な臨床的状況にも対応できるアバットメントが作製可能になった。アバットメントを試適した後、クラウンを作製する(図9-8c)。

　ワックスアップ法では、特殊なアバットメントホ

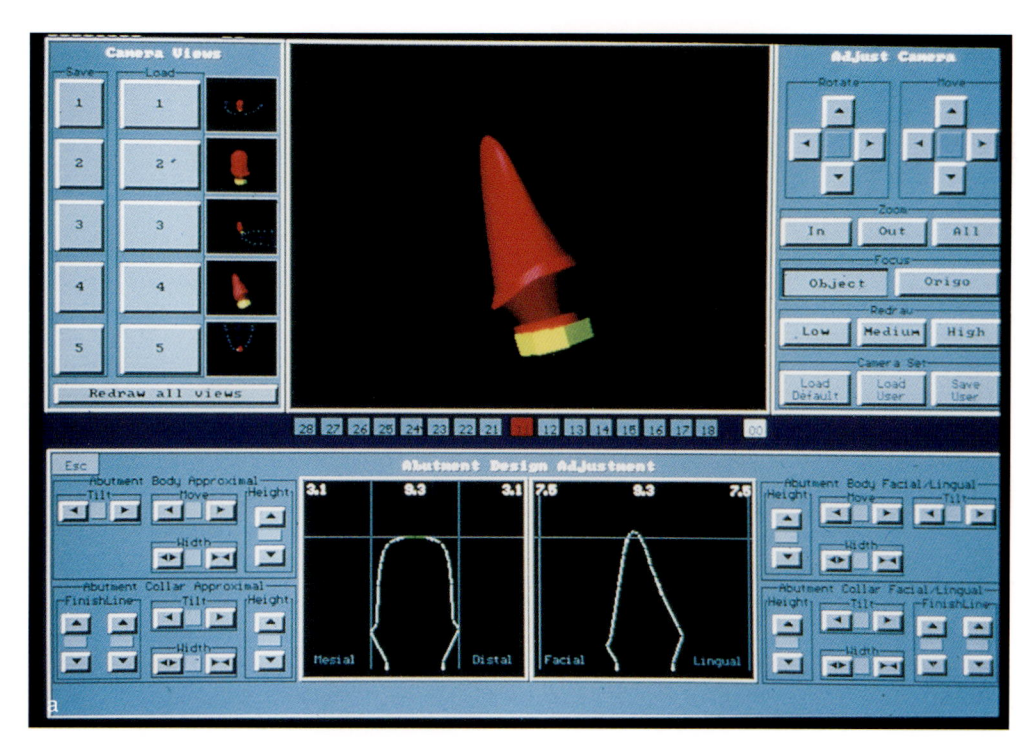

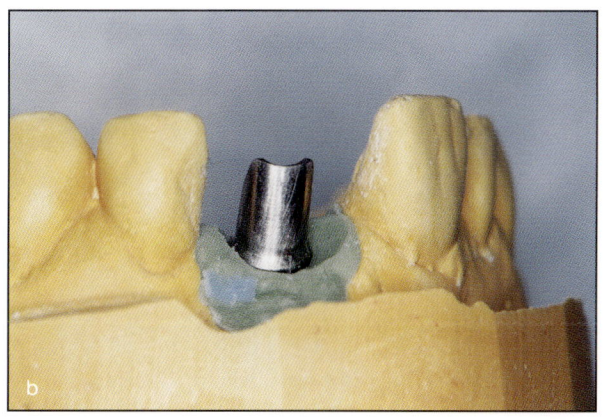

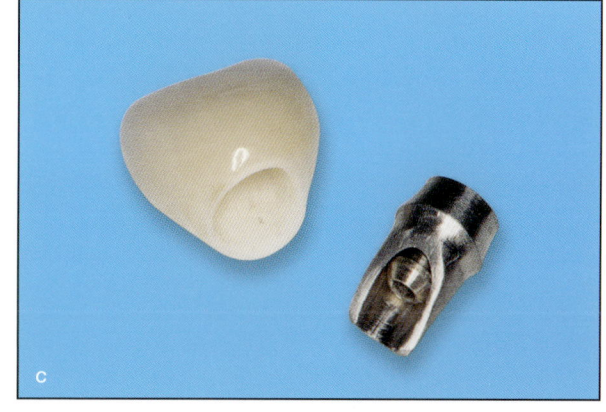

図9-8　(a)コンピュータ・アシステッド・デンタル・デザインのテクニックを用いて設計したプロセラアバットメント。(b)作業模型上でのプロセラアバットメント。(c)プロセラアバットメントとオールセラムクラウン。

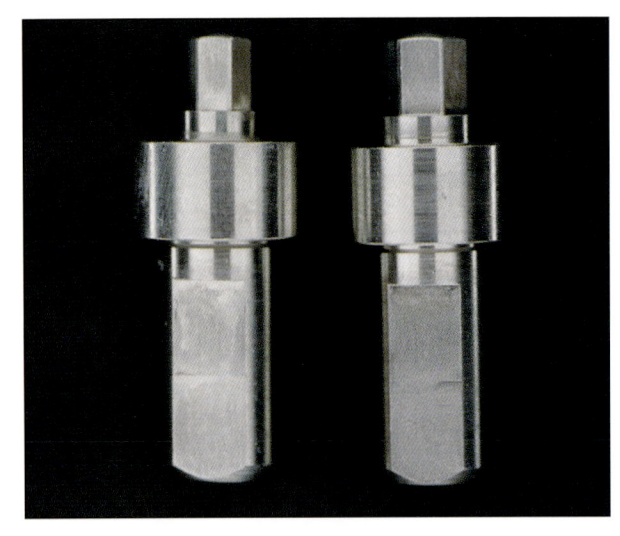

図9-9 ワックスアップ法で用いるセラワンレプリカ。

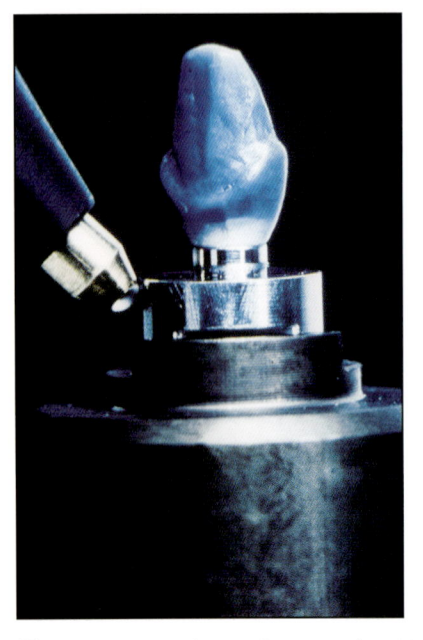

図9-10 アバットメントのワックスアップが完成した状態。この後、プロセラスキャナーを用いる。

ルダー(図9-9と図9-10)と交換可能なプラットフォームを使用するが、これによって操作が容易になる。また、プロセラアバットメントは個別に作製することができるため、アバットメントの在庫を抱える必要性がない。

オーラダプト(AurAdapt)アバットメント

　もう1つの選択肢として、金合金で作製されたオーラダプトアバットメントがある。このアバットメントをベースとしてワックスアップと鋳造を行い、最終的には金合金製のアバットメントにポーセレンを焼き付ける。クラウンは、スクリューを用いて、適切な強さでインプラントに連結する。オーラダプトアバットメントの欠点は、金がインプラント頭部の位置まで入りこむため、軟組織と硬組織にとっては好ましくない環境を生んでしまうことである。Abrahamssonら(1998)は、実験的研究において、このような治療法を用いると軟組織の退縮とそれに続く骨吸収が頻発することをあきらかにしている。

　これ以外にも、オーラダプトアバットメントに用いるテクニックに類似した、ワックスアップを行う方法が、歯科技工士の間でよく用いられている。なかには、アバットメントを作製するために、プラスチック製のワックスアップ用シリンダーを使用する方法もある。ただし、機械仕上げによるアバットメントの表面のほうが、ワックスアップして鋳造したものよりも良好な適合性を示すことを強調しておきたい。アバットメントの種類や用いるテクニックを選択する際には、これらの要素を評価しなければならない。

　結論としてセラワンアバットメントは、簡単でスピーディで、安全な方法であり、良好な審美的結果をもたらす。しかし、高度な要求のある難症例の場合、審美的あるいは機能的なニーズを満たすことができるように、ブローネマルクシステムは、他にもいくつかのアバットメントの選択肢を提供している。

部分欠損患者と無歯顎患者の治療

ブローネマルクシステムでは、部分欠損患者と無歯顎患者に対してさまざまな治療方法を提供している。しかし、上部構造の連結方法に関して、セメント維持式とスクリュー維持式のどちらを選択するかは、いまなお議論されるところである。歴史的には、スクリュー維持式が一般的であったが、最近ではセメント維持式の上部構造を選択する傾向が顕著になっている。また、もう1つの傾向としては、使用するコンポーネントの数が少なくなってきている。最近開発されたマルチユニットアバットメントにより、今までの修復方法が根本的に改善され、アバットメントの数が減少した。また、チタン製のフレームワーク（一塊のチタンをミリングして作製するフレームワーク）を用いることにより、補綴術式の技工的な側面が容易となった。最近開発されたこのオールインワンテクニックは、ブローネマルクシステムのさらなる簡素化と信頼度の向上をもたらしたといえる。

スクリュー維持式の上部構造は、長期間にわたって高い成功率を示している。また、ブローネマルクシステムを用いて長期的に良好な結果が得られたと報告されている多数の症例で、スクリュー維持式の修復物が用いられている。スクリュー維持式の修復物でもっとも有利といえるのは、術者可徹式という点である。しかしながら、ブリッジをセメントで合着する方法には、長い伝統と歴史があり、よく知られたテクニックでもある。

インプラントに修復物を合着する方法というのは、もともとフレームワークの不適合を補償するためのものであった。また、アクセスホールが咬合面上に開口することを回避する必要があるならば、インプラント支持の上部構造をセメント合着することが許される。したがって、スクリュー維持式かセメント維持式のどちらの選択が最良であるかは、患者の要求と治療計画を十分考慮したうえで、決定する必要がある。

スクリュー維持式のブリッジ

部分欠損患者、無歯顎患者ともに、インプラント補綴においては、ほとんどの症例でスクリューが用いられている。初期の段階ではシリンダー状のスタンダードアバットメントが用いられていたが、何年かすると最適な審美的治療結果を求めて、何種類かのアバットメントが開発され、市場に導入されてきた。なかでも、エスティコーン（EsthetiCone）アバットメントは、画期的な改良が行われたアバットメントであった。エスティコーンの魅力は、チタンのカラー部が歯肉縁下におさまることと、デザインがスリムになった点である。数年後に開発されたマイルスコーン（MirusCone）アバットメントは、類似した形状をもつが、全体的な高さが2.2mm低くなっている。これは、咬合高径に制限がある症例に用いるために開発された。また、角度付きアバットメント（17°あるいは30°）はどちらかというと救済用であり、主としてインプラントの傾斜が不適切な場合に用いられる。

アバットメントの数が増加することにより、治療方法はさらに複雑化し、コンポーネントの大量な在庫を抱える必要が出てきた。ところが、最近導入されたマルチユニットアバットメント（3つのプラットフォームすべてで入手可能）によって、これらの問題は解決され、アバットメントの選択は簡素化された（図9-11）。マルチユニットアバットメントは、ほとんどの臨床症例で使用可能であり、スタンダード、エスティコーンならびにマイルスコーンアバットメントの代わりに用いることができる。

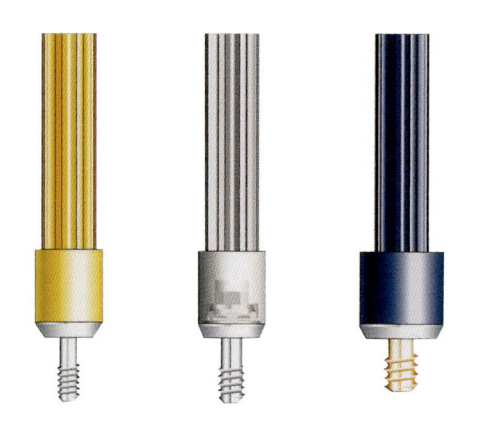

図9-11　3つのプラットフォームすべてに対応するプリマウンテッドホルダーをもつマルチユニットアバットメント。黄色はナロープラットフォーム、白はレギュラープラットフォーム、青はワイドプラットフォーム。

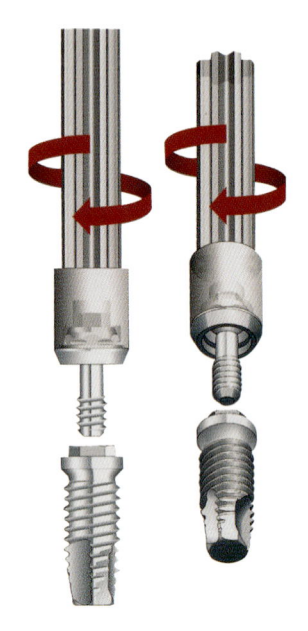

図9-12　最初から装着されているプラスチックホルダーを用いて、マルチユニットアバットメントをインプラントに装着する。このアバットメントには内部ヘキサゴンがないことに注意。

　マルチユニットアバットメントのもう1つの特徴は、インプラント頭部との連結が容易になった点である。すなわち、マルチユニットアバットメントには、インプラント頭部のヘキサゴンに適合することが必要な、内部ヘキサゴンが存在しない。また、マルチユニットアバットメントでは、プラスチック製のアバットメントホルダーがあらかじめ装着されているため、インプラント頭部に正確にアバットメントを連結しやすくなった（図9-12）。プリマウンテッドホルダーによって、ワンピースアバットメントとして機能する。インプラント頭部にアバットメントを位置付けた後、アバットメントホルダーは手用スクリュードライバーとしての役割を果たす。アバットメントを装着したら、プラスチックホルダーを折り曲げて撤去し、その後トルクコントローラーを用いて最終的に締めつける（図9-13）。

　マルチユニットアバットメントのアバットメントスクリューはチタン合金でできているので、スクリュージョイント部の安定性が増し、アバットメント全体の強度が増加することになる。また、スクリューを締める際の摩擦が少なく、スクリュー自体の強度が高いため、マイルスコーンアバットメントよりも15％〜20％大きいプリロードが得られる。

　マルチユニットアバットメントは、カラー部が1mmから9mmまでの範囲で計7種類あり、それぞれのプラットフォームすべてに各種高径の製品が揃っている（図9-14）。カラー部が1mmのマルチユニットアバットメントの場合、ゴールドシリンダーとユニグリップスクリューを含めた全体的な高さは5.05mmである。マルチユニットアバットメントは、インプラント間の長軸の傾斜が40度までの範囲で用いることができる。これよりも大きく傾斜している場合には、角度付きアバットメントを使用する。図9-15は、実際の臨床症例で下顎右側臼歯部欠損に対して、マルチユニットアバットメントを使用し、2-ユニットのブリッジで対応した患者である。

図9-13 プラスチックホルダーは、折り曲げれば簡単にはずすことができる。

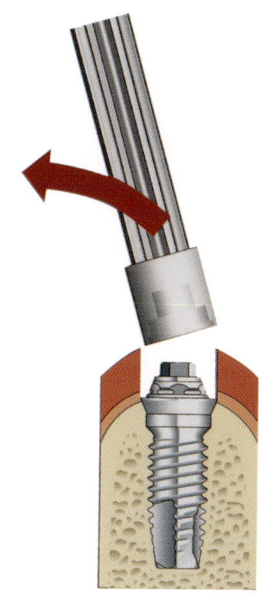

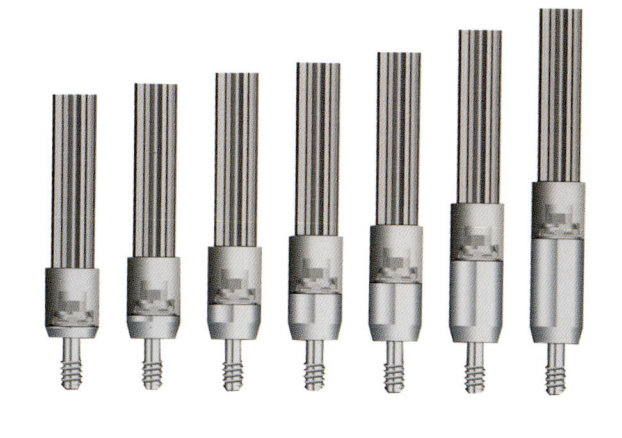

図9-14 マルチユニットアバットメントは、それぞれのプラットフォームで7種類の高径が用意されている。

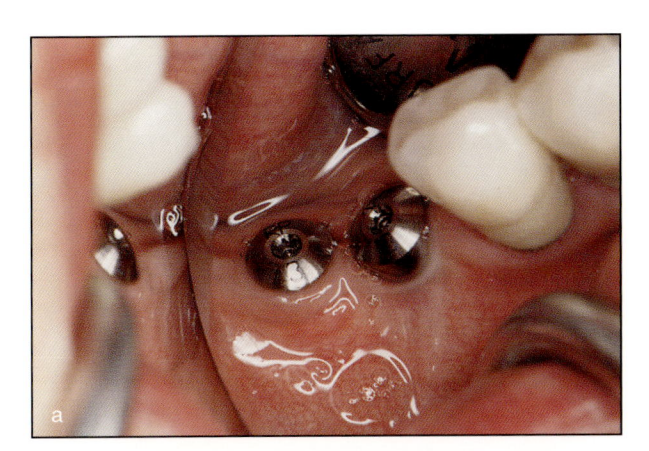

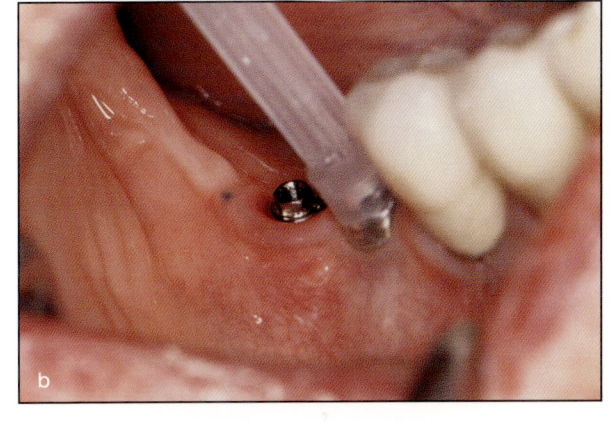

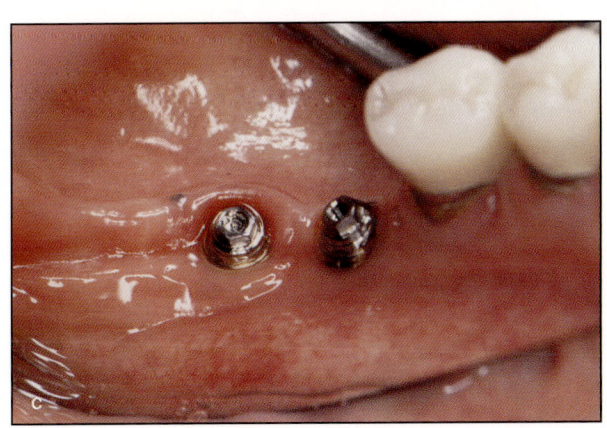

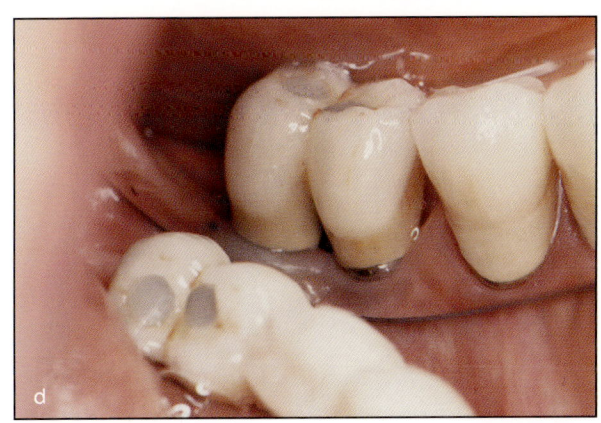

図9-15 (a)装着されたヒーリングアバットメント。(b)プリマウンテッドホルダーでマルチユニットアバットメントを位置づける。(c)2本のマルチユニットアバットメントを連結。(d)2-ユニットの最終ブリッジ(金合金にポーセレンを焼き付けて作製)を装着。

セメント維持式のブリッジ

　最近では、修復物をセメント合着する方法に関心が高まっている。セラワンアバットメントの上にクラウンをセメント合着した場合、ほとんど問題は起こらず、また報告された研究結果も良好である（たとえば、Anderssonら　1995）。

　チタン製アバットメント（タイアダプト）の導入により、インプラント支持による上部構造のセメント合着が可能になった。セメント合着を行えば、アクセスホールの位置は重要ではなくなり、また、インプラントの不適切な傾斜は、アバットメントを形成して調整することができる。さらに、この方法のもう1つの利点として、フレームワークが不適合であったとしても、セメント層が部分的に補償してくれることがあげられる。タイアダプトあるいはプロセラアバットメントを用いれば、単冠のときと同様の術式で、複数歯の修復を行うことができる。

オールインワン・テクニック

　最近、チタン製のフレームワークを作製するためのミリングテクニックが開発され、商品化された。このオールインワンテクニックは従来の鋳造による方法と比較して、次のような重要な改良点がある。

1．フレームワークの適合性が優っている。
2．フレームワークには溶接部がなく、一塊の固体である。
3．チタンのコストは、金合金と比較すると安価である。
4．インプラントピラー（インプラント＋アバットメント）と同じ素材であるチタン製が、フレームワークに用いられている。
5．フレームワークは、あらゆる種類のプラットフォームとアバットメントで使用可能である。また、ポーセレンあるいはアクリリックレジンで前装することができる。
6．フレームワークは、インプラントレベルで使用可能である。
7．この新しいテクニックは、現在行っている臨床の手順を変えることなく実施できる。

　加えて、臨床術式は、鋳造によるフレームワークでの標準的な術式との整合性を保っている。

　図9-16は、オールインワンテクニックを示す。人工歯排列を試適した後に（9-16a参照）、技工士がレジンフレームワークを作製する（図9-16b参照）。このフレームワークと作業用模型を工場に送り、レーザーで走査する（図9-16c参照）。次いでインプラントとアバットメントの位置と傾斜についての情報が、レジンフレームワークの表面に関する情報とともに、コンピュータに取り込まれる。これらのデータはいったん処理され、一塊のフレームワークを作製できるミリングマシーンに転送される（図9-16d～f参照）。フレームワークの試適を行った後（図9-16g参照）、ポーセレンまたはアクリリックレジンでフレームワークを前装する。最後に上部構造をインプラントに連結する（図9-16hと9-16i参照）。現在スウェーデンで進行中の臨床研究により、このオールインワンテクニックによって、好結果が得られることがあきらかとなっている。

結論

　今日では、インプラント補綴治療においては多様なコンポーネントが開発され、さまざまな治療方法が存在する。それらを選択する際には、大多数の患者にとって合理的であり、術者にとっては取り扱いが容易で、臨床術式が安全でスピーディに行え、さらに患者と歯科医師の両方にとって、経済的に好ましいということを目標としなければならない。また、選択の結果用いることになったコンポーネントやテクニックのせいで、ブローネマルクシステムを用いることにより長期にわたって確立されてきた良好な治療成績を、落とすようなことがあってはならない。限られた少数の患者においては、標準的な選択では不十分な場合があり、カスタムメイドのコンポーネントによるアプローチが有効となる。

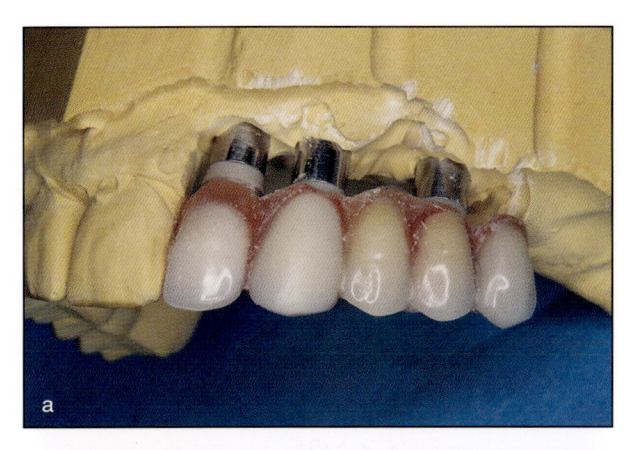

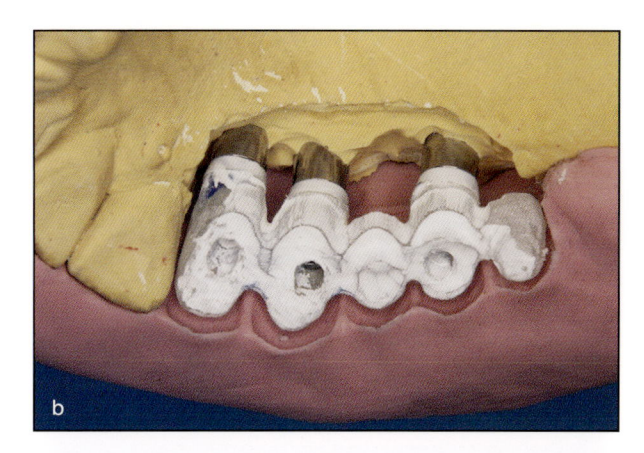

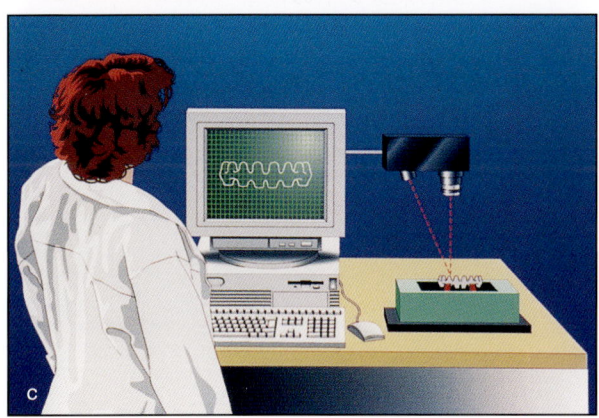

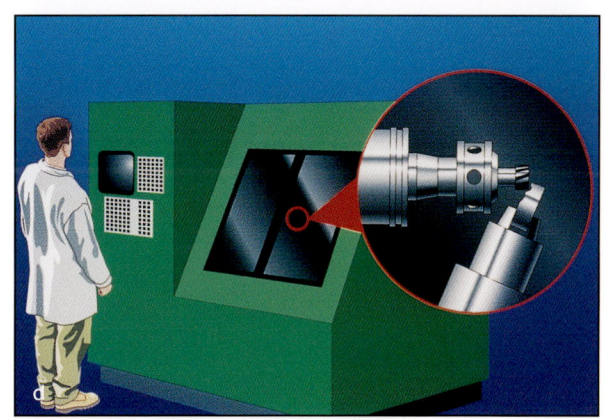

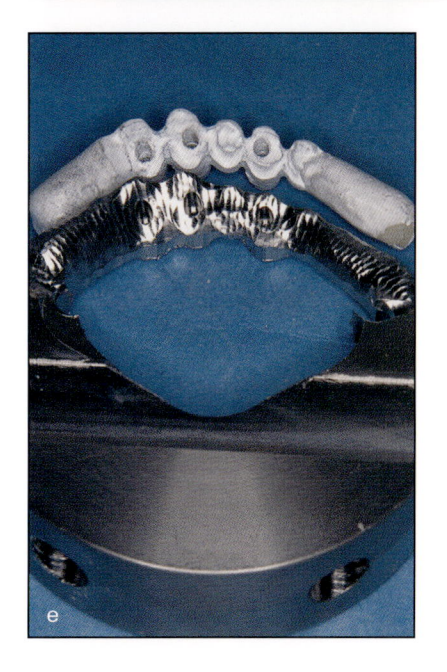

図9-16 (a)人工歯排列の試適。(b)人工歯排列をガイドとして作製したレジンフレームワーク。(c)レジンフレームワークと作業用模型をレーザーにより走査する。(d)機械でミリングを行い、一塊としてチタン製フレームワークを仕上げる。(e)レジンフレームワーク、ミリングによって作製したチタン製フレームワークとチタンのインゴット。

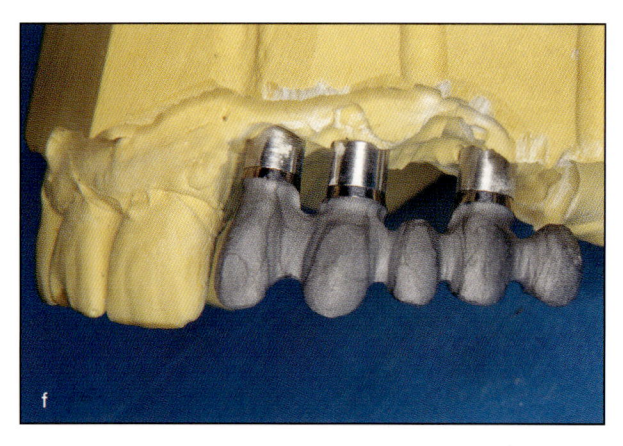

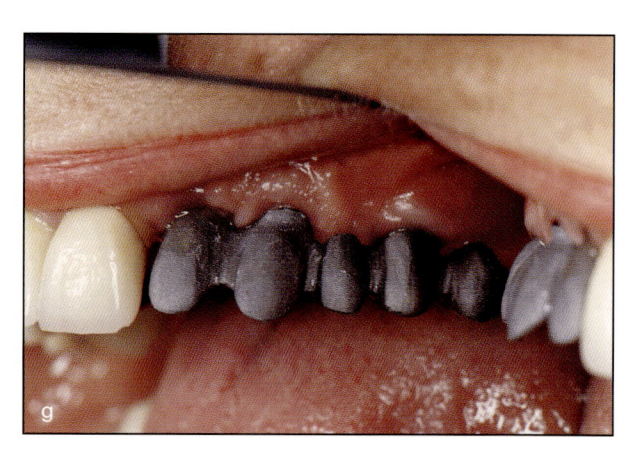

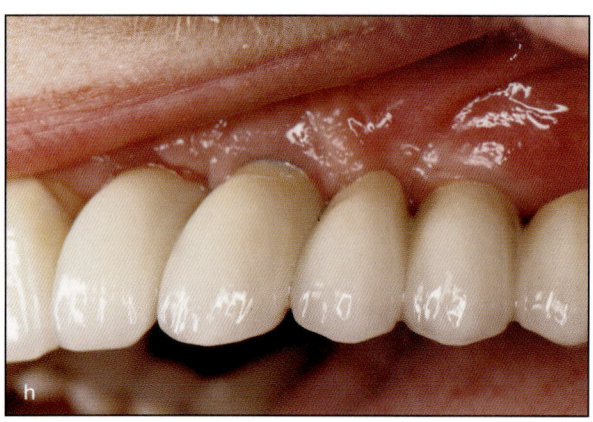

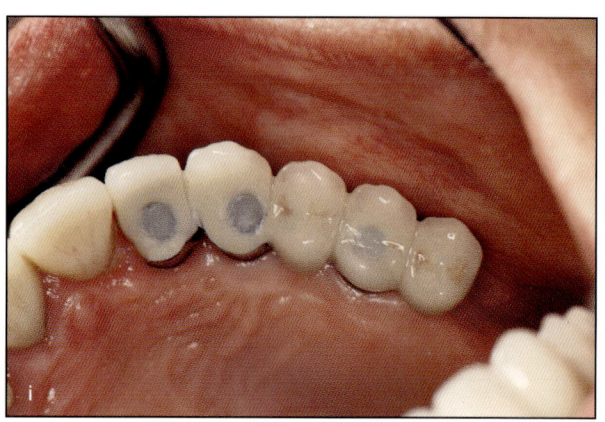

図9-16　(f)作業模型上でのチタン製フレームワークの試適。(g)口腔内でのチタン製フレームワークの試適。(h)ポーセレン前装を施した5-ユニットのオールインワンブリッジの口腔内頬側面観。(i) 5-ユニットブリッジの咬合面観。

参考文献

Abrahamsson I, Berglundh T, Glantz PO, Lindhe J. The mucosal attachment at different abutments: An experimental study in dogs. J Clin Periodontol 1998;25:721-727.

Abrahamsson I, Berglundh T, Lindhe J. The mucosal barrier following abutment dis/reconnection. J Clin Periodontol 1997;24:568-572.

Andersson B, Ödman P, Lindvall A-M, Lithner B. Single-tooth restorations on osseointegrated implants: Results and experiences from a prospective study after 2-3 years. Int J Oral Maxillofac Implants 1995;10:702-711.

Henry P, Laney WR, Jemt T, Harris D, Krogh PHJ, Polizzi G, et al. Osseointegrated implants for single-tooth replacement: A prospective 5-year multicenter study. Int J Oral Maxillofac Implants 1996;11:450-455.

Jemt T, Pettersson P. A 2-year follow-up study on single implant treatment. J Prosthet Dent 1993;21:203-208.

第10章
1回法と早期機能荷重

Ingvar Ericsson, LDS, Odont Dr

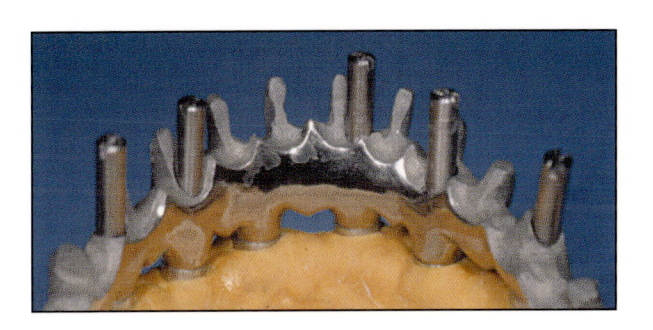

ブローネマルクのインプラントシステムは30年から35年前に紹介され(Brånemarkら 1969)、オッセオインテグレーションの原理、つまり"骨とインプラントの界面に線維性組織が介在せずに、インプラント周囲の骨形成によってインプラントが直接固定される"(Dorland's 1994)という現象が示された(Albrektssonら 1986、Albrektsson 1993)。この方法論はインプラントの固定の科学的根拠となったばかりでなく、予知性の高い長期の臨床的成功をもたらした(たとえば、Adellら 1981, 1990、Ericssonら 1986, 1990、Jemtら 1989、van Steenbergtheら 1990、JemtとLekholm 1993, 1995、Lekholmら 1994を参照)。

1回法による外科手術

ブローネマルクシステムはもともと2回の外科手術を必要とし、初期の治癒期間中は、フィクスチャーを骨内に埋没させておくこととなっていた。この方法をとる理由は、(1)感染の危険性を最小限にするため、(2)チタン表面に沿って粘膜上皮がインプラント先端側に向かって侵入することを防ぐため、(3)インプラントに過度の初期荷重が加わる危険性を最小限にするためなどである(Brånemarkら 1969, 1977)。

しかしながら、その後、ブローネマルクシステムの1回法による良好な治療結果を示す複数の報告が発表された(Ericssonら 1994、HenryとRosenberg 1994、Bernardら 1995、Beckerら 1997、Hermansら 1997、CollaertとDe Bruyn 1998、Friberg 1999)。これらの臨床観察結果はいくつかの実験的組織学的研究の結果と一致している(Gotfredsenら 1991、Ericssonら 1996、Abrahamssonら 1996, 1999)。さらに、Ericssonら(1997)は、無歯顎患者の下顎前歯部にインプラントを埋入して上部構造を連結した場合、1回法であろうと2回法であろうと、その骨縁の高さは12ヵ月から60ヵ月にわたって安定を示したと報告した。

Beckerら(1997)は、1回法によって埋入した135本のブローネマルクインプラントについて報告している(ただし、荷重をかける前には3～6ヵ月の治療期間を設けている)。下顎だけでなく、上顎にもインプラントを埋入したが、荷重をかけ始めてから1年間の観察期間中、インプラントの生存率は95%から96%だった。この患者グループでは、単独歯修復が32本含まれていることは、注目に値する(Becker W, Becker BE, Israelson H, Lucchini JP, Handelsman M, Ammons Wら、パーソナル・コミュニケーション 1997)。

CollaertとDe Bruyn(1998)は、下顎の部分欠損症例(n=35)と無歯顎症例(n=50)を含む合計85人の患者を、ブローネマルクインプラントで支持した固定式上部構造によって治療した。全部で330本のインプラントが埋入された。330本のインプラントのうち、211本は1回法により埋入し(ただし、荷重をかける前に3～4ヵ月の治癒期間を設けている)、119本はオリジナルの2回法で埋入した。1回法、2回法にかかわりなく、インプラントが失敗した確率は、無歯顎症例に比べ部分欠損症例のほうがいくぶん高かったと報告している。2年以内の観察期間中、全体的なインプラント生存率は、およそ95%であると報告された。著者らは、「下顎の無歯顎患者と部分欠損患者において、標準的なサブマージドタイプのブローネマルクインプラントを用いた1回法は、オリジナルの2回法と同程度の予知性を示す」と結論づけた。

Hermansら(1997)は、下顎の歯を失った患者13人に対してインプラントを1回法で埋入した。フォローアップ期間は3年間で、「1回法で埋入したインプラントの累積失敗率は1.9%」であった。言い換えれば、1回法と従来のサブマージドテクニックとでは、同じような治療結果が得られたということである。Bernardら(1995)は、下顎の歯を失った患者5人に1回法で10本のインプラントを埋入した。そして、3ヵ月間の治癒期間をへて、インプラントをオーバーデンチャーの維持装置とした。その後、インプラントの失敗、あるいはインプラント周囲の軟

組織や硬組織の合併症は、報告されなかった。

前述した臨床研究では、好ましくない機能荷重を最小限にするために、もとの義歯をインプラント埋入後1週間から2週間で調整し、軟性のティッシュコンディショナーで裏装を行う例が多かった。しかし、1回法で埋入したインプラントの場合、初期の治癒期間中、調整して裏装した義歯であってもそれを使用すれば、ある程度の直接的でなおかつ予測できない荷重がかかってしまうことになる。さらに、コンプリートデンチャーの機能時には、床用材料の変形パターンが複雑で予測できないため、そのような荷重はインプラントにとって好ましくないであろう（GlantzとStafford 1983）。

このような事実にもかかわらず、1回法で埋入されたブローネマルクインプラントは、オリジナルの2回法で埋入されたインプラントと同様の成功率を示している（Ericssonら 1994, 1997、Bernardら 1995、Beckerら 1997、Hermansら 1997、CollaertとDe Bruyn 1998）。言い換えれば、「粘膜を貫通するインプラントに対して、調整と裏装を施した義歯から伝わる初期の直接的な荷重は、あきらかにフィクスチャーの最適なオッセオインテグレーションを危険にさらすものではない」（Ericssonら1997）。

このような記述は、HenryとRosenbergが報告した臨床データとも一致している（1994）。彼らは、「下顎前歯部においてインプラントが適切に埋入され、それらが口腔と交通していても、修正した義歯による荷重がコントロールされていれば、即時荷重によってオッセオインテグレーション獲得の過程が危険にさらされることはない」と結論づけた。また、好ましい荷重状態は、堅固な固定式上部構造によって得られる（Glantz, Strandman, Svenssonら 1984、Glantz, StrandmanとRandow 1984）。したがって、リジッドな装置を用いてインプラント埋入後すぐにインプラントを連結することで、良好な治療結果が得られると考えてもさしつかえない（早期機能荷重）。

早期機能荷重

前述した情報をもとに、Randowら（1999）は下顎の無歯顎患者において、(1)1回法で即時荷重を行った場合、あるいは、(2)オリジナルの2回法で行った場合とで、2つの方法による治療結果に違いはないという仮説のもとに、インプラントと連結した固定式上部構造を用いたオーラルリハビリテーションの結果を比較してみた。

1回法により合計88本のインプラントを16人の患者に埋入して、20日以内に固定式上部構造を通して荷重をかけた。一方、オリジナルの方法で埋入されたインプラントは、埋入後約4ヵ月経過してから荷重をかけた。固定式上部構造を装着した際に、すべての患者でX線診査を行い、さらに18ヵ月経過後フォローアップのため来院したときに、再度同じ診査を行った。X線写真を分析した結果、18ヵ月の観察期間中において、インプラントが早期荷重にさらされていたかどうかにかかわらず、インプラント周囲の骨支持量は平均で約0.5mm減少していることがあきらかになった（図10-1a、10-1b、10-2a）。また、観察期間中、すべてのインプラントが臨床的に固定されている状態であったと判定された。

著者らは、「チタン製インプラントの埋入直後に、リジッドな最終的上部構造でクロスアーチの固定を行うことにより、即時荷重を加えて成功をおさめることは可能である」という結論を出した。しかし、「そのような治療方法は、今のところ、下顎無歯顎患者のオトガイ孔間のみに厳密に制限すべきである」と考えられる。

Ericssonら（2000）は、前述の患者についてさらに3年半の間、追跡調査を行った（すなわち60ヵ月まで）。X線写真の分析から、この42ヵ月間の観察期間中、1回法で埋入して早期に荷重を加えた場合と、オリジナルの方法で埋入した場合ともに、インプラント周囲骨の平均変化量は同じ範囲内（0.2mm）であったことがあきらかになった（図10-1cと10-2b、図10-1bと10-2aも参照）。さらに、著者らによ

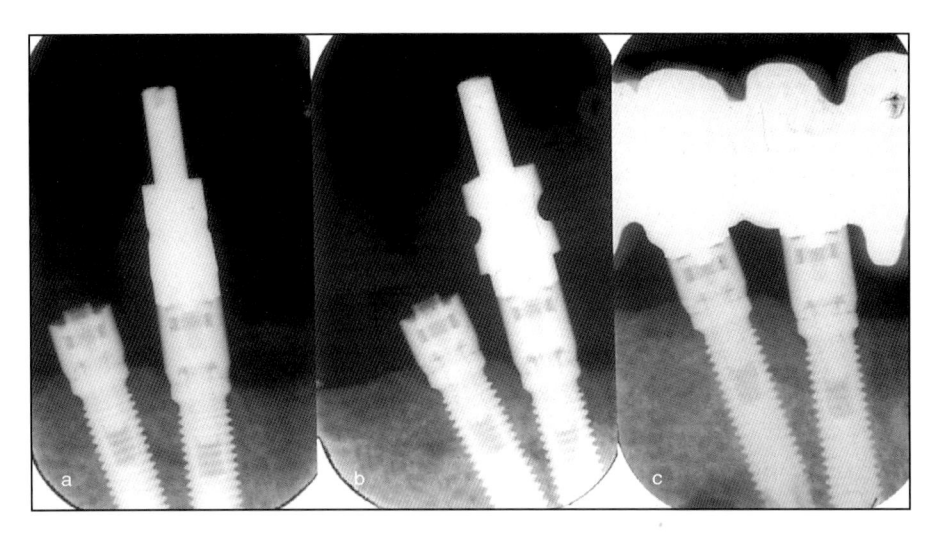

図10-1 1回法で埋入後、早期に荷重を加えたインプラント周囲の骨縁の高さ。(a)埋入時の状態。(b)経過観察18ヵ月目の検査時の状態。(c)経過観察60ヵ月目の診査時の状態。

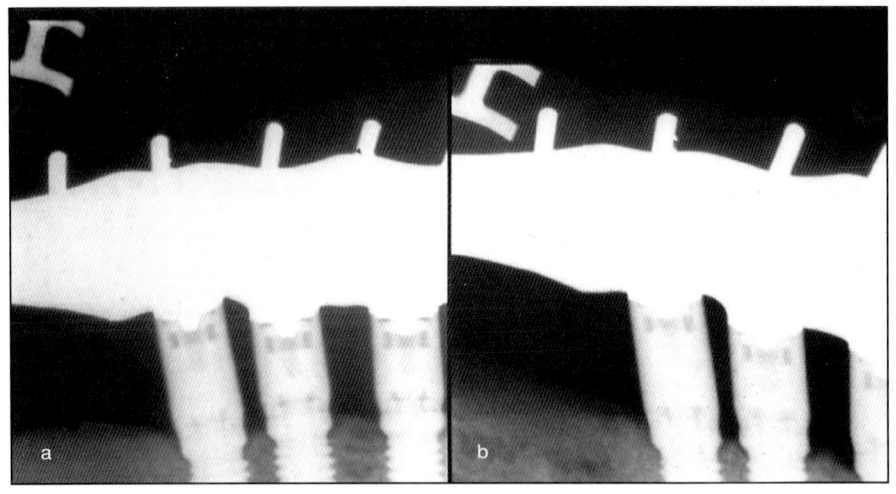

図10-2 オリジナルの方法で埋入し、荷重を加えたインプラント周囲の骨縁の高さ。(a)経過観察18ヵ月目の診査時の状態。(b)経過観察5年目の診査時の状態。

ると、観察期間中、どのインプラントも失敗にはいたらず、時間とともにインプラントの固定度が増加したと報告している。

2つの論文の中で、Schnitmanら(1990, 1997)は、63本のブローネマルクインプラントを10人の患者に埋入した結果について報告している(図10-3)。この63本のインプラントのうち、28本は埋入後「暫間ブリッジを支持するために即時荷重を行った」が、この28本のインプラントのうち4本は失敗に終わった。オリジナルの2回法で埋入された残りの35本のインプラントは、問題なくオッセオインテグレイションを確立し、依然として機能していた。言い換えれば、これらの2つの研究で即時荷重を受けたインプラントの生存率は、およそ85%であったといえる。しかしながら、Schnitmanら(1997)が報告したのは、10年経過後の治療結果であったことを強調しておきたい。また、両方の研究において、サブマージドタイプのインプラントの生存率は、100%であった。BalshiとWolfinger(1997)は、Schnitmanら(1997)が行ったのと同じような治療方法を下顎無歯顎患者に適用した。彼らは、即時荷重を与えたブローネマルクインプラントの80%(40本のうちの32

図10-3 Schnitmanらによる治療方法(1990, 1997)。5本から6本のインプラントを下顎前歯部のオトガイ孔間に埋入し、そのうち正中に近い1本のインプラントは、埋入後直ちにアバットメントを連結した。残りのインプラントは骨内に埋没させ、3ヵ月から4ヵ月後にアバットメントを連結した。さらに、下歯槽管の出口より遠心でかつ下歯槽管の上方に、短いインプラント1本ずつを1回法で両側に埋入した。こうして3本のインプラントを口腔内に出し、直ちに暫間ブリッジを装着した。3ヵ月から4ヵ月後、最終ブリッジを作製し、すべての使用可能なインプラントに連結した。

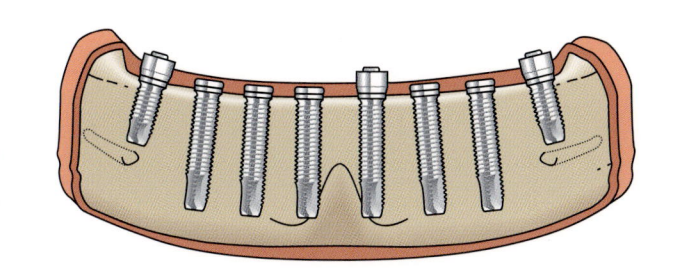

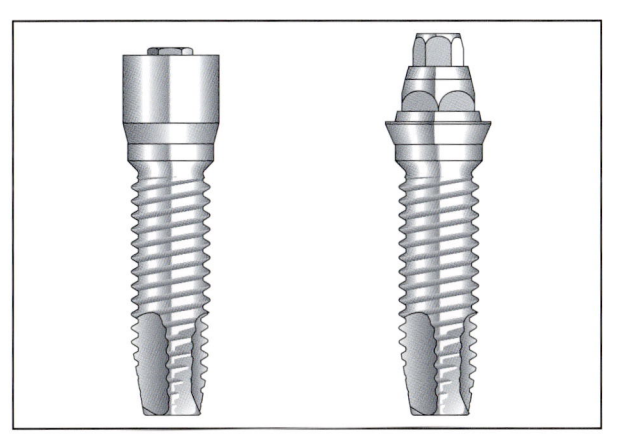

図10-4 2本のブローネマルク・ツーピースインプラントピラー。インプラントとスタンダードアバットメント(左)とインプラントとマイルスコーンアバットメント(右)。

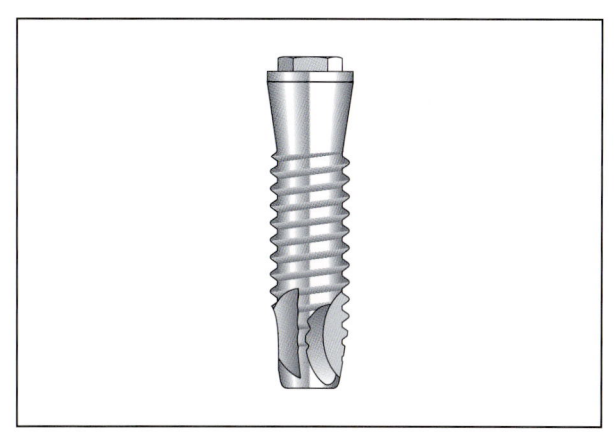

図10-5 ワンピースインプラントピラーとして使用可能なブローネマルク・コニカルインプラント。

本)は、観察期間を過ぎても生存したと報告し、また、「第一次手術の当日からインプラントブリッジで機能させているすべての患者において、現在までの結果は良好である」と結論を出した。

早期機能荷重と1回法を組み合わせて行うときは、一般的に用いられているインプラントピラー(インプラントとスタンダードアバットメントあるいはインプラントとマイルスコーンアバットメントの組み合わせによるツーピースのインプラントピラー)(図10-4)あるいはコニカルインプラント(図10-5)のどちらでも使用することが可能である。このコニカルインプラントは、ネジ山よりも歯冠側に3.5mmの円錐形部分をもつようにデザインされている。言い換えれば、ネジ山が顎骨内に固定されたときに、円錐部が粘膜を貫き、ワンピースのインプラントピラーとして機能する(図10-6)。図10-7は、既に述べた下顎無歯顎患者に対する治療方法を示している。インプラントの埋入から最終ブリッジを装着するまでの総治療時間は、プロセラオールインワンフレームワークを用いると、5日から7日である。

ブローネマルクインプラントのオリジナルの埋入方法を改良し、新たな術式を開発しようとして、単

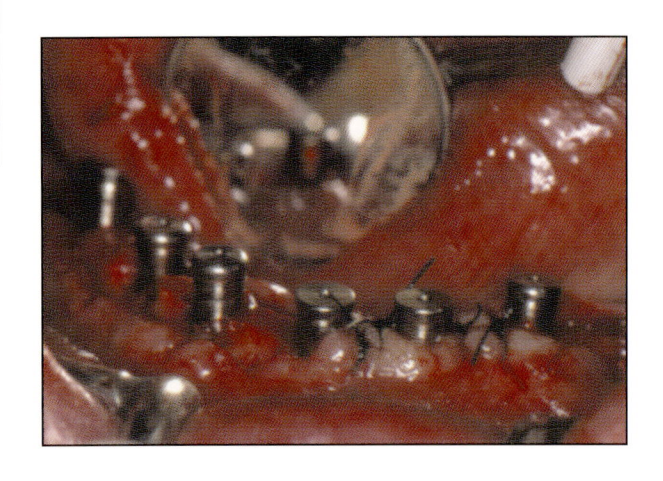

図10-6　インプラント埋入直後にフラップの適合と縫合を行う。

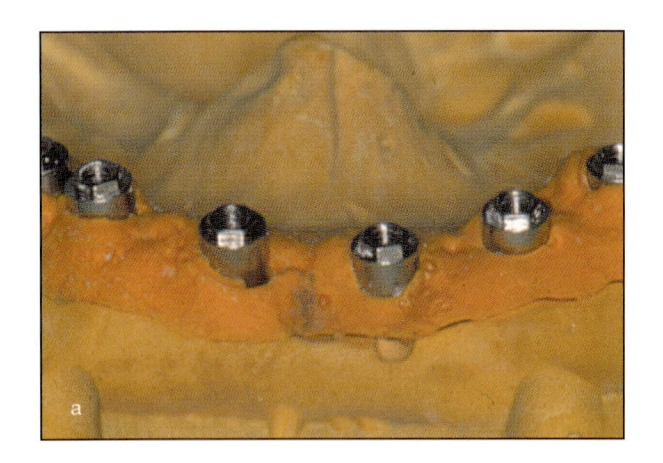

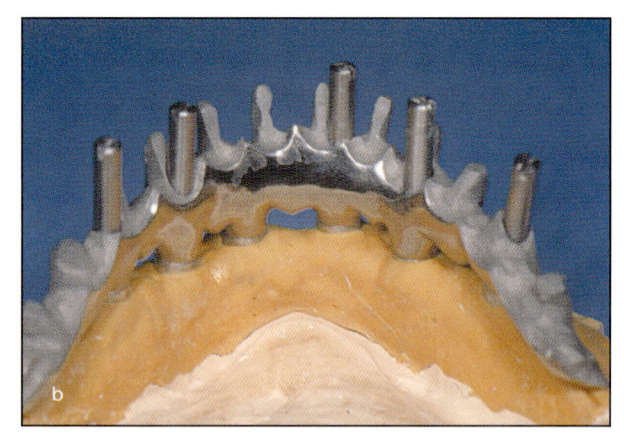

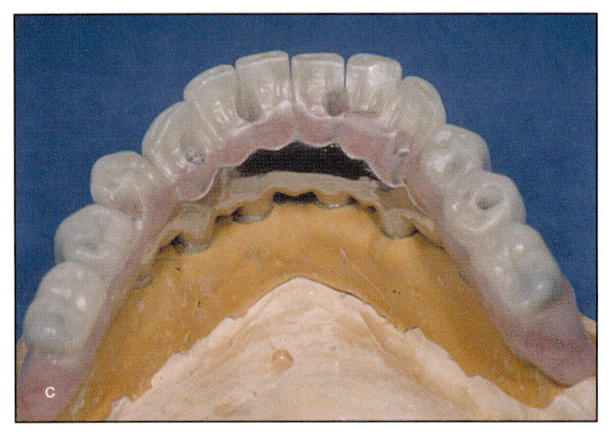

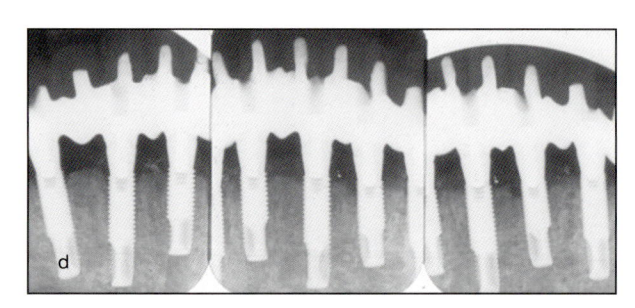

図10-7　(a)インプラントレプリカをとりこんだ石膏模型。(b)チタン製オールインワンフレームワーク。(c)クロスアーチの補綴物。(d)クロスアーチの補綴物を装着した直後の状態。

独歯欠損修復に1回法を用いて即時荷重した場合の治療結果を評価する研究が立案された(Ericssonら1999)。この研究は試験的な研究として計画され、スウェーデンのMalmö大学とUmeå大学の歯学部で行われ、14人の患者が次のような方法で治療を受けた。

インプラントの埋入後、直ちに印象採得を行った。そして、中心咬合位では軽く接触し、側方力はまったくかからないプロビジョナルクラウンを作製して、24時間以内に装着した。3ヵ月から6ヵ月後に、プロビジョナルクラウンは最終的なクラウンに置き換えた。一方、同じ期間中、8人の単独歯欠損患者が標準的な方法で治療を受け、これらの患者が対照となった。

X線写真をフォローアップ期間中の6ヵ月目と18ヵ月目の診査時に撮影した。即時荷重を行ったインプラントのうち2本は、観察期間中(埋入後それぞれ3ヵ月後と5ヵ月後に、生存率は約85%)に失敗した。オリジナルの方法で治療した対照グループと比較すると、このグループの患者にも同程度の支持骨の減少(平均約0.1mm)が認められた。Malmö大学やUmeå大学の研究において観察されたこのような骨縁の高さの変化は、Randowら(1999)とEricssonら(2000)によって報告された数字と一致するが、このことからも、単独歯欠損修復にこのような治療法を応用することは、現実的に可能であることが裏づけられている。

さらなる発展
ブローネマルクノヴァムコンセプト

最近、ブローネマルクら(1999)は、下顎無歯顎患者に対する新しいインプラント治療法について報告した。これは、「既製のコンポーネントとサージカルガイドを利用し、補綴術式での印象採得のステップを省いて、インプラントを埋入したその日に最終ブリッジを連結する」という新しい方法である。50人の患者で、治療終了後6ヵ月から3年の間、追跡調査を行った。3本のインプラントはインテグレーションせず、3本のインプラントが観察期間中に失われて、インプラントの生存率は98%、補綴物の生存率も98%という結果となった。平均的な骨喪失量は、オリジナルの方法で報告された数字と同程度であり、「3ヵ月毎の診査に基づいて計算してみると、年間0.2mmを超えなかった」。Brånemarkら(1999)によって報告されたデータは、上述のデータと一致している。

さらなる進歩

ノーベルバイオケア社は新たに、グラフィックディスプレイを通じて骨質の臨床的評価が容易に行えるドリリング装置(OsseoCare)を導入した。さらに、インプラント埋入直後に共振周波数を測定する方法(Meredith 1997)を用いれば、臨床医が早期機能荷重を加える方法を用いるかどうかの判断を下す手助けとなる。骨質とインプラントの固定度の両方から、個々のインプラントにあった判定を行う、すなわち、"個別機能荷重"というコンセプトが必要となるであろう。

結論

よくコントロールされた実験研究(Ericssonら1996)や、臨床研究(たとえば、Ericssonら 1994, 1997、HenryとRosenberg 1994、Bernardら1995、Beckerら 1997、Hermansら 1997、CollaertとDe Bruyn 1998)により、1回法は、本来2回法として開発されたブローネマルクシステムに応用できることが、あきらかに証明された。さらに、Schnitmanら(1997)、BalshiとWolfinger(1997)、ならびにRandowら(1999)は、ブローネマルクインプラントで1回法による埋入を行うのはもちろんのこと、下顎無歯顎患者においては、直ちにあるいは早期に機能荷重をかけても差しつかえはないと示唆している。また、Ericssonら(2000)は、5年間の追跡調査の結果をもとに、「1回法で埋入後、早期に荷重をかけた

インプラントと、オリジナルの2回法で埋入後、通法どおり荷重をかけたインプラントの周囲の骨縁の高さの変化量は、同じ範囲内であって、全体的に良好な結果を出しているこのコンセプトは、下顎無歯顎患者の治療にパラダイムシフトをもたらすかもしれない」との結論を出した。そのような治療コンセプトは、フルアーチの咬合支持がある場合には、単独歯欠損修復にも有効となる可能性がある（Ericssonら 1999）。いずれにせよ、このような治療方法を適用するための根本的な必要条件は、良好な初期固定である。

参考文献

Abrahamsson I, Berglundh T, Moon I-S, Lindhe J. Peri-implant tissues at submerged and non-submerged titanium implants. J Clin Periodontol 1999;26: 600–607.

Abrahamsson I, Berglundh T, Wennström J, Lindhe J. The peri-implant hard and soft tissues at different implant systems: A comparative study in the dog. Clin Oral Implants Res 1996;7:212–219.

Adell R, Eriksson B, Lekholm U, Brånemark P-I, Jemt T. A long-term follow-up study of osseointegrated implants in the treatment of totally edentulous jaws. Int J Oral Maxillofac Implants 1990;5:347–359.

Adell R, Lekholm U, Rockler B, Brånemark P-I. A 15-year study of osseointegrated implants in the treatment of the edentulous jaw. Int J Oral Surg 1981;6:387–416.

Albrektsson T. On long-term maintenance of the osseointegrated response. Aust Prosthodont J 1993;7(suppl):15–24.

Albrektsson T, Zarb G, Worthington P, Eriksson RA. The long-term efficacy of currently used dental implants: A review and proposed criteria of success. Int J Oral Maxillofac Implants 1986;1:11–25.

Balshi TJ, Wolfinger GJ. Immediate loading of Brånemark implants in edentulous mandibles: A preliminary report. Implant Dent 1997;6:83–88.

Becker W, Becker BE, Israelson H, Lucchini JP, Handelsman M, Ammons W, et al. One-step surgical placement of Brånemark implants: A prospective clinical multicenter study. Int J Oral Maxillofac Implants 1997;12:454–462.

Bernard J-P, Belser UC, Martinet J-P, Borgis SA. Osseointegration of Brånemark fixtures using a single-step operating technique: A preliminary prospective one-year study in the edentulous mandible. Clin Oral Implants Res 1995;6:122–129.

Brånemark P-I, Breine U, Adell R, Hansson B-O, Ohlsson Å. Intra-osseous anchorage of dental prostheses, I. Experimental studies. Scand J Plast Reconstr Surg 1969;3:81–100.

Brånemark P-I, Engstrand P, Öhrnell L-O, Gröndahl K, Nilsson P, Hagberg K, et al. Brånemark Novum: A new treatment concept for rehabilitation of the edentulous mandible: Preliminary results from a prospective clinical follow-up study. Clin Implants Dent Rel Res 1999;1:2–16.

Brånemark P-I, Hansson BO, Adell R, Breine U, Lindström J, Hallén O, et al. Osseointegrated implants in the treatment of the edentulous jaw: Experience from a 10-year period. Scand J Plast Reconstr Surg 1977;16(suppl):1–132.

Collaert B, De Bruyn H. Comparison of Brånemark fixture integration and short-term survival using one-stage or two-stage surgery in completely and partially edentulous mandibles. Clin Oral Implants Res 1998;9:131–135.

Dorland's Illustrated Medical Dictionary, ed 28. Philadelphia: Saunders, 1994:1198.

Ericsson I, Glantz P-O, Brånemark P-I. Tissue integrated implants ad modum Brånemark in the rehabilitation of partially edentulous jaws. In: Laney WR, Tolman DE (eds). Tissue Integration in Oral, Orthopedic and Maxillofacial Reconstruction. Chicago: Quintessence, 1990:174–187.

Ericsson I, Lekholm U, Brånemark P-I, Lindhe J, Glantz P-O, Nyman S. A clinical evaluation of fixed-bridge restorations supported by the combination of teeth and osseointegrated titanium implants. J Clin Periodontol 1986;13:307–312.

Ericsson I, Nilner K, Klinge B, Glantz P-O. Radiographical and histological characteristics of submerged and nonsubmerged titanium implants: An experimental study in the Labrador dog. Clin Oral Implants Res 1996;6:20–26.

Ericsson I, Nilson H, Lindh T, Nilner K, Randow K. Immediate functional loading of Brånemark single tooth implants: An 18 month clinical pilot study. Clin Oral Implants Res 1999;11:26–33.

Ericsson I, Randow K, Glantz P-O, Lindhe J, Nilner K. Some clinical and radiographical features of submerged and non-submerged titanium implants. Clin Oral Implants Res 1994;5:185–189.

Ericsson I, Randow K, Nilner K, Petersson A. Some clinical and radiographical features of submerged and non-submerged titanium implants: A 5-year follow-up study. Clin Oral Implants Res 1997;8:422–426.

Ericsson I, Randow K, Nilner K, Petersson A. Early functional loading of Brånemark dental implants: A 5-year follow-up study. Clin Implants Dent Rel Res 2000;2:70–77.

Friberg B, Sennerby L, Lindén B, Gröndahl K, Lekholm U. Stability measurements of one-stage Brånemark implants during healing in mandibles: A clinical resonance frequency analysis study. Int J Oral Maxillofac Surg 1999;28:266–272.

Glantz P-O, Stafford GD. Clinical deformation of maxillary complete dentures. J Dent 1983;11:224–230.

Glantz P-O, Strandman E, Randow K. On functional strain in fixed mandibular reconstructions, II. An in vivo study. Acta Odontol Scand 1984;42:269–276.

Glantz P-O, Strandman E, Svensson SA, Randow K. On functional strain in fixed mandibular reconstructions, I. An in vitro study. Acta Odontol Scand 1984;42:241–249.

Gotfredsen K, Rostrup E, Hjörting-Hansen E, Stoltze K, Budtz-Jörgensen E. Histological and histomorphometrical evaluation of tissue reactions adjacent to endosteal implants in monkeys. Clin Oral Implants Res 1991;2:30–37.

Henry P, Rosenberg I. Single-stage surgery for rehabilitation of the edentulous mandible: Preliminary results. Pract Periodontics Aesthet Dent 1994;6:15–22.

Hermans M, Durdu F, Herrmann I, Malevez C. A single-step operative technique using the Brånemark system: A prospective study in the edentulous mandible [abstract]. Clin Oral Implants Res 1997;8:437.

Jemt T, Lekholm U. Implant treatment in edentulous maxillae: A 5-year follow-up report on patients with different degrees of jaw resorption. Int J Oral Maxillofac Implants 1995;10:303–311.

Jemt T, Lekholm U. Oral implant treatment in posterior partially edentulous jaws: A 5-year follow-up report. Int J Oral Maxillofac Implants 1993;8:635–640.

Jemt T, Lekholm U, Adell R. Osseointegrated implants in the treatment of partially edentulous patients: A preliminary study on 876 consecutively placed fixtures. Int J Oral Maxillofac Implants 1989;4:211–217.

Lekholm U, van Steenberghe D, Herrmann I, Bolender C, Folmer T, Gunne J, et al. Osseointegrated implants in the treatment of partially edentulous jaws: A prospective 5-year multicenter study. Int J Oral Maxillofac Implants 1994;9:627–635.

Meredith N. On the clinical measurement of implant stability and osseointegration [thesis]. Göteborg: Univ of Göteborg, Sweden, 1997.

Randow K, Ericsson I, Nilner K, Petersson A. Immediate functional loading of Brånemark implants: An 18-month clinical follow-up study. Clin Oral Implants Res 1999;11:8–15.

Schnitman PA, Wöhrle PS, Rubenstein JE. Immediate fixed interim prostheses supported by two-stage threaded implants: Methodology and results. J Oral Implantol 1990;16:96–105.

Schnitman PA, Wöhrle PS, Rubenstein JE, Silva JD, Wang N-H. Ten year results for Brånemark implants immediately loaded with fixed prostheses at implant placement. Int J Oral Maxillofac Implants 1997;12:495–503.

van Steenberghe D, Lekholm U, Bolender C, Folmer T, Henry P, Herrmann I, et al. The applicability of osseointegrated oral implants in the rehabilitation of partial edentulism: A prospective multicenter study on 558 fixtures. Int J Oral Maxillofac Implants 1990;5:272–281.

【訳者紹介】
村上　斎（むらかみ・いつき）

　1953年3月1日生まれ。1977年大阪歯科大学卒業。1982～1985年米国ニューヨーク大学歯学部留学。1984年補綴専門医の資格を取得、1985年マスター・オブ・サイエンス(M.S.)。1994年歯学博士（大阪歯科大学）。1991年ソフィアインプラントセンター（名古屋市）開設、現在に至る。ニューヨーク大学歯学部、名古屋大学大学院医学研究科、非常勤講師。日本補綴歯科学会会員、認定医、指導医。日本口腔外科学会、American College of Prosthodontists 会員。Academy of Osseointegration 正会員、評議員、学術委員。日本オッセオインテグレーションアカデミー(JAO)会長。
　主な著・訳書、「頭頸部・顎関節の痛みと機能障害の臨床」（共訳、1991年、医歯薬出版）、「パメヤーの歯冠補綴学」（共訳、1992年、イワタオッセオインテグレーション研究所）、「カラーアトラス　口腔顎顔面インプラント」（共著、1995年、クインテッセンス出版）、「インプラントを考える-科学の生んだ最新歯科治療とは」（共著、1995年、クインテッセンス出版）、「アトラスフローチャート　インプラント治療」（1997年、クインテッセンス出版）。

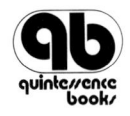

qb quintessence books

インプラント審美歯科
軟組織と硬組織のマネージメント

2002年9月30日　第1版第1刷発行

web page address　http://www.quint-j.co.jp/
e-mail address : info@quint-j.co.jp

編　　者　　Patrick Palacci, DDS（パトリック　パラッチ）
共　編　者　　Ingvar Ericsson, LDS, Odont Dr（イングヴァール　エリクソン）
訳　　者　　村上　斎（むらかみ　いつき）
発　行　人　　佐々木一高

発　行　所　　クインテッセンス出版株式会社
　　　　　　　東京都文京区本郷3丁目2番6号　　〒113-0033
　　　　　　　クイントハウスビル　電話(03)5842-2270(代表)
　　　　　　　　　　　　　　　　　　　　(03)5842-2272(営業部)
　　　　　　　　　　　　　　　　　　　　(03)5842-2279(書籍編集部)

印刷・製本　　サン美術印刷株式会社

Ⓒ2002　クインテッセンス出版株式会社　　禁無断転載・複写
Printed in Japan　　　　　　　　落丁本・乱丁本はお取り替えします
　　　　　　　　　　　　　　　　ISBN4-87417-741-7　C3047
定価は表紙に表示してあります